Salud Plena

Plantas medicinales de San Isidro

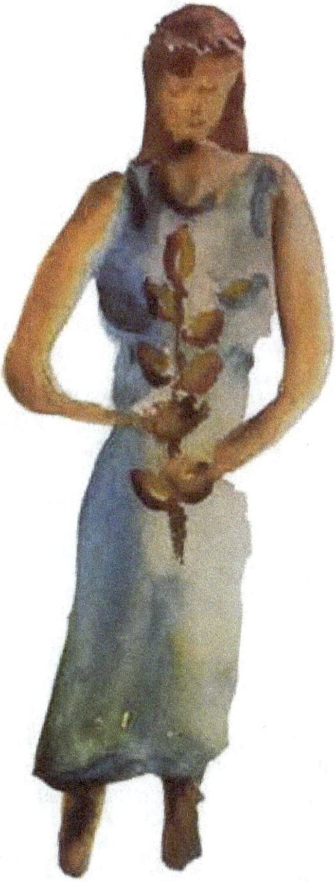

COLECCIÓN
RAÍCES Y SUEÑOS DE SAN ISIDRO
N.º 2

Portada: Don Amable Eduardo Vera Moreira, de la comunidad de El Zapote, 31 mayo 2023. Todo lo que cuentan las páginas de este libro ha sido narrado por personas como D. Amable, que con paciencia se han dejado grabar y entrevistar detallándonos su historia de vida, las tradiciones y costumbres antiguas, su relación con las plantas medicinales, etc.
La vida de muchas personas sanisidrenses ha transcurrido sobre mulares y similares. En los largos inviernos, las arrias (10, 20, 30, 40 mulares) fueron una dura realidad para entrar víveres a San Isidro y sacar los productos (café, cacao, palma, higuerilla, caucho) desde las comunidades de San Isidro hasta la línea de costa (50 kms.).

Título: Salud Plena. Plantas medicinales de San Isidro
Edita: Fundación Raíces y Sueños de San Isidro
Autores: Personas conocedoras de plantas medicinales de San Isidro, Cantón Sucre, Manabí, Ecuador
Fotografías: Cristóbal Corral, Richard Aguirre, Fundación Raíces y Sueños de San Isidro
Año: 2023
Depósito legal: D 00945-2023
ISBN: 978-84-09-54608-4
Diseño e impresión: GERTU INPRIMATEGIA, OÑATI, GIPUZKOA

ISBN 978-84-095460-8-4

9 788409 546084 >

Índice

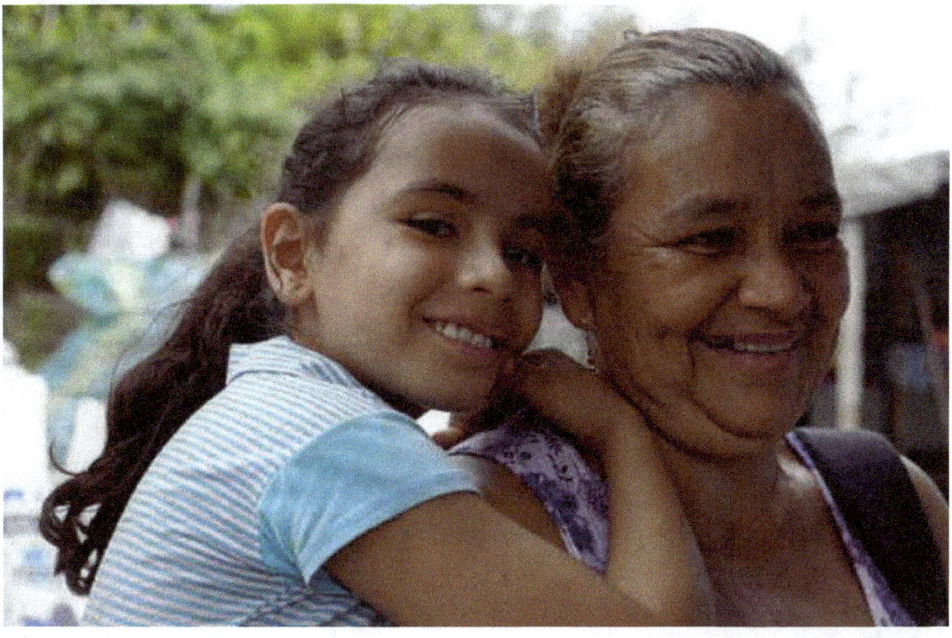

Nuestra gente es lo mejor que tenemos en San Isidro. No nos cansamos de aprender de las generaciones anteriores. Escuchamos con gusto. Es muy bueno tener contentos a nuestros mayores, y aprender con ellos a reírnos de todo.

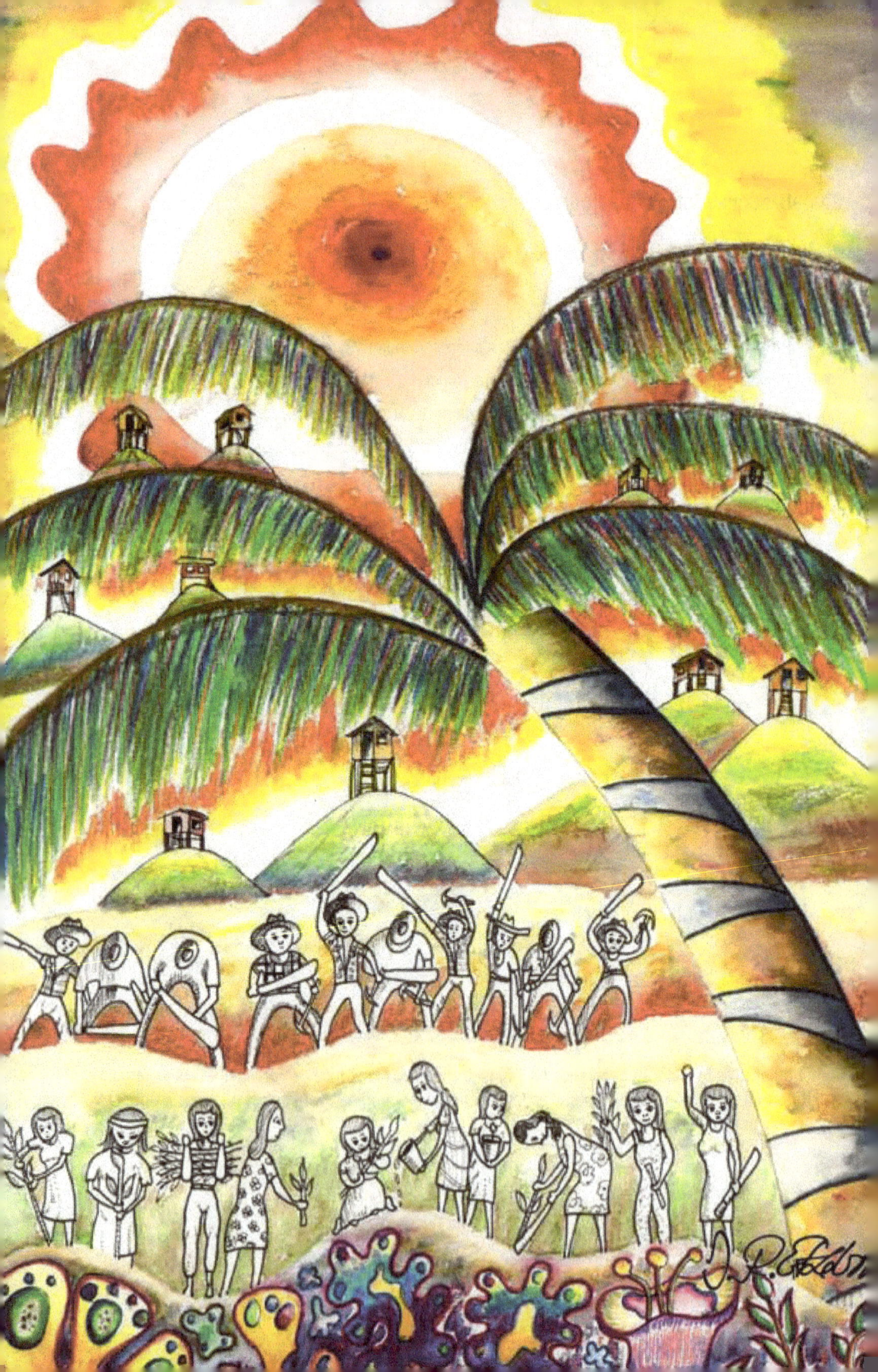

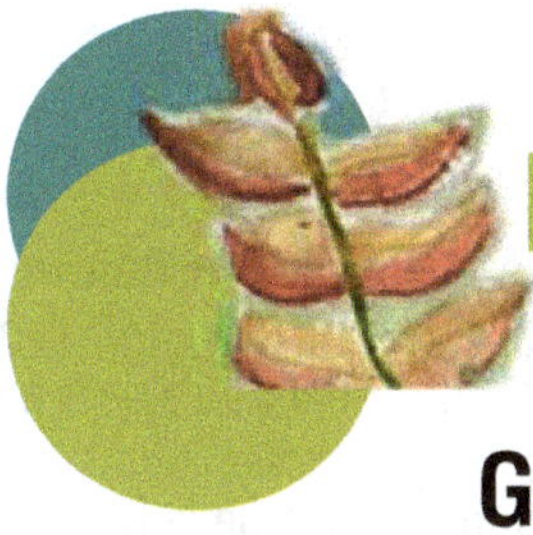

Presentación

Gracias a ustedes: curanderos, parteras, padres, abuelitos y personas que han aportado sus recetas, y a Diosito por el regalo de la vida

Jose Antonio Chávarri
Miembro de la Fundación Raíces y Sueños de San Isidro

El uso de plantas medicinales en la humanidad

El **uso de plantas medicinales** por parte de los seres humanos es tan **antiguo** como los homínidos. Los mamíferos que conocemos (gatos, perros, vacunos, equinos, monos, ...) cuando se sienten enfermos, escogen, de entre la flora, plantas para curarse.

La medicina tradicional en los países de todo el mundo ha sido siempre la **medicina vegetal,** unida a otras terapias.

Conservamos **recetarios de plantas medicinales muy antiguos**. Tenemos tablillas sumerias con recetas de **sauce** de hace 4.000 años, papiros egipcios de 3.600 años, Dioscórides describe sus utilidades, Galeno lo receta para las inflamaciones, Hipócrates para el dolor y la fiebre, los indios norteamericanos empleaban su corteza (tribus Netchez, Creek, Alabama) para mitigar la fiebre, el dolor de cabeza y de las articulaciones, tribus de California contra el lumbago, otras como sudorífico contra la gripe y resfriados; Nicolás Culpeper, en 1653, dice: "las hojas alivian el calor de la lujuria en el hombre y en la mujer, y prácticamente lo extingue si se usa durante mucho tiempo, la semilla tiene el mismo efecto".

Sabemos que Aristóteles le pidió a su alumno, Alejandro Magno, cuando éste se propuso conquistar el mundo conocido, que se acercara a la isla de Socotra y estudiara cómo los isleños extraían el jugo de la sábila (325 a. C.). Sólo de la **sábila**, se estima que existen en el mundo unas 300 especies.

La medicina química

La **medicina química** nació apenas en el **siglo diecinueve**. En 1827, Leroux, químico francés, extrajo la sustancia activa de la corteza de sauce y la llamó salicina, que da lugar al ácido salicílico (nombres que derivan de salix, el nombre en latín de los sauces). Desde los últimos años del siglo diecinueve, químicos de todo el mundo intentaron desarrollar una versión sintética del ácido salicílico; un joven químico de la Bayer de Alemania, probó un éter acetilo del ácido salicílico con su padre artrítico; fue muy efectivo y así nació el ácido acetilsalicílico, puesto a la venta con el nombre de aspirina, que se ha producido masivamente desde entonces; la **aspirina** ha sido **la primera** de la moderna generación de drogas **derivadas de las plantas**; la aspirina fue lanzada al comercio en **1889**.

En la actualidad, la **medicina oficial** en numerosos países ha conservado el **uso de las plantas medicinales**, junto con la medicina química y otras medicinas alternativas. Cierto que, en muchos países como Ecuador, en las facultades de medicina sólo se estudia la medicina química. Pero en grandes países del mundo, como China, en las facultades de medicina los alumnos que aspiran a ser médicos tienen que conocer las plantas medicinales y aprender a manipularlas y recetar con ellas, porque la medicina china engloba toda clase de terapias.

Existen en la actualidad un sinnúmero de **medicinas alternativas a la química**: reflexoterapia, iridología, orinoterapia, acupuntura, quiropráctica, medicina herbaria, masaje, ondas magnéticas, hipnosis, biorretroalimentación, meditación, yoga, tai chi, etc.

El uso de las plantas en San Isidro

En los campos de Ecuador, y en concreto en San Isidro, **las farmacias**, e incluso los profesionales de la medicina, **no existían hace 70 años**, mediado el siglo pasado. Existían sí, **curanderos, comadronas o parteras**, y existían las **plantas medicinales**. Y lo que más a mano estaba a menudo eran las plantas, porque los curanderos a veces vivían lejos. No nos olvidemos que San Isidro (y sus comunidades) **hace 70 años** todavía era como selva, montaña cerrada, sin caminos, solo trillos, y las casas lejas unas de otras [1].

Cuando venía un cólico, una fuerte fiebre, una diarrea que se convierte en colerín, los antiguos corrían a las eras, al patio, **buscando solución en las plantas**. También los más prevenidos tenían medicamentos comprados en las tiendas del pueblo: dolorín, mejoral, mentol chino...

A lo largo de las páginas que siguen, ustedes pueden leer **cómo hacían** (y hacen todavía) **uso de las plantas nuestros mayores** en las comunidades de San Isidro.

Un **objetivo** de este libro es **rescatar** estas **maneras de curarse** que tenían **nuestros ancestros**. Y seguir haciéndolo [2]. Al final del libro, encontrarán ustedes **una ficha** para que la

[1] Anterior no había casi doctor, en Chone tampoco, antes no había como ahora que hay bastante doctor, antes nos curábamos con remedios vegetales de montes, tomábamos hierbaluisa, tomábamos valeriana, hacíamos agua y eso tomábamos, y se pasaba lo que teníamos. Lo preparábamos en agua hervida, se ponía a hervir agua en una ollita, ahí se ponían todas las hojitas y eso se tomaba. Anterior no había como ahora doctor, no más nos quedábamos en casa tomando remedios vegetales (Jacinta Concepción Basurto Mendoza, Cinco de Junio).

rellenen con los conocimientos que ustedes, sus familiares, amigos y vecinos, tienen de las **plantas medicinales**. Pueden rellenar esa ficha, hacerle una fotografía y enviar la foto al correo electrónico de la Fundación.

Valor sublime de nuestra cultura manabita y montubia

Otra finalidad es **concienciarnos** más del valor sublime de nuestra cultura y de nuestra identidad manabita, montubia[3]. El uso de las **plantas medicinales** es parte muy importante de nuestra **cultura e identidad manabita y montubia**. Por eso **recogemos** todas las **recetas** que podemos. Y las damos a conocer a todo el que quiera, a estudiantes, amigos de San Isidro, estudiosos del tema, etc.

También **invitamos** a otras parroquias y cantones para que hagan esta labor, acudir a los mayores, recoger sus testimonios e historias de vida, grabarlos, y hacer que perduren en el tiempo. Es una tarea que sólo necesita interés, empeño y deseo de recoger lo que han vivido nuestros veteranos. En San Isidro, a la fecha, hemos grabado ya más de **600 entrevistas a personas mayores.** Este libro es **uno de los frutos** que han dado esas entrevistas. Y seguimos entrevistando y recogiendo sus experiencias.

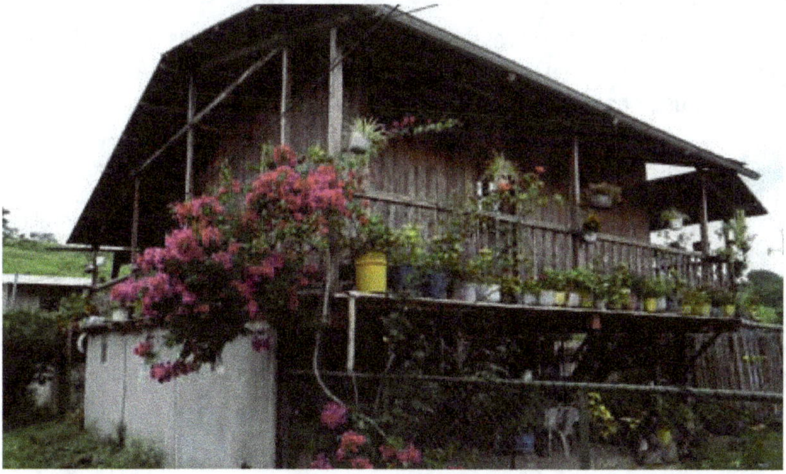

Mi casa es un jardín. La identidad montubia se refleja en el amor a las plantas, árboles, la tierra. Somos del campo, cuidamos el planeta, vivimos de él. Transmitimos a las nuevas generaciones el amor a la tierra.

2 Nos falta mucho para conocer, tenemos conocimiento empírico, la práctica, vamos experimentando y transmitiendo los conocimientos; no queremos perderlos, hay una gran riqueza, la gente usa, pero solo para ellos, es un uso silencioso; las nuevas generaciones no le ponen asunto. En las entrevistas ya me van diciendo, y me vengo cargada de plantas medicinales que sí las conocí en tiempos de mi abuela. La gente tiene y hace sus agüitas y eso es lo que nos produce a la gente en el campo, lo que nos salva, no corremos a los doctores, vamos curando las dolencias diarias atajándolas con plantas medicinales (Vilma Vélez, Piquigua).

3 Ahorita la gente ya no usa remedios vegetales, pero es por la ignorancia (Ramona Liduvina Salvatierra Rivas, San Isidro).

A modo de ejemplo, clases de guaba en Ecuador

Para terminar y hacer esto más aliviado. En el curso de Guías Locales de Turismo, en la Finca de Raíces y Sueños, conversábamos en el mes de junio de 2023, sobre cuántas clases de guabas tenemos en el Ecuador. Comparto ahora con ustedes los nombres que he ido recogiendo durante 30 años:

> Chiparo, guaba agria, guaba amarilla, guaba bejuca, guaba bejuco, guaba cajetilla, guaba común, guaba cuadrada, guaba de bejuco, guaba de cajón, guaba de chala, guaba de la costa, guaba de lora catarnica, guaba de lora chontadura, guaba de lora cotorra, guaba de lluvia, guaba de machete, guaba de mico, guaba de mono, guaba de mono coto, guaba de mono chorongo, guaba de monte, guaba de navaja, guaba de oso, guaba de palo, guaba de perico, guaba de pez, guaba de piedra, guaba de río, guaba de vomitar, guaba de vómito, guaba de zorro, guaba del mono, guaba grande de monte, guaba grande, guaba lanuda, guaba larga, guaba machetona, guaba machetona silvestre, guaba mansa, guaba mono, guaba musga, guaba musga pequeña, guaba natural, guaba negra, guaba pachona, guaba partida, guaba pequeña amarilla, guaba poroto, guaba rabo de mono, guaba rastrojera, guaba silvestre, guaba tortuga, guaba vaina de machete, guaba vainilla, guaba verde, guabilla, guabilla de monte, guabilla de zorro, guabillo, guabillo negro, guabita bejuco, guabo, guabo amarillo, guabo del valle de Cumbayá y Tumbaco, guabo panaco, guabo pelado, guagua, guamo, machetona, pacae, piedra de guaba.

Clases de guaba en el idioma Wao, de los Huaorani

Y para que no se crean que sólo el castellano tiene muchos nombres para la diversidad existente de guabas, vean ustedes en el **idioma Wao, de los Huaorani,** en la Amazonía ecuatoriana, los nombres que usan para nombrar las **distintas guabas**:

> a-ahue, aam, aawe, aganahue, aganawe, ago, an, ananawen, anganahue, anganawe, ao, aoñabo, au, auñabo, awatan, awatawe, awe, awnatay, begoguetempoe, beguetenpue, behuetempoye, bewetempoye, bidiki bikatawe, contacahue, ebenbahue, ebenban, ebenbawe, ehueban, eweban, eweman, gohwentempo, goihwagahue, goiwagawe, gonntokaawe, gontocan, gontokan, goto dan, gotokan, huamuncahue, huehuetenpuyo, hueibahue, igüabahue, ihua ahue, iwaawe, iwabawe, kapamowe, kemo ode, kontakawemeo ao, mimoncahue, mimonkawe, mimontahue, mimontan, mimontang, mimontawe, mimonton, mimontun, mimotawe, mimoton, mimuntahue, mimuntan, momontan, monde ag, nomonebe, noyhuagahue, noywagawe, ñoywawe, ñuygüahue, ontokan, oohue, oowe, paa bego, paben, pabenka, paven, tecanamue, tekanamoe, toika aon, towikawe, tuhuicahue, tuica aun, viriqiu, wamonkawe, weibawe, wewe, wewetenpoyo, wikatawe, yomedeaan.

Gracias a los que han aportado sus recetas

Todo esto quiere decir que en nuestro Ecuador: Costa, Sierra, Selva amazónica y Galápagos, hay una **diversidad muy grande** de guabas, de plantas, arbustos y árboles. Para que siga existiendo esa riqueza, tenemos que **cuidar el planeta**; a nosotros nos toca **cuidar a**

San Isidro: reforestemos, plantemos en nuestro entorno las plantas y árboles que han sido tradicionales en nuestros campos, montañas, ríos, esteros y quebradas.

Recuperemos nuestra **cultura montubia ancestral** y recuperemos también nuestro **entorno ancestral**.

Agradecemos a tantas **personas que nos han facilitado sus recetas.** Agradecemos a todos los que han **cuidado nuestra salud: curanderos**[4], **parteras,** nuestros **padres y abuelitos**[5]. Agradecemos a **Diosito** por el regalo de la vida en nosotros, en la flora y fauna, en nuestro entorno.

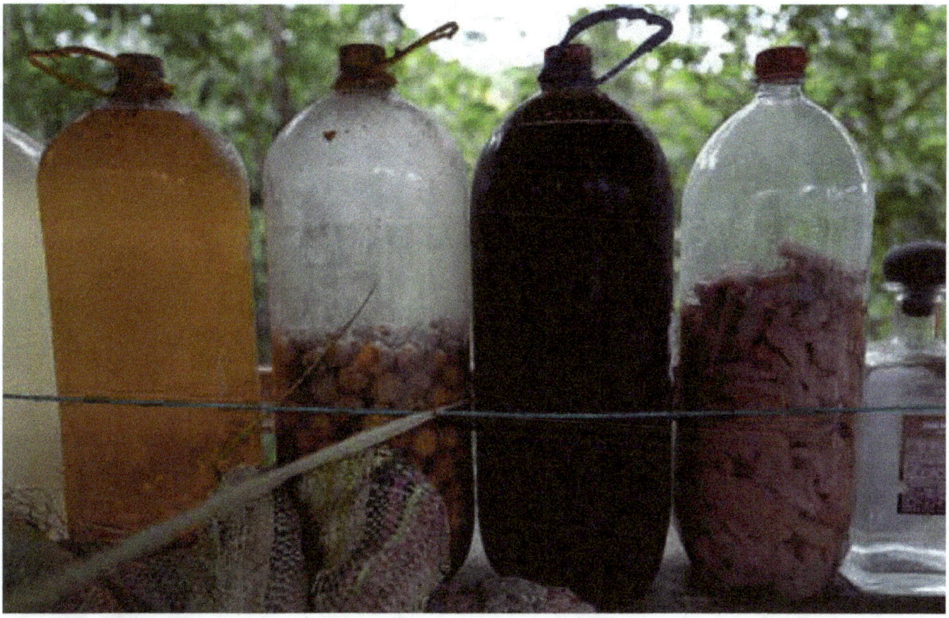

Las y los curanderos en San Isidro siempre han tenido con anticipación preparados de hierbas medicinales maceradas en aguardiente. Con el preparado salpicaban y persignaban al paciente y curaban susto, ojeados, picados de culebra. Incluso los que han curado picaduras de culebra, introducían también en el recipiente partes del bicho, para hacerle la contra al mordido, al picado de culebra.

---

4 Siempre han sido respetuosos con el medio ambiente, muchos han sido personas de fe. Hay que pedirles permiso a todas las plantas antes de ocuparlas, tú dices: "Señor Jesucristo en el nombre de Dios te pido permiso para que hagas remedio para que esta persona sea sanada". Y hay que darles el nombre de la persona que usted está tratando, que se va a curar con ella (Virgilio Intriago, San Lorenzo). Siempre reconociendo que no es uno el que hace las cosas sino encomendándose a Dios, diciendo: "Dios, pon tu mano poderosa para que pueda auxiliar a esta persona, que salga el niño bien, que no pase nada". De todas maneras, uno hace las cosas (Ana del Jesús Ureta García, Piquigua).

5 Mención especial para la Sra. Enriqueta Salvatierra, mamá Enriqueta. Mi tía Enriqueta Salvatierra me dio la oración que ella usaba para curar ojeados; mi tía Enriqueta me dijo que para curar ojeados que coja fe en un santo; ella tenía a San Benito, lo tenía como el guiador, el médico de ella, y me decía: Usted lo que tiene que hacer es rezar la oración de San Benito: Glorioso San Benito, con el poder de Dios ayúdame a curar a este enfermito, y de ahí se dice tres veces y usted reza tres padrenuestros; cada vez que reza la oración, reza el padrenuestro, yo siempre es lo que hago, y también siempre estoy presente con el pensamiento de mi tía Enriqueta, porque ella me lo enseñó y porque ella me acompaña siempre cuando yo pongo mano en un niño. En el momento se me cura ese niño (Ramona Liduvina Salvatierra Rivas, San Isidro).

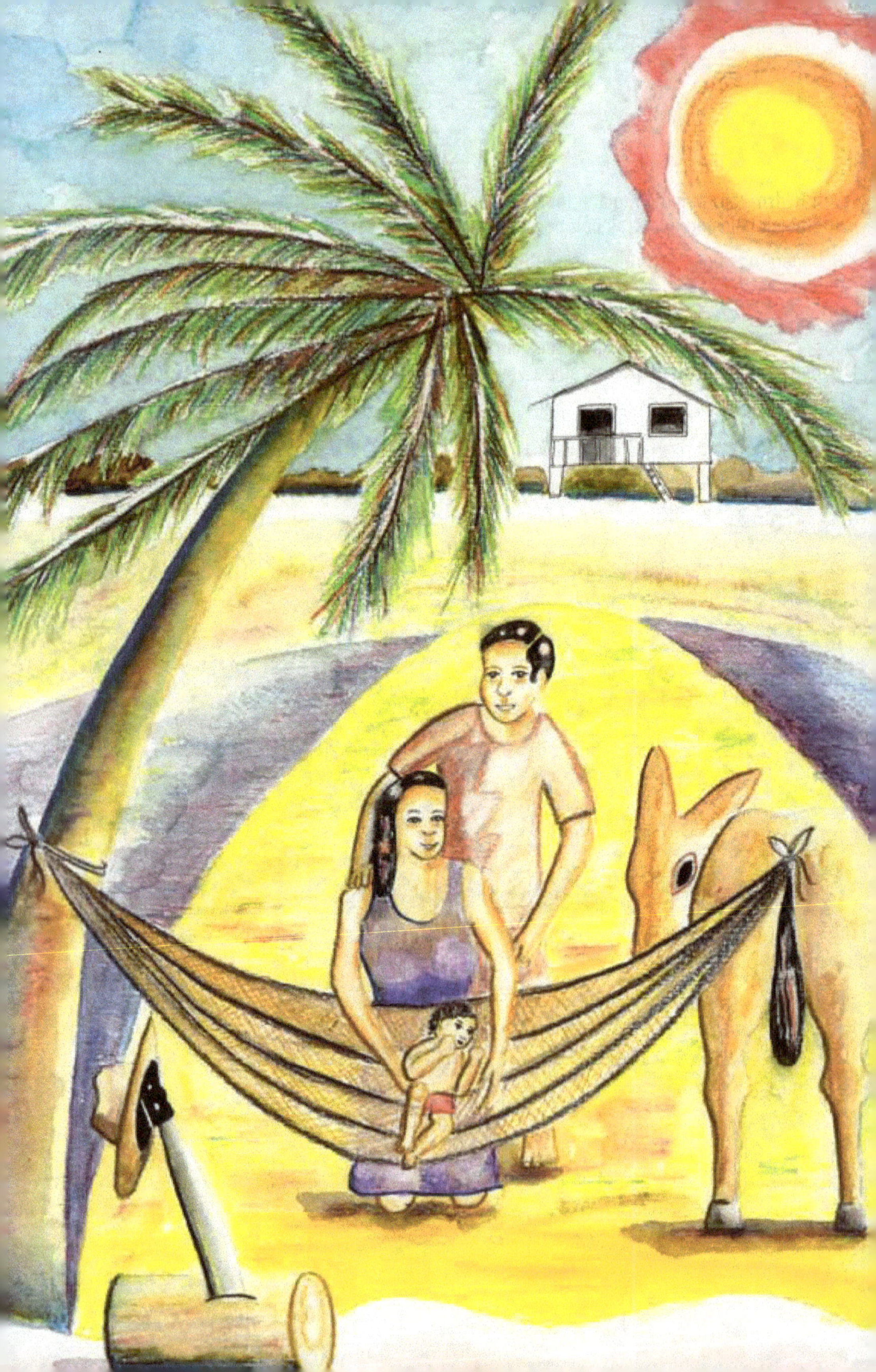

SAN ISIDRO
PARAISO ESCONDIDO EN MEDIO DE LA MONTAÑA

La Parroquia de San Isidro

La Parroquia de San Isidro pertenece al Cantón Sucre, Provincia de Manabí, está a 60 kilómetros de Bahía de Caráquez, la cabecera cantonal. Tiene una extensión de **296 km^2**, con una geografía muy montañosa y quebrada. Tiene clima tropical, 26 grados de temperatura promedio, está a 140 metros sobre el nivel del mar.

Tiene una población de **15.000 habitantes**. Y está formado por un **centro Parroquial**, de tres mil habitantes, y **65 comunidades rurales**.

Hay **51 instituciones educativas**, con un número estimado de **tres mil seiscientos estudiantes**.

Tierra única y fecunda

San Isidro es tierra única y fecunda para la **productividad**. El **68%** de la población activa se dedica a la **producción agropecuaria**. El **7%** al **comercio**. También tienen importancia la **arqueología** y el **turismo**. La climatología y condiciones edáficas permiten la producción de **cultivos agrícolas de calidad**, ya que está ubicada debajo de la línea equinoccial ecuatorial. Además, sus montañas reciben directamente del mar las corrientes frías de Humboldt. Esto, sumado a la cadena montañosa de la cordillera Chogón-Colonche, hace que se creen **microclimas especiales** que originan que los productos que se cultivan en estas tierras sean diferenciados en el mercado local y nacional. Productos como el cacao, el maracuyá y el café son apetecidos a nivel del país por las industrias por su alta concentración de azúcares y sus cualidades organolépticas. Además, se cultiva maíz, higuerilla, maní, plátano, sacha inchi, variedad de frutas tropicales como naranja, toronja, mandarina, piña, banano. También destaca la producción de **ganado vacuno**. Y algunas pequeñas empresas productoras de derivados lácteos. En promedio, las fincas de los pequeños productores tienen alrededor de **ocho hectáreas**.

Capacidad comunitaria y organizativa

Un **reparto mejor de la tierra**, que en parroquias vecinas, y una mayor **igualdad social**, con abundancia de pequeños agricultores, hace que en San Isidro tenga mucha importancia el **valor de la comunidad** y que destaque por su **capacidad organizativa.** Abundan asociaciones, instituciones y comités.

San Isidro es asiento de antiguas culturas. Varias de las **culturas originarias** de la Costa ecuatoriana, que abarcan un largo periodo -entre 4.000 años antes de Cristo al 1.500 después de Cristo-, se asentaron en San Isidro, por su privilegiada ubicación, y han dejado sus vestigios: **Culturas Valdivia, Machalilla, Chorrera, Manteño, Tolita, Bahía, Jama Coaque**. En el subsuelo aparecen enterrados numerosos **restos arqueológicos**.

En el centro del actual San Isidro, aparece una tola o cúmulo en forma de pirámide, bajo la cual subyace, según los expertos, uno de los **Centros Ceremoniales Administrativos Regionales** más importantes de toda América Latina, perteneciente a la Cultura Jama Coaque.

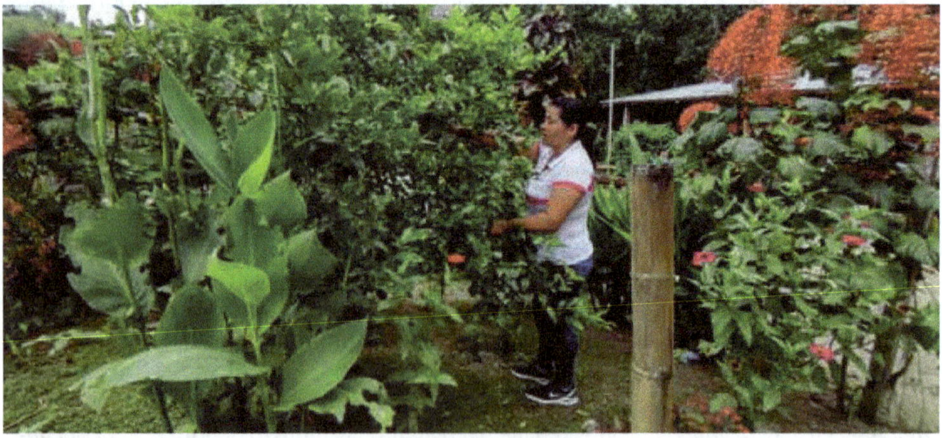

Agustina Basurto, de Piquigua, nos ha dado información de alcohol de menta, espanto y otras plantas medicinales; de veras, San Isidro es la antesala del cielo.

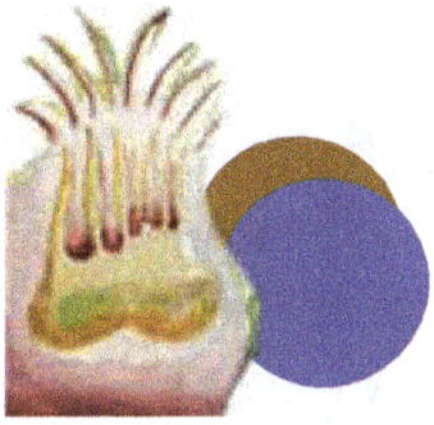

RAÍCES Y SUEÑOS DE SAN ISIDRO.

Un sueño contagioso

Investigación de la cultura montubia

La **Fundación Raíces y Sueños de San Isidro** desarrolla el proyecto dedicado a la **investigación y a la promoción de la cultura montubia** en San Isidro.

El **pueblo montubio** está asentado en la **Costa ecuatoriana**. Las provincias de Manabí, Santo Domingo, Guayas, Santa Elena, Los Ríos y El Oro son predominantemente **montubias y cholas**.

En la Costa ecuatoriana se asentaron diversas **culturas ancestrales** desde hace **6.500 años**: Valdivia, Chorrera, Bahía, Guangala, Jama Coaque, Manteña y Tolita.

La palabra **montubio** viene de **"monte" y "bios"**. Esta raíz define bien al montubio: la persona que **vive en el monte**, en la relación profunda de trabajo, lucha e identificación con el entorno agreste.

A lo largo de los **siglos XVII y XVIII** se van identificando los montubios, herencia de las culturas milenarias, fruto del **mestizaje** propio de la Costa, con los grupos aborígenes originarios, los afrodescendientes provenientes de Esmeraldas y las sucesivas irrupciones de extranjeros.

Así mismo, en **la Costa** se identifican **los cholos**, pescadores, herencia de los huancavilcas, asentados en las zonas más costeras.

A pesar de que **el montubio**, todavía **no es plenamente reconocido**, **él ha sido fundamental en la historia**.

El montubio es persona de **pensamiento mítico** y su **cosmovisión** está marcada por el entorno en el que vive y se expresa por medio de una **tradición oral importante**.

El **montubio de Manabí** tiene una identidad muy marcada, originada en las ideas liberales y alfaristas, expresada en deseos de superación y manifestada en el **orgullo de "ser manaba"**.

Hay **un despertar** de lo **"montubio"**, pues, de haber sido desconocido y menospreciado, actualmente es reconocido por la misma Constitución ecuatoriana.

Organización de las comunidades de San Isidro

El proyecto **"Raíces y Sueños"** se enmarca en la larga historia de **organización** de las Comunidades de San Isidro. Las **Comunidades Eclesiales de Base** nacieron en el año **1974**. Han cultivado, fundamentalmente, la cercanía y **organización de los más pobres, el trabajo comunitario y la liberación integral**, iluminadas por **la Biblia** y apoyadas, desde el inicio, por el **Grupo Misionero Vasco**.

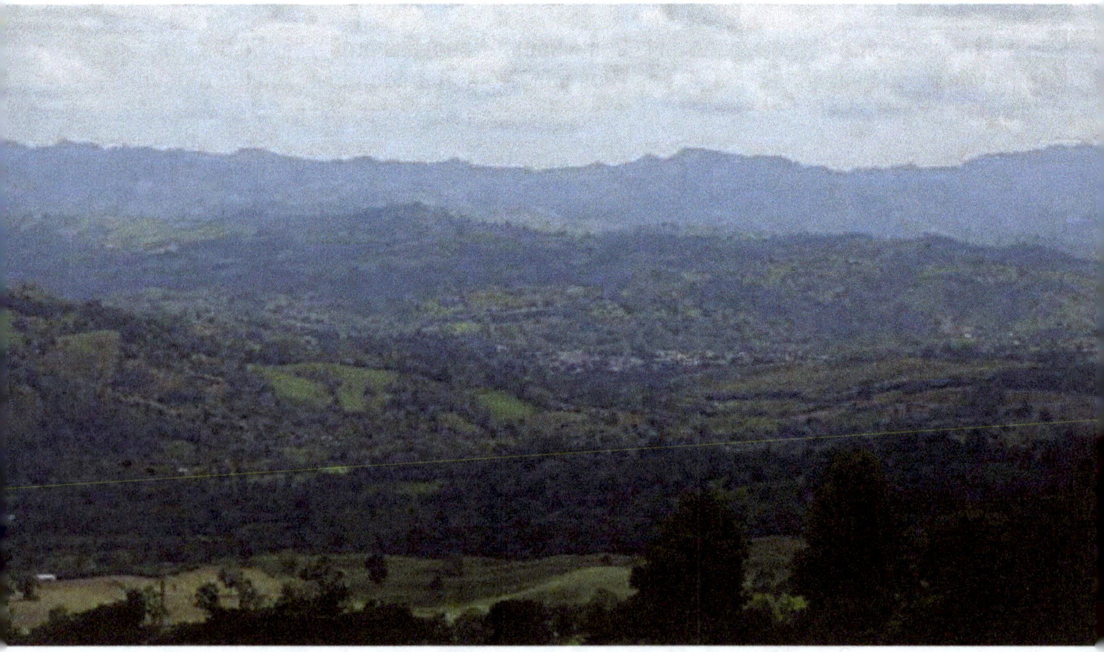

Parroquia de San Isidro, al fondo, entre montañas. Los microclimas que afectan a San Isidro y sus comunidades nacen entre estas montañas. En algunas comunidades se aprecia el viento que llega desde Cabo Pasado, a 50 km, que permite el crecimiento de plantas más apropiadas de la Sierra ecuatoriana. En otras comunidades, la niebla se apega diariamente al paisaje, como un amor constante, persistente.

Las Comunidades de Base se constituyeron en organización jurídica en el año **2005** y formaron la **UOCASI (Unión de Organizaciones Campesinas de San Isidro)**, una organización de segundo grado, sin fines de lucro.

El objetivo principal de la **UOCASI** es agrupar a las **asociaciones campesinas**, para fortalecerse de manera **asociativa**, valorar y fomentar la producción **agropecuaria**, especialmente de los cultivos nativos y tradicionales y, también, algunos productos introducidos. Acopia la mayoría de productos para **comercializarlos** en los mercados nacionales. Trabaja con algunos productos para darles **valor agregado**: café (tostado y molido); ají (pasta y salsa); sacha inchi (aceite); maíz (balanceados). Otro objetivo de la UOCASI es la diversificación de las fincas y el fomento de la **agro-biodiversidad**.

La **UOCASI** cuenta con el apoyo y acompañamiento del **Fondo Ecuatoriano Populorum Progressio (FEPP)**, y de diversas instituciones y **organizaciones locales, provinciales, nacionales e internacionales**.

Recogiendo la cultura ancestral

El proyecto **Raíces y Sueños** se basa en **las Comunidades** de San Isidro. Ha visitado, recogido la realidad y socializado el proyecto en **58 comunidades** de San Isidro.

Se han realizado más de **600 entrevistas a personas mayores** y se han recogido sus **historias de vida**.

En las entrevistas se van acopiando muchos aspectos de la **cultura ancestral**: la **gastronomía** tradicional; la **medicina natural**; la **religiosidad popular**; la **tradición oral**: cuentos, mitos, leyendas, amorfinos, chigualos, canciones, juegos de ronda, vocabulario montubio; el **mapa forestal** ancestral...

Ancianos sabios y jóvenes empoderados

En el proyecto se implica a **la comunidad**. Los **ancianos** son los **sabios y maestros** del proyecto. Los **coordinadores y catequistas** reúnen a la comunidad, hacen las listas de las personas a entrevistar, acompañan a las mismas. Los **niños y jóvenes se empoderan** del proyecto a través de las **Escuelas de Arte (Danza, Teatro, Música, Pintura y Cine)** y un **equipo de jóvenes** realiza las **entrevistas investigativas**. Las **familias** participan promoviendo una **cultura de paz**, que emana de este **proyecto integral y liberador.**

La **Fundación Raíces y Sueños de San Isidro**, responsable del proyecto, se compone de **52 socios y socias**, de distintos ámbitos de la parroquia: profesionales, agricultores, estudiantes, maestros, amas de casa, jubilados, artistas, etc.

Los niños y niñas ya nos mostraron sus experiencias en el libro ***"Infancia plena. Historias de los niños/as de San Isidro"***, que inauguró la **colección de publicaciones** "Raíces y Sueños de San Isidro". En el momento actual se presenta el libro ***"Salud plena. Plantas medicinales de San Isidro"***. Con las investigaciones realizadas, se preparan **nuevas publicaciones**: las historias de las mujeres; el libro de fotos de San Isidro ilustradas con amorfinos; identidad montubia; tradición oral; chigualos y amorfinos; etc.

El objetivo, con la documentación recogida, es hacer **estudios antropológicos e históricos** de la cultura de San Isidro y de la cosmovisión montubia.

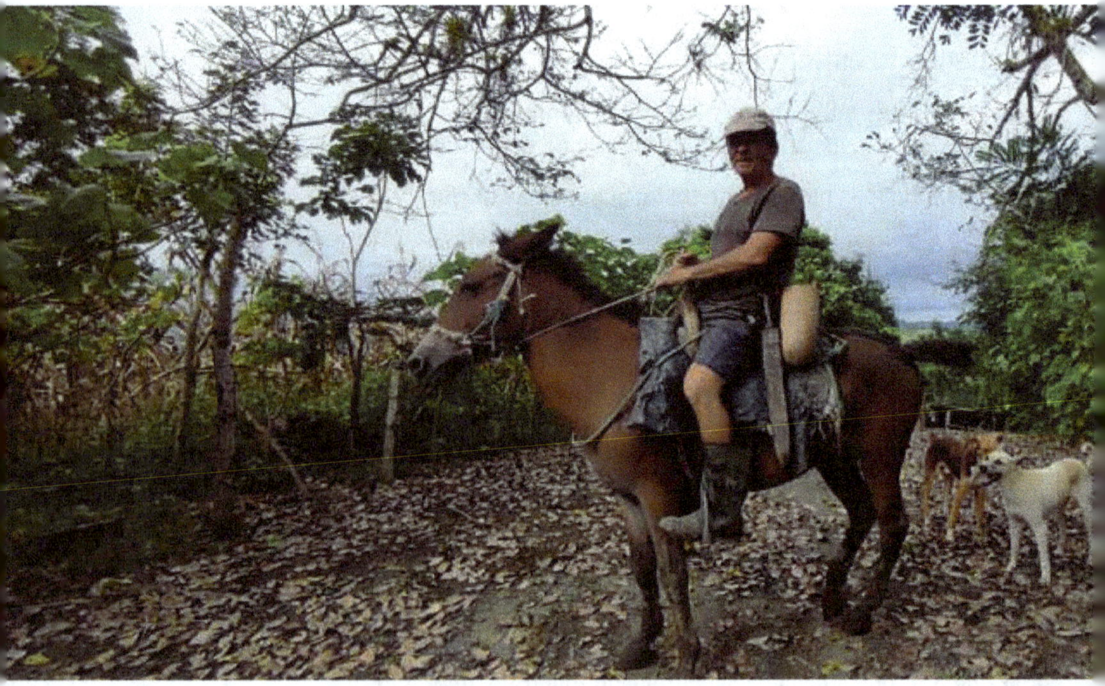

Amable Eduardo Vera Moreira, de El Zapote, nos ha dado información de agua del Carmen, valeriana y otras plantas medicinales; mulares, perros, aves, nos acompañan y nos sirven siempre en el campo.

El Museo de la Cultura Montubia y otros proyectos

Se ha creado el **Museo de la Cultura Montubia**, también llamado **"La Casa Montubia"**, donde se exponen **herramientas y utensilios** de la vida cotidiana manabita, junto a todas las **historias ancestrales** que se recogen.

Ya están los diseños de la **Cabaña de Gastronomía**, que próximamente se construirá. Así mismo, se proyecta el **Museo Arqueológico**, con las piezas donadas por Don José García. Otras construcciones que se plantean a futuro: el **Anfiteatro**, las **Casas de la Cultura**, la **Cabaña de Alojamiento**. Dentro de la finca, se diseñan varias **rutas turísticas**: la **ruta de los santos**, la **ruta de las plantas típicas**; y se proyectan varios **miradores**.

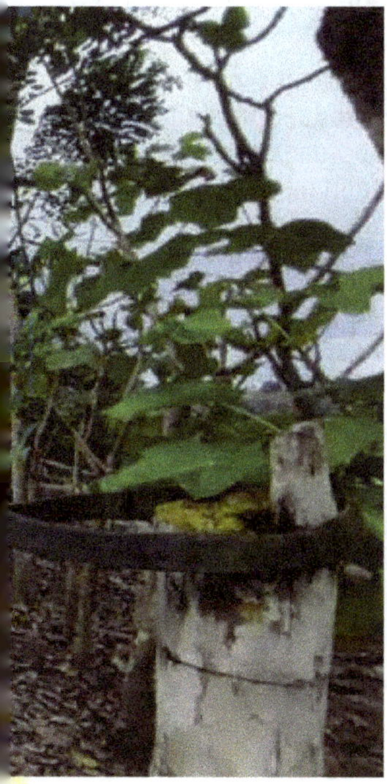

En la finca de Raíces y Sueños **se cultiva**: plátano, café, cacao; se desarrolla el **huerto orgánico**, el **huerto medicinal** y el **huerto ornamental**. Se crían **cerdos** y **gallinas**. Se prepara la finca para poner todos los **animales de la tradición montubia**. Se ha creado el **vivero forestal y de plantas comestibles y medicinales**. Se reforesta con árboles frutales y maderables. Se ha realizado una investigación científica del **bosque primario** de la finca.

La Fundación organiza el **curso de Guías Locales de Turismo**, para capacitar jóvenes que puedan mostrar a **visitantes y turistas,** las **bellezas** de San Isidro, sus **atractivos**, los **museos** y las **investigaciones** que realiza Raíces y Sueños, la **cultura ancestral**, la **idiosincrasia**, la **gastronomía**, las **rutas agroecológicas**, el **arte de nuestros jóvenes**.

El proyecto "Raíces y Sueños de San Isidro" trabaja en coordinación con diversas **instituciones universitarias y culturales**. Coordina con las **instituciones educativas** de la zona, en especial, con los **colegios de San Isidro y de Piquigua**. Mantiene **convenios** con varias **universidades**. Sostiene **alianzas**, para la realización de los proyectos, con las **instituciones locales**, principalmente: **Gobierno Provincial de Manabí, Municipio de Sucre, Junta Parroquial de San Isidro**.

Un sueño contagioso

Raíces y Sueños no es una isla enclavada en las montañas de San Isidro. Es un **sueño contagioso**. Muchos, de dentro de San Isidro y de fuera, lo expresan diciendo: **"me he enamorado de este proyecto"**. Así lo ratificamos en la firma colectiva que hicimos en la **convivencia artística invernal del 19 de abril de 2023**, en presencia de **autoridades locales y provinciales: "aspiramos a ser Raíces y Sueños de Manabí"**.

El proyecto **Raíces y Sueños** es una **respuesta económica y social** a la **realidad de San Isidro**. Busca **alternativas y salidas laborales** para los jóvenes. Pretende detener la **sangría de la emigración**, que ha sido el destino normal de los jóvenes de San Isidro, y crea **motivaciones espirituales y anímicas y soluciones laborales** para que puedan permanecer y **vivir con ilusión** en su pueblo.

Raíces y Sueños fomenta este camino de **empoderamiento del pueblo de San Isidro**, a través del **arte,** de la **cultura** y de valoración de la **herencia ancestral**. Promueve, desde las raíces, la **cultura de la paz**.

Busca un **cambio personal y familiar y eleva la autoestima**. Coloca en el sitial de **honor a los mayores**. Va logrando una **juventud más centrada y empoderada, apropiada de sus raíces y enfocada a su pueblo**. Se capacitan las personas para abordar las problemáticas sociales y dar **respuesta a los sectores más marginados** y llevar un mayor control político. Eleva el **nivel cultural** y promueve la **creación de grupos artísticos**.

La Fundación Raíces y Sueños de San Isidro **comunica su experiencia a lo largo y ancho del mundo**. Todas las experiencias aquí descritas, todas las investigaciones efectuadas y todas las entrevistas realizadas, están en internet y pueden seguirse a través de las r**edes sociales:**

Página Web:

- https://raicesysueñosdesanisidro.org/

Facebook:

- https://www.facebook.com/RaicesYSuenosDeSanIsidro

Youtube:

- https://www.youtube.com/c/RaícesySueñosdeSanIsidro

Twitter

- https://twitter.com/RaicesSan?t=4ttIN_Xmt4wi3YAA8GILeg&s=09

Instagram

- https://instagram.com/raicesysuenosdesanisidro?utm_medium=copy_link

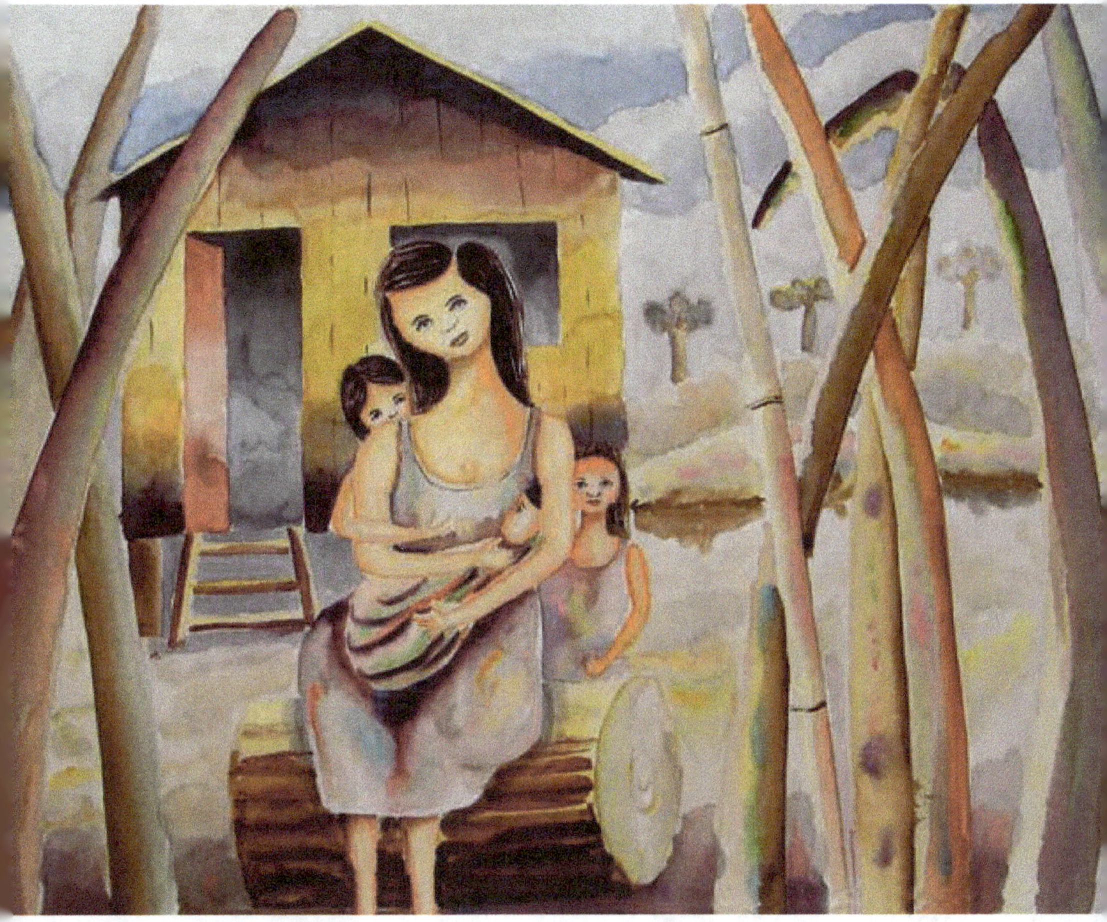

EL MAPA DE NUESTROS SUEÑOS

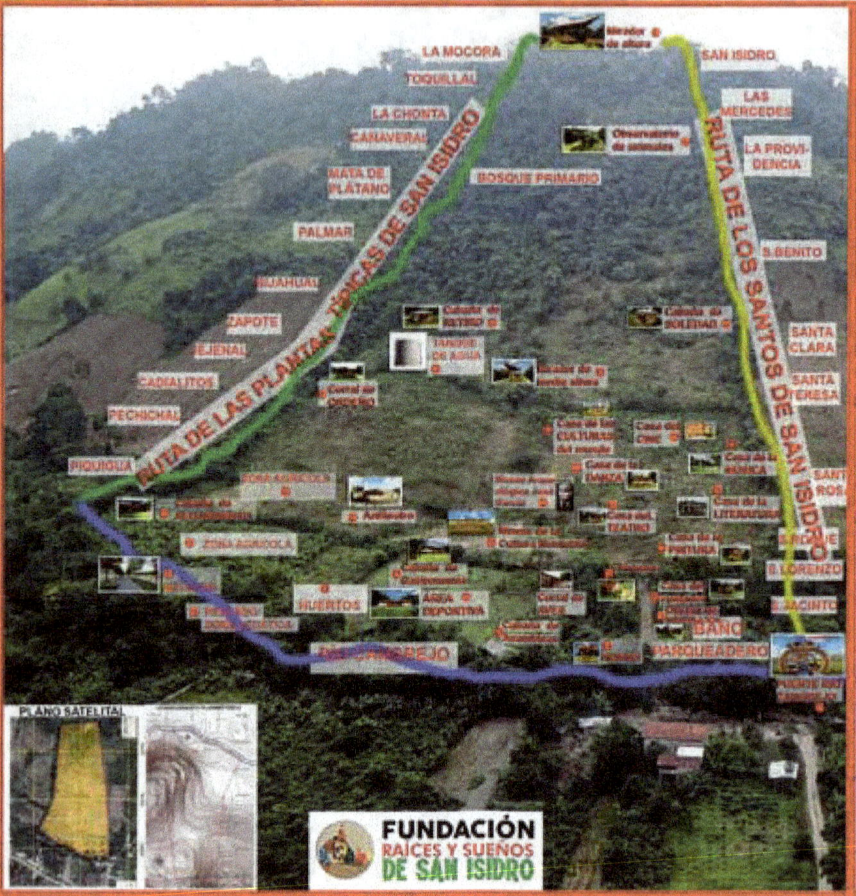

MUSEO DE LA CULTURA MONTUBIA
"LA CASA MONTUBIA"
CENTRO CULTURAL SAN ISIDRO

Lugar: SANTA CLARA - PARROQUIA SAN ISIDRO- CANTÓN SUCRE - MANABÍ - ECUADOR

FUNDACIÓN RAÍCES Y SUEÑOS DE SAN ISIDRO

Área: 12 Hectáreas

El Proyecto Raíces y Sueños de San Isidro defiende la Identidad Montubia y rescata la cultura de nuestros mayores y los saberes ancestrales, la gastronomía, la medicina natural, la tradición oral. Desarrolla entre los jóvenes las Escuelas de Arte: Danza, Música, Pintura, Teatro, Cine. Crea el Museo Etnográfico de la Cultura Montubia y el Museo Arqueológico "José Garcia". Desarrolla la agricultura orgánica; potencia la reforestación y el cuidado del medio ambiente. Promueve el Turismo y capacita a Guías Locales de Turismo. Trabaja en coodinación con instituciones locales, educativas, culturales y universitarias

46 PLANTAS MEDICINALES EMBLEMÁTICAS DE SAN ISIDRO

Agua del Carmen

Nombre científico: Cymbopogon sp.

Otros nombres: Pajita del Carmen.

Descripción de la planta: Es de la misma familia que la hierbaluisa, de las Poáceas. Planta de hasta 80 cm de alta, hojas arrosetadas, lineales, estrechas, ásperas como cuchillas angostas y delgadas, olor a limón, de 1,5 cm de ancho y muy largas, hasta de 1 metro de longitud, crecen en la base de la planta en grupos grandes. Cuando se secan se vuelven de color rojizo. Raíces fibrosas, adquieren una fragancia de bálsamo al secarse. Cultivada en los patios de las casas de San Isidro.

Partes de la planta que se ocupan: Hojas.

Otros usos: Para hacer aguas aromáticas.

Propiedades medicinales generales:

- Corazón
- Insomnio
- Mitológica-cultural: limpias, ojeados, espanto
- Nervios, estrés, ansiedad
- Reduce la presión arterial

RECETAS

Espanto: Si el niño estaba espantado, se le daba unas agüitas del Carmen (Marina Elizabeth Mejía Zambrano, San Roque).

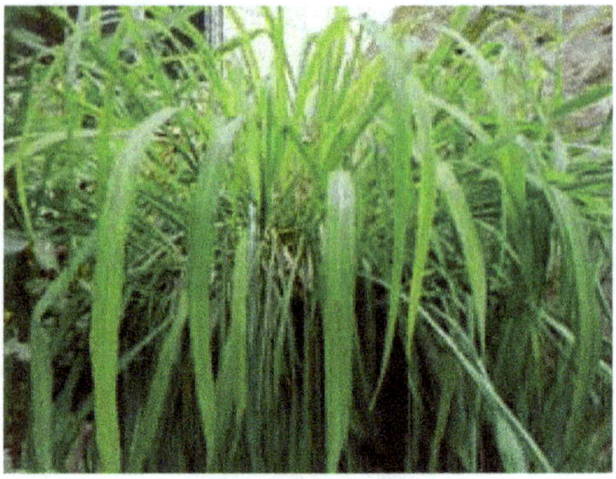

Agua del Carmen. Comunidad El Progreso, San Isidro, 28 marzo 2023

Insomnio: Uno, pas, duerme felicísimo, cuando se toma su agua del Carmen (Antonio Miguel Cedeño Argandoña, El Palmar).

Nervios: Agua del Carmen con valeriana (Pablo Antonio Marcillo Bravo y Mariana del Rosario Marcillo Cedeño, San Roque).

(Personas de San Isidro y sus comunidades que han aportado sus saberes a esta ficha: Holanda Napa, Piquigua. Juana Liria Loor y Pedro Alcívar, Chonta dos. Jorge Burgos y Mercedes Moreira, Cadialitos. Querida Mejía, Jejenal. Gloria Solorzano, La Mocora. Rosa Colombia Castro, San Lorenzo. Amable Eduardo Vera Moreira, El Zapote. Pablo Antonio Marcillo Bravo y Mariana del Rosario Marcillo Cedeño, San Roque. Marina Elizabeth Mejía Zambrano, San Roque. Miguel Cedeño Argandoña, El Palmar).

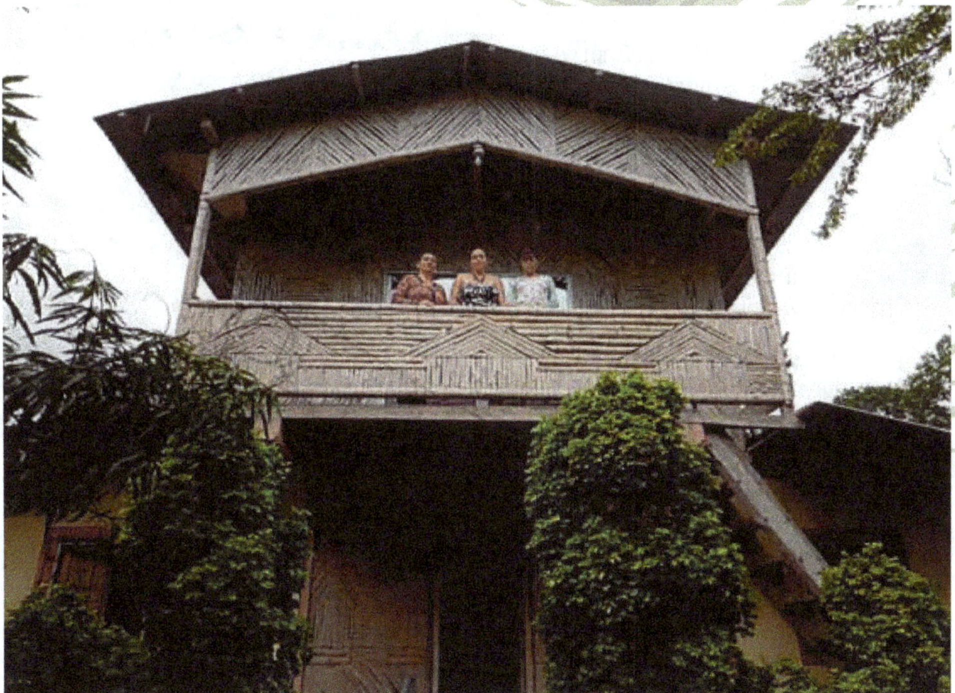

Ana Ureta (en el balcón a la izquierda), de Piquigua, nos ha dado información de muchas plantas medicinales: aguacate, escoba, entre otras; la caña guadua, imprescindible en toda construcción, otorga a algunas casas un aspecto señorial.

Aguacate

Nombre científico: Persea americana y otras variedades.

Descripción de la planta: Familia Lauráceas. Árbol de unos 20 metros de altura, de tronco erecto y leñoso, el grosor depende de la edad del árbol. De corteza aromática. Hojas grandes, ovaladas, aromáticas, alternas, lisas, enteras y de color verde oscuro. Flores pequeñas, en racimos axilares. El fruto, drupa en forma piramidal de hasta 20 cm de larga. Cultivado en patios y fincas de San Isidro.

Partes de la planta que se ocupan: Cogollos, hojas, pepa.

Otros usos: Se come el fruto crudo, no tiene azúcares ni almidones, es alimento para diabéticos. El árbol tiene buena madera para tablas y sirve para leña.

Propiedades medicinales generales:

Antibiótica, infecciones
Antidiarreica, diarrea infantil
Corazón y otras enfermedades
Diabetes, páncreas
Gripe, resfriados
Para tomar como agua de tiempo (pepa)
Ayuda en el parto, acelera el nacimiento
Próstata (pepa)
Reduce la presión arterial

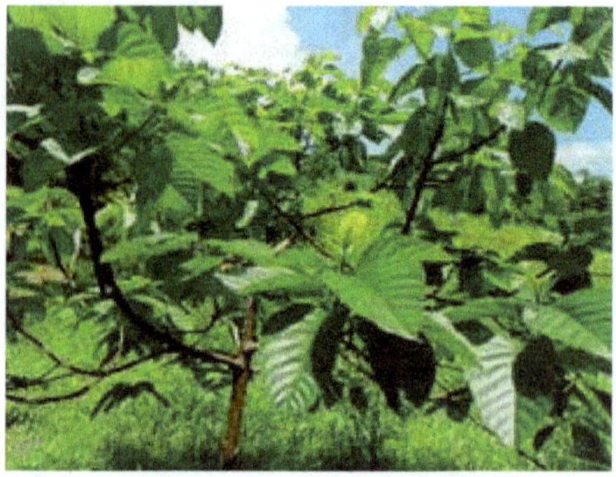

Aguacate. Finca de la Fundación Raíces y Sueños de San Isidro, 7 marzo 2023

RECETAS

Acelerar el parto: Antes eran puros vegetales, mi mamá me atendía y cuando veía que ya me apuraban los dolores, ella cogía tres cogollitos tiernos de aguacate, me hacía una agüita, y me hacía beber esa toma, y antes de media hora ya estaba nacida la criatura, y de repente una inyección, pero no me acuerdo de cómo llamaba (Vicenta Isabel Vélez Chumo, Piquigua).

Baños de resfrío: La hoja de aguacate es buena para los baños de resfrío, junto a otras (Plutarco Jónez Solís Ureta, Piquigua).

Corazón y otras enfermedades: Por 30 días seguidos, usted coge la pepa de aguacate, la parte, y en 2 vasos de agua la pone a hervir. Se toma un vaso en ayunas y otro por la tarde, por 30 días, cualquier cosa que sufra del corazón, le sana de golpe (Cástulo Teodoro Zamora Marín y Clara del Pilar Delgado Moreira, San Isidro).

Diabetes: Infusión de hojas de aguacate (Ángela Guillermina Ponce Cedeño, La Felicidad).

Diarrea infantil: Cuando hay una diarrea de los niños, la pepa de aguacate se parte mitad y mitad, de cada mitad se saca un trocito, se pone a hervir en agüita y se toma para la diarrea infantil (Plutarco Jónez Solís Ureta y Holanda Napa, Piquigua).

Infecciones: En tecito, los cogollitos de aguacate curan las infecciones. Uno coge, bebe los tecitos de eso (Mercy Janeth Cedeño Párraga, Muchique uno).

Presión arterial alta: Hoja de aguacate para la presión alta, un té y deja para estar tomando de día (Ana del Jesús Ureta García, Piquigua).

(Personas de San Isidro y sus comunidades que han aportado sus saberes a esta ficha: Mercy Janeth Cedeño Párraga, Muchique uno. Cástulo Teodoro Zamora Marín y Clara del Pilar Delgado Moreira, San Isidro. Ángela Guillermina Ponce Cedeño, La Felicidad. Vicenta Isabel Vélez Chumo, Piquigua. Ana del Jesús Ureta García, Piquigua. Néstor Samuel Zambrano Moncayo, Santa Clara. Plutarco Jónez Solís Ureta y Holanda Napa, Piquigua. José Gualberto Pinargote Vélez, Piquigua).

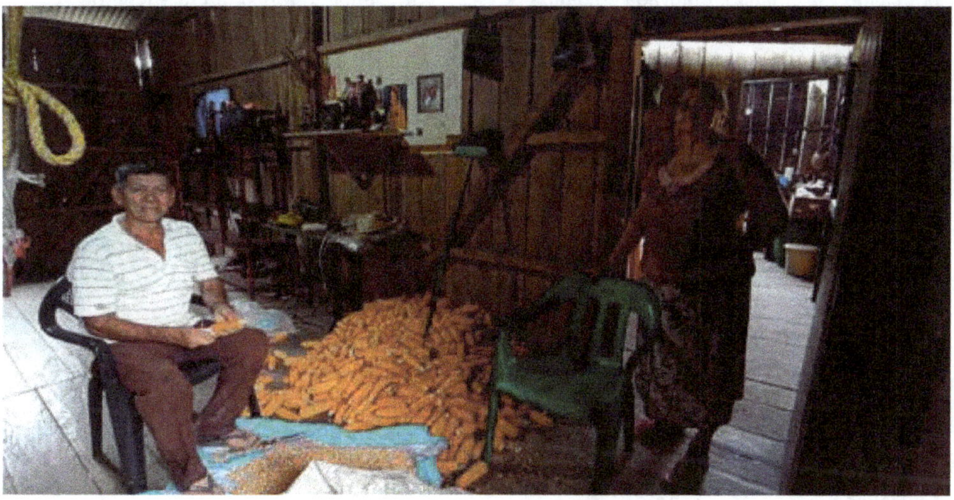

Antonio Mera y Carmen Muñoz, de El Relleno, nos han dado información de oreganón y ruda; ¿cuántos matrimonios han nacido en los muchos bailes que han presenciado estos salones?

Ajenjo

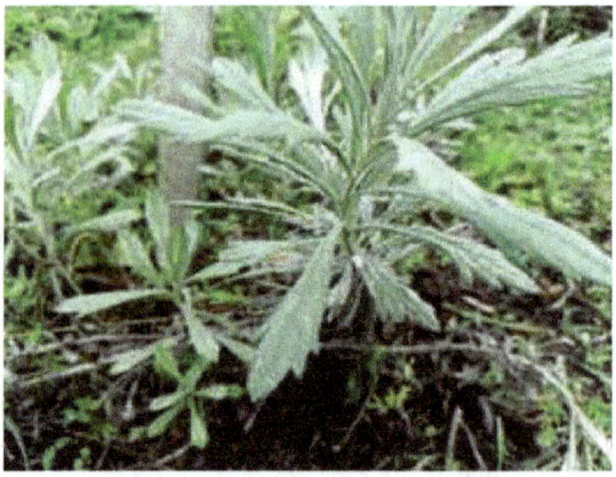

Ajenjo. Huerto medicinal. Finca de la Fundación Raíces y Sueños de San Isidro, 2 marzo 2023

Nombre científico: Artemisia absinthium y artemisia sodiroi.

Otros nombres: Aquí en San Isidro le llaman pata de gallinazo porque tiene esa pelusilla blanca.

Descripción de la planta: Familia Compuestas. Su aspecto blanquecino se debe al vello que la recubre en su totalidad, incluidas las hojas. Es una planta herbácea vivaz, perenne, sedosa, de tallos tupidos, ramificados y erguidos de hasta metro y medio. Aromática. Flores amarillas, olorosas, agrupadas en panículas terminales de numerosas cabezuelas globosas pendulares. Es de sabor amargo y exhala un olor muy fuerte. La raíz tiene un sabor cálido y aromático. Cultivada en patios de las casas de San Isidro.

Partes de la planta que se ocupan: Las hojas, los cogollos.

Otros usos: Con esta planta hacían en Francia hace doscientos años el licor de ajenjo llamado absenta. El ajenjo es un remedio botica, porque sirve para todo: dolores, infecciones, etc.

Propiedades medicinales generales:

Analgésica, dolor de muelas, de estómago
Antibiótica, infecciones
Antidiarreica, diarreas
Bichos y amebas
Cólicos, espasmos, pasmo
Digestiva, malas digestiones
Fiebre, paludismo, Covid 19
Fortalece el sistema muscular
Hígado, bilis, vesícula
Huesos
Insecticida, repelente de insectos
Mitológica-cultural, limpias, ojeados
Purgante
Purifica la sangre

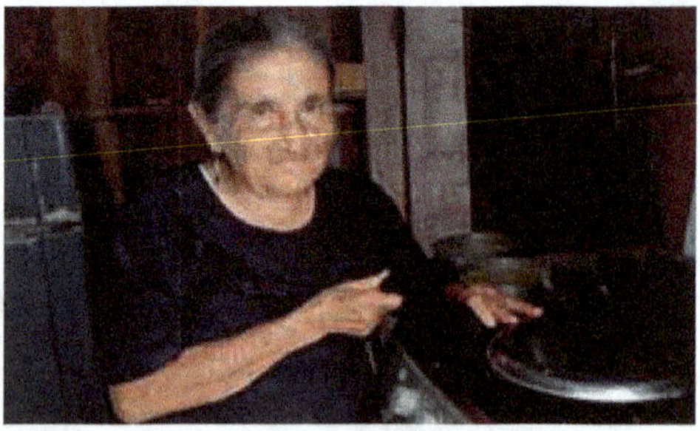

Zeneida Lucas, Piquigua. Nos ha dado información de toronjil de canela y hierbabuena. Nuestros antepasados nos enseñaron, nadie que pase delante de esta casa se va sin un plato de comida. Y lo hacemos con gusto, con la satisfacción del deber cumplido.

RECETAS

Dolor de muelas: Usted hace una bolita con la hojita de ajenjo, se la pone en el hueco donde tiene el dolor de muelas (Vilma Vélez, Piquigua).

Limpias: Con el ajenjo se hace agua para acompañar las limpias con la ruda (Ramona Ganchoso, San Lorenzo).

(Para la elaboración de esta ficha hemos recogido aportaciones de: Vilma Vélez, Piquigua. JA. Carmen Farías Vélez, El Progreso. Teonilde Eulalia Mendoza Mendoza, La Mocora. Miguel Ángel Zambrano Saldarriaga, Río Mariano San Pablo (Las Piedras). Pablo Antonio Rizo Vélez y Estrella Alegría Saldarriaga Bermúdez, El Progreso. María Solórzano, Santa Clara. Ramona Ganchoso, San Lorenzo).

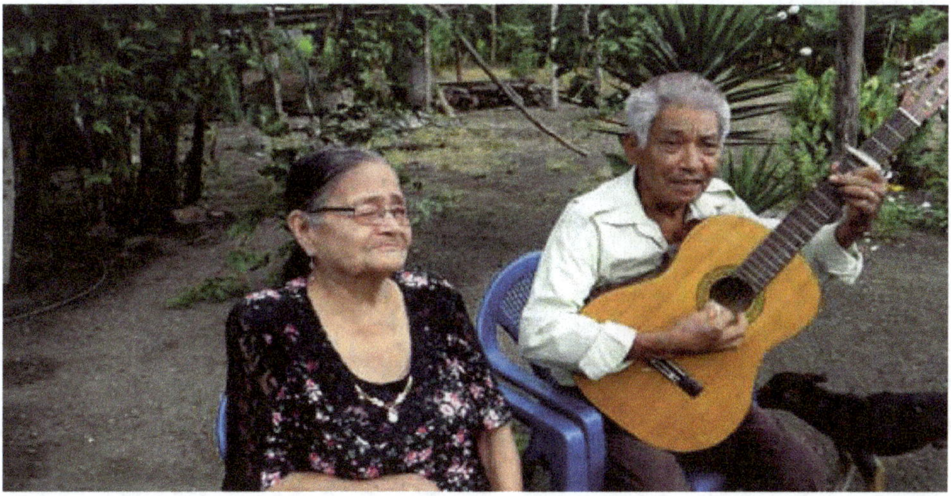

Homero Solís, de San Francisco, toca una canción a su esposa Eulalia Napa, después de la entrevista, recordando cómo la enamoró cuando eran jóvenes. Homero ya ha fallecido, nos ha dejado su historia de vida. La muerte, siempre presente, es considerada normal en nuestro medio. Alrededor del enfermo se reúne la familia; él o ella, con solemnidad, da la bendición a los hijos.

Ajo

Nombre científico: Allium sativum.

Descripción de la planta: Familia Liliáceas. Planta herbácea, vivaz, bulbosa, de hasta medio metro de alta. Tallo cilíndrico y recto. Largas hojas cintiformes, estrechas. En el nacimiento de las hojas superiores crecen pequeñas flores reunidas en umbelas de color blanco-verdoso, compuestas de seis hojitas. El bulbo subterráneo blanco, redondo, aromático, de olor muy penetrante, está compuesto por numerosos gajos -dientes- de sabor acre. Cultivado en patios de San Isidro.

Partes de la planta que se ocupan: El bulbo, los dientes de ajo pelados.

Otros usos: Alimento humano, condimento gastronómico.

Propiedades medicinales generales:

- Ácido úrico, artritis, artrosis, dolor de huesos, reumatismo
- Ahogo, bronquitis, dificultad de respirar, neumonía, pulmón, pulmonía, tos, vías respiratorias
- Colerín
- Cólicos
- Gripe, catarro, resfriado, enfriamientos
- Impotencia
- Insecticida, repelente
- Mitológica-cultural, limpias, ojeados
- Purifica la sangre, es bueno para el chuchaqui
- Purgante

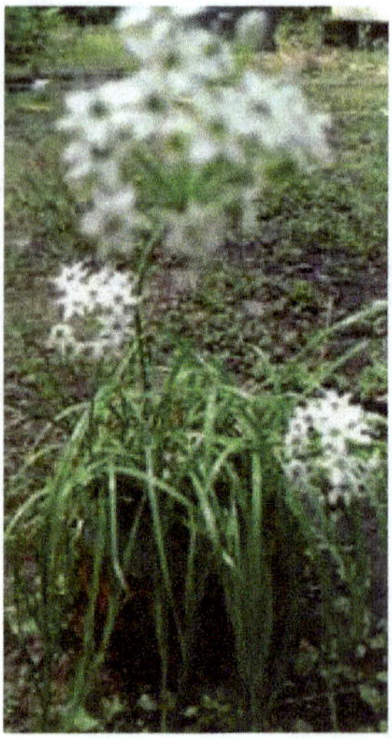

Ajo floreciendo, patio de Vilma Vélez, Piquigua, San Isidro, 17 abril 2023

RECETAS

Ahogo: Mi mamá se hacía unos jarabes de ajo con cebolla y eso era para el ahogo (Miguel Antonio Moreira Moreira, San Isidro).

Gripe: Cuando caían enfermos mis hijos, era de repente la gripe, por allí les hacía unas agüitas de ajo y canela. El ajo se lo machucaba antes, le añadía la canela, y lo endulzaba con miel de abeja (Marianita Tomasita Solorzano Arteaga, La Felicidad).

Tos: La leche de vaca con ajo, también es bueno con pasas, y con ajo aplastado, lo machucan, bien machucadito se lo toman. Usted lo cuela, para que vaya no más la pura esencia (Josefa Santillan y Angel Santillan, La Laguna). Ajo era que nos daba con leche, cuando teníamos tos, sí, solo que no queríamos tomar; la leche hervida y con ajo machucado ahí, eso nos daban para la tos, un poquito, es que tenía que hervir bastante y se hacía un poquito, ahí quedaba el ajo, ahí se colaba (María Bernarda Talledo Miranda, El Tope). Ajo machucado con cebolla y leche hervida, eso para la tos, lo dejaban consumir, de mañana, o de noche, sobre todo de noche (Teresa Trinidad Talledo Miranda, El Tope).

(Personas de San Isidro y sus comunidades que han aportado sus saberes a esta ficha: Josefa Santillán y Ángel Santillán, La Laguna. María Bernarda Talledo Miranda, El Tope. Vicenta Isabel Vélez Chumo, Piquigua. Julián Dimas Zambrano Loor, Santa Rosa. Marianita Tomasita Solórzano Arteaga, La Felicidad. Miguel Antonio Moreira Moreira, San Isidro. Teresa Trinidad Talledo Miranda, El Tope. Ana del Jesús Ureta García, Piquigua. Rosa Colombia Castro, San Lorenzo. Haida Delgado y Simón Panta, San Francisco. Ovidio Alberto Marquínez García, La Industria. Vilma Vélez, Piquigua. Carmen Mejía Cedeño, El Tope. Teodora Bernardina Cedeño Zambrano, La Humedad de Río Mariano. Carmen Estrella Vera Vélez, La Sierra).

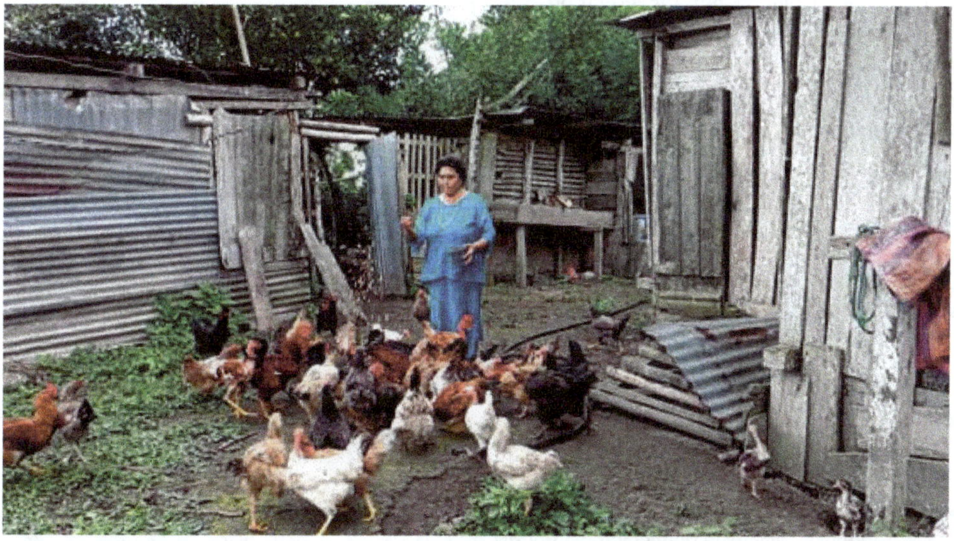

Auxiliadora Pinargote, de El Relleno, nos han dado información de ruda y mocora; qué belleza de gallinas criollas, ventajas de vivir en el campo.

Albahaca

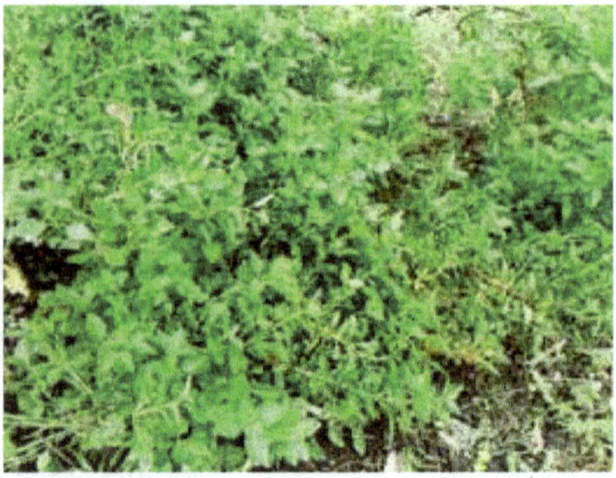

Albahaca. Huerto medicinal. Finca de la Fundación Raíces y Sueños de San Isidro, 2 marzo 2023

Nombre científico: Ocimum basilicum y variedades.

Otros nombres: Albahaca blanca, verde, negra, morada, pequeña, de comer, de perico, de anís, de monte... Todas tienen las mismas propiedades.

Descripción de la planta: Familia: Labiadas. Es una planta herbácea, anual, de hasta un metro de alta, frondosa, ramosa, lampiña. Su raíz delgada y ramificada produce tallos coposos. Sostienen hojas verde claro opuestas, oblongas, ovaladas, enteras, con tonos morados. Flores pequeñas, de color variable, dispuestas en largos ramilletes terminales formados por ruedas superpuestas de seis flores cada una. Muy aromática y perfumada, delicado olor a limón y menta. Su sabor recuerda a la pimienta. Su olor es fuerte y dulce. Cultivada en los patios de las casas de San Isidro.

Partes de la planta que se ocupan: Hojas, cogollos.

Otros usos: Para las comidas, los tallarines de queso con albahaca son muy buenos.

Propiedades medicinales generales:

- Analgésica, dolores
- Bronquitis, dificultad de respirar, neumonía, pulmón, pulmonía, tos, vías respiratorias, elimina la flema de los bronquios
- Combate la caída del cabello
- Colesterol, arterioesclerosis
- Enfermedades de la piel, acné, eczemas, erupciones cutáneas, granos
- Espasmos, calambres, cólicos
- Estreñimiento
- Inflamaciones
- Mitológica-cultural, limpias, ojeados, susto, espanto
- Nervios, estrés, ansiedad
- Picadura o mordedura de culebras
- Vías urinarias, próstata, riñón

RECETAS

Ojo, mal ojo: Se hace el extracto de albahaca en aguardiente (un recipiente de vidrio oscuro se llena con aguardiente de 60 grados y hojas de albahaca). Se le tiene un día o todo el tiempo que usted quiera, y cuando viene una persona ojeada, se le frota con ese extracto. El ojo seco, necesita tres curas. Si es ojo normal, con una cura suficiente. El ojo seco se penetra a los huesos, usted se da cuenta al mes o a los dos meses cuando ya ha perdido el ánimo y la fuerza. El ojo normal, le ojearon ayer a usted, viene hoy, le hago dos curas y ya está. En cambio, el ojo seco usted lo va dejando porque no se da cuenta, y le está penetrando hasta los huesos, lo va terminando poco a poco, cuando usted acuerda es que ya no puede subir una loma, ya está cansado, ya está jodido. El ojo viene de que le pega una electricidad a la gente, como que le da una angustia, se siente enfermo, es alguna cosa eléctrica, porque todos tenemos electricidad. También puede ser de coraje, o de ganas de tocarlo, los cristianos somos demasiado sensibles, tenemos corriente, yo les digo a los hijos que no les hagan dar coraje a los papás porque lo miran a uno con mal ojo. Pónganse a pelear entre hermanos, el uno tiene más rabia que el otro, como que el coraje lo quiere matar, y ese ojo de coraje es feisisísimo, lo mata, le hace dar vómito, le hace dar diarrea. Para curar ese ojo yo le sobo una postura y ahí veo qué calidad de ojo es que tiene, si es ojo seco o normal, le sobo con la posturita, rompo el huevo en un vaso y ahí veo, si es ojo seco le digo, y si es ojo rápido, le sobo dos huevos en el momento, le curo y ya se va curado. Una vez que veo en el huevo la calidad de ojo que tiene, cojo los montes apropiados, los fuertes: Ruda, chilca amarga, cojojo, montes amargos, tabaco. Los montecitos olorosos son como para susto o para el ojo rápido, usted se hace una agüita y ya está arreglado, pero el ojo seco no lo va

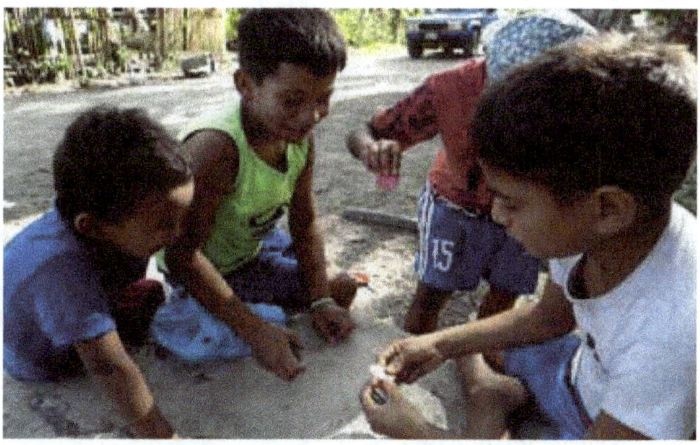

Niños de Piquigua. Bendición para todos. Antes la niñez era muy dura de vivir. En el juego comienza la amistad, el compañerismo: son rasgos distintivos de nuestra identidad montubia. Los valores que nuestros mayores nos han transmitido: compartir, respetar, acoger, sonreír, no apropiarnos de lo ajeno.

a curar con eso, hay que ponerle plantas fuertes, y eso va en aguardiente, y al otro día lo froto al paciente con ese aguardiente. También suelo tener guardado de antemano por si se presenta la ocasión de curar a alguien porque aquí vienen algunas gentes a hacerse curar, y ese preparado se puede guardar, antes mejor, porque cuanto más guardado más le saca el aguardiente a las plantas las propiedades que tienen, está más añejado. Yo le friego con ese preparado, le hago un signo de la cruz, como una bendición, y ya está, violento. Yo sobo también para componer huesos, espalda, rodilla, dedos, cualquier cosa, tobillo, aquí viene harta gente a hacerse componer, y se van buenos, eso es lo mejor, cuando está uno dañado. Tiene que ser gente que aguante. Gente que no aguante, no lo puede componer usted, medio apenitas no se dejan sobar bien, les digo: ¿Cómo quiere componerse usted? Para dañarse es rapidito, pero para componerse es peor; póngale que un huesito está montado sobre otro, usted tiene que jalar para desatrancar y colocarlo en su sitio, y si no, no se arregla (Ánter Solis, Periquiame). Se usa la albahaca para bañar a los ojeados (Bella Ángela Farías Paladines, Cinco de Junio).

Próstata: Les inyecto con ibermes, se pone con aguja de insulina según la inflamación que usted tenga. Si tiene una inflamación de muchos años, usted tiene que inyectarse, pero no seguido, yo mismo he estado con una inflamación aquí debajo del ombligo, yo mismo me he inyectado con aguja de insulina y ahorita ya no siento nada, sentía una gran irritación, me dolían los riñones. En cambio, para los riñones me puse centímetro y medio, me puse como hoy día y pasando el mes me puse vuelta, y me puse aquí debajo del ombligo. Antes ni me podía tocar de la inflamación que tenía, y a veces como que ya me dolía un testículo, a mí el doctor Kuonquí me dijo que yo tenía un 90% de cáncer. Eso le hace bien, la ibermes, pero ¿sabe con qué me destapé?, con coco, coco tierno con alkaselser, tres alkaselser en ayunas con coco tierno. Eso le sacaría la infección, pero ¿y el cáncer?, es que yo seguí tomando remedios, ya no siento que me duele nada, usted se pone medio centímetro en cada lado, hoy día se pone en un lado y al otro en el otro, sí duele, pero eso sí le mata, yo fui a trabajar a Guayaquil, no aguantaba ya los riñones, me dolía toda la espalda, me parecía que era un animal que me trepaba por la espalda aruñándome, como que me mordía, es de la infección fuertisisísima, próstata, riñones, yo estaba ya hecho pedazos, y es que es todo lo mismo, la vejiga, el riñón, el hígado y el bazo son cuatro órganos que se unen, se inflaman, cuando se inflaman esos órganos hay que ir de una a la otra probando los remedios hasta que se desaparece la enfermedad, a mí me ha hecho bien el agua de albahaca, me hace sudar, y yo me hago la infusión de las tres albahacas, la pequeñita, la morada, y me hago un gloriado con una hojita de cada una de las tres, en la casa tengo la albahaca chiquita que casi no se consigue (Ánter Solis, Periquiame).

(Personas de San Isidro y sus comunidades que han aportado sus saberes a esta ficha: Ángela Guillermina Ponce Cedeño, La Felicidad. Agustín Zambrano-Mariana Solórzano, Mata de Plátano. Bella Ángela Farías Paladines, Cinco de Junio. María Artilda Zambrano Alcívar, Nueve de Octubre. Candelaria Intriago Arteaga, San Lorenzo. Carmen Intriago, San Lorenzo. Jacinto Humberto Chumo Saldarriaga y Rosa Elvia Valencia Chila, El Zapote. Ana del Jesús Ureta García, Piquigua. Ánter Solis, Periquiame. Agustina Basurto, Piquigua. Rosario Trinidad Hidalgo Loor y Jorge Luis Cedeño Cevallos, Dominguillo. Alida Ondina Farías Solís, Piquigua. Vilma Vélez, Piquigua).

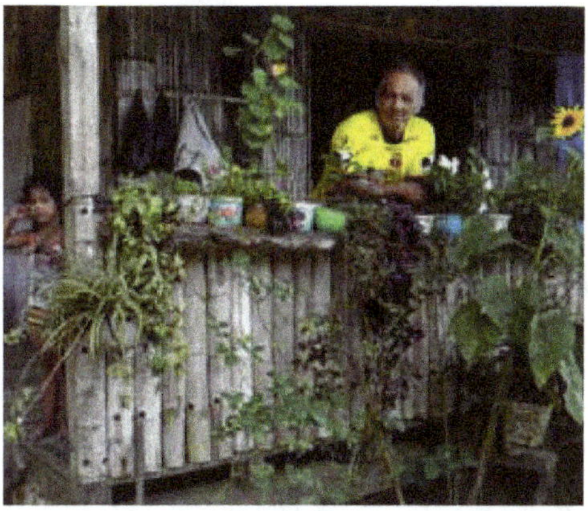

Estoy pensando en el próximo velorio a San Pablito. Ya quiero encontrarme con el compadre y la comadre, los amigos, los vecinos. Ya quiero bailar, comer fritada y pavo, probar el ronpope y la chicha.

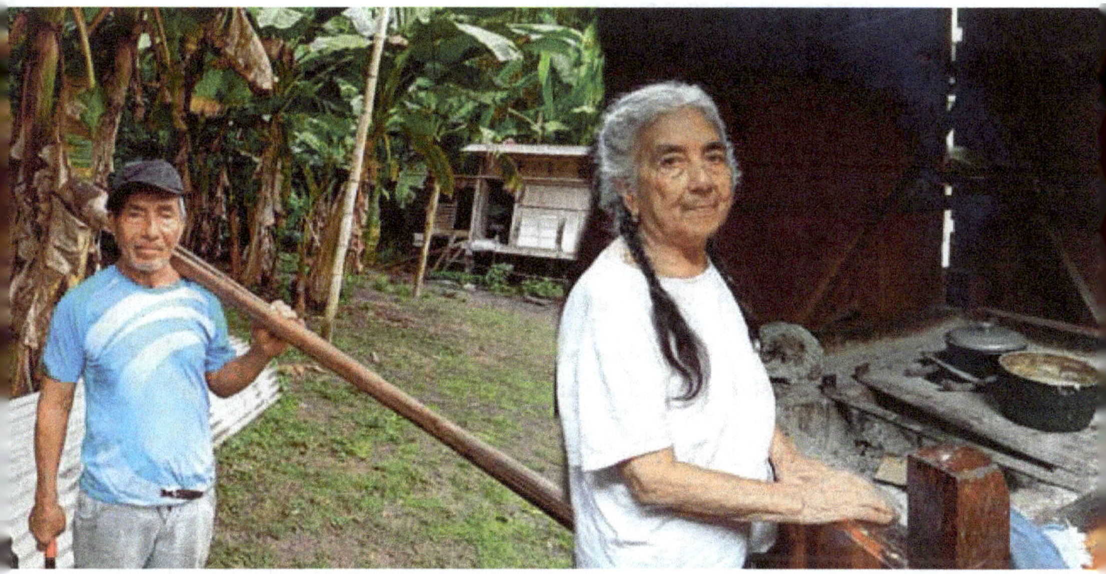

Beatriz Mera y Fermín Vélez, de El Relleno, nos han dado información de oreganón y calaguala; el horno manabita y el verde (plátano) nunca faltan en la gastronomía ancestral.

Alcohol de menta

Nombre científico: Mentha sp.

Descripción de la planta: Similar a todas las mentas, hierbabuena, esencia de rosa y similares. Hoja más redondita que la hierbabuena-menta. Cultivada en algunos patios de casas de San Isidro.

Partes de la planta que se ocupan: Hojas, ramas.

Otros usos: Cuando preparo carne hornada, una ramita de alcohol de menta para que sude. En las morcillas o rellenas, en los entresijos del chancho, se las pongo por dentro con arroz, sangre, y quedan muy ricas las morcillas. Para hacer aguas aromáticas, el té de la tarde, al igual que la hierbaluisa o el agua del Carmen.

Propiedades medicinales generales:

Analgésica, dolores
Antidiarreica, diarreas
Colerín, cólera, diarreas
Colesterol, Colesterol LDL, arterioesclerosis
Digestiones malas, dolor de estómago
Espasmos, calambres, cólicos, entuertos
Fiebre, paludismo, Covid
Mareos, náuseas, vértigo, vómito
Mitológica-cultural, limpias, ojeados, susto-espanto
Nervios, estrés, ansiedad

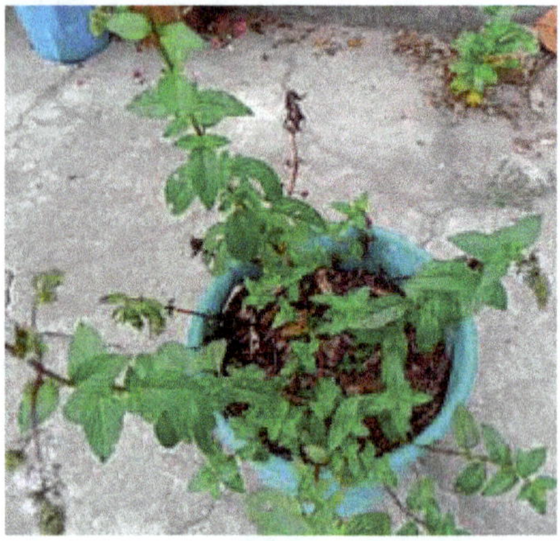

Alcohol de menta, casa de Vicente Vera. Santa Clara, San Isidro, 9 agosto 2023

RECETAS

Colesterol: Con pepino licuado o con jugo de naranja por la mañanita en ayunas, tomar licuado el alcohol de menta (Ramona Liduvina Salvatierra Rivas, San Isidro).

Dolor de estómago: Para hacerle un alivio para el dolor de estómago, con elixir le daban el alcohol de menta (Pablo Antonio Marcillo Bravo y Mariana del Rosario Marcillo Cedeño, San Roque). Tomar una agüita de alcohol de menta (Sonia Domita Vélez Farías y Flérida del Carmen Vélez Farías, El Progreso).

Dolores: Infusión de alcohol de menta (Tula Paz Saldarriaga, Periquiame).

Entuertos: Aguardiente quemado con alcohol de menta, oreganón, ruda de castilla, eso le poníamos al puro para quemarlo y tomar

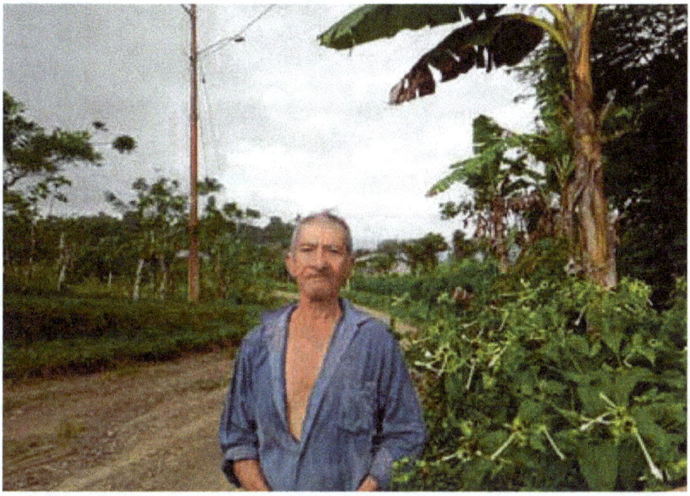

Dionisio Cuzme, de El Palmar, nos ha dado información de la hierbaluisa; sin darnos cuenta, sin ser muy conscientes, los caminos nos acercan a las plantas y a las personas.

(Pablo Antonio Marcillo Bravo y Mariana del Rosario Marcillo Cedeño, San Roque).

Fiebre: Con montecitos, sobeteándolo, con montes calentados, había paico, había verbena, ajenjo, alivia dolor, todo eso era para las enfermedades, de todo había, ese alcohol de menta, eso era buenísimo para un remedio calmante (Maria Solorzano, Santa Clara).

Nervios: Infusión de alcohol de menta, tomarla a soplos, calentita. Si tiene extracto de valeriana, añádale unas gotitas (Vicenta Isabel Vélez Chumo, Piquigua).

Vómito: Si uno comenzaba de noche vomita y vomita, gloriadito de alcohol de menta (Martha Maria Moncayo Valencia, San Isidro).

(Personas de San Isidro y sus comunidades que han aportado sus saberes a esta ficha: Ramona Liduvina Salvatierra Rivas, San Isidro. Teonilde Eulalia Mendoza Mendoza, La Mocora. Ramona Esperanza Véliz Acosta, Dominguillo. Amable Eduardo Vera Moreira, El Zapote. Martha María Moncayo Valencia, San Isidro. María Solórzano, Santa Clara. Agustina Basurto de Piquigua. Vicenta Isabel Vélez Chumo, Piquigua. Esperanza Bernardina Cevallos Delgado, Mata de Plátano. Rosa Elena Cedeño Mero, La Laguna. María Teresa Posligua, La Laguna. Jorge Burgos y Mercedes Moreira, Cadialitos. Carmen Farías Vélez, El Progreso. Tula Paz Saldarriaga, Periquiame. Pablo Antonio Rizo Vélez y Estrella Alegría Saldarriaga Bermúdez, El Progreso. Pablo Antonio Marcillo Bravo y Mariana del Rosario Marcillo Cedeño, San Roque. Líbida Trinidad Moreira Vega, Chonta uno. Gladys Teresa Santillán Góngora, Calada. Mariana del Jesús Muñoz Zambrano, La Uña. Sonia Domita Vélez Farías y Flérida del Carmen Vélez Farías, El Progreso. Marina Elizabeth Mejía Zambrano, San Roque).

Ardor

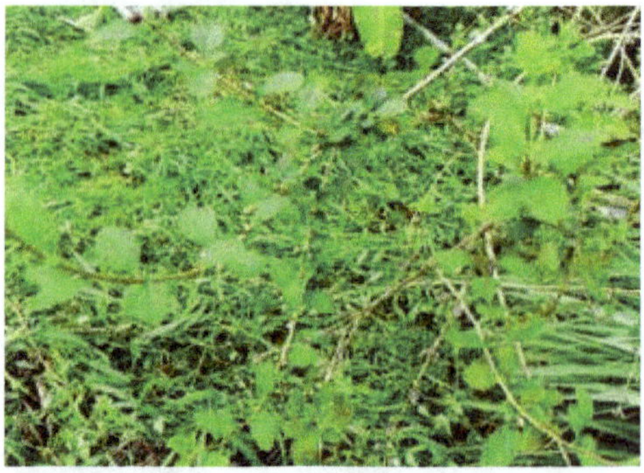

Ardor. Huerto medicinal. Finca de la Fundación Raíces y Sueños de San Isidro, 2 marzo 2023

Nombre científico: Alternanthera sp.

Otros nombres: Monte de burro, aprietaculos, curso, arrancacurso.

Descripción de la planta: Herbácea arbustiva, de hasta metro y medio de alta, medianamente ramificada, hojas verdes, opuestas, flores blancas pequeñas, axilares. Cultivada en patios de casas de San Isidro.

Partes de la planta que se ocupan: La planta, ramas y hojas

Propiedades medicinales generales:

Analgésica, dolores
Antidiarreica, diarreas
Colerín, cólera
Digestiones malas
Purgante

RECETAS

Cólico, cólera, diarrea, vómito: Usted hace una agüita con las hojas de ardor y 4 limones, se toma y es un solo; una vez el trabajador de mañana no vino a sacar vacas, me voy por allá arriba, crucé por ahí, a la mujer le digo ¿qué es que tiene?, está con cólico, todo lo que come lo arroja; oiga ahí ¿no hay una mata grandota de ardor?, ahí tiene el remedio, vaya coja allá le digo,,, porque cuando ya entra en calambre no se salva la persona; enseguida bajó acá, le hizo esa toma y cuando regresé: ¿qué pasó?, se quedó dormido, oiga, eso es un solo (Nolberto Alejando Zambrano Bermúdez, Río Mariano en Medio).

Diarrea: Cojo la planta de ardor, pongo una agüita y ahí la echo en la agüita, ahí ya está hecha, una se la toma (Maria Jama, Cadialitos). Le hacían a usted esa agüita de ardor, era un tapón, esa era la medicina de nosotros (Teófilo Wilfrido Velázquez Palacios, Río Mariano Tutumbe). Hacían un fomento de ardor, y le daban a las criaturas (Ramona Liduvina Salvatierra Rivas, San Isidro).

Dolor de barriga: Infusión de ardor. Se molía también, se sacaba un poquito de esencia y se le daba, y le daban agua (Maria Solorzano, Santa Clara).

Dolores: Infusión de ardor (Tula Paz Saldarriaga, Periquiame).

Purgante: Después nos daba agua de ardor (Flor Hidalia Loor Intriago, Cañaveral).

(Personas de San Isidro y sus comunidades que han aportado sus saberes a esta ficha: María Jama, Cadialitos. Teófilo Wilfrido Velázquez Palacios, Río Mariano Tutumbe. Jaime Zambrano Márquez, Río Mariano en Medio. Ramona Liduvina Salvatierra Rivas, San Isidro. Tula Paz Saldarriaga, Periquiame. María Solórzano, Santa Clara. Maura Esperanza Delgado Macías, Mata de Plátano. Flor Hidalia Loor Intriago, Cañaveral. Nolberto Alejando Zambrano Bermúdez, Río Mariano en Medio. María Lourdes Concepción "Conchita" Andrade Solórzano, San Isidro).

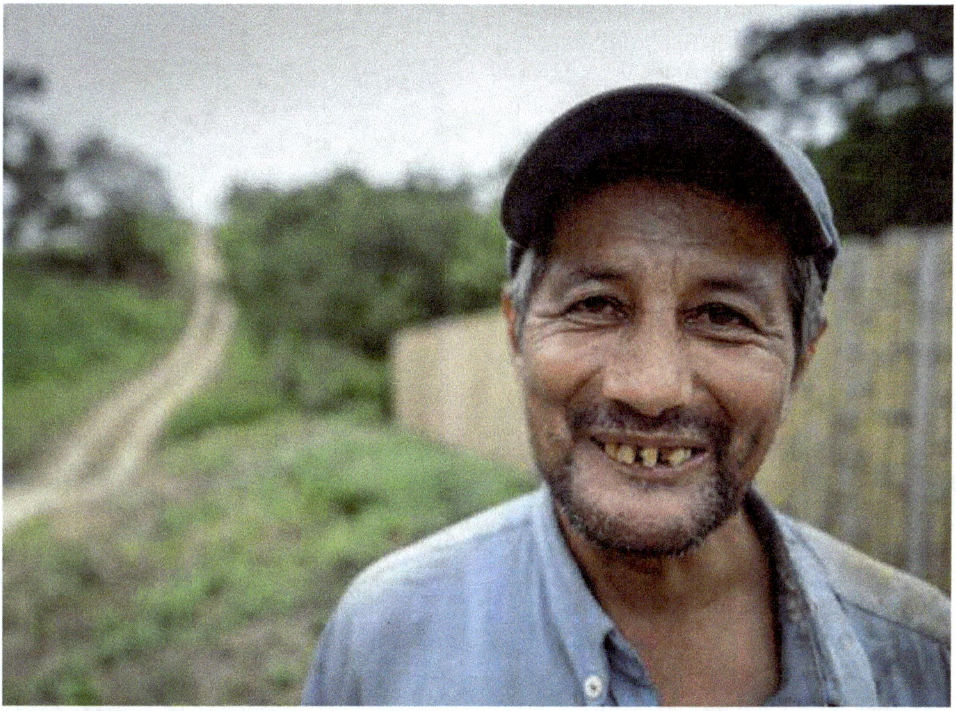

Nuestros rasgos reflejan nuestras luchas: hemos luchado largo y fuerte por salir adelante, por superarnos, por alfabetizarnos, por dar estudio a nuestras hijas e hijos. A ir superando el machismo y el patriarcado ha contribuido mucho el estudio de las jóvenes y la integración activa de la mujer en las Comunidades eclesiales de base.

Cacao

Nombre científico: Theobroma cacao, theobroma bicolor.

Descripción de la planta: Hay variedades en San Isidro, como el cacao morado. Familia Esterculiáceas, Malváceas. De hasta 10 m de altura, tronco leñoso redondo, de 25 cm de grueso, forma una copa densa con hojas simples, alargadas, anchas, puntiagudas, acuminadas, enteras, brillantes, verde-oscuras. Flores amarillas y encarnadas que surgen del mismo tronco. Fruto de tamaño de un melón pequeño, ovalado, amarillo o rojo cuando madura, en forma de almendra, contiene abundantes semillas en su interior, ovaladas, oblongas, comprimidas; estas semillas desecadas, torrefactas y molidas dan el polvo de cacao. Cultivada en muchas fincas y patios de San Isidro.

Partes de la planta que se ocupan: Fruto.

Otros usos: Gastronomía.

Propiedades medicinales generales:

- Analgésica, dolores
- Heridas, cortes, llagas, eczemas, gangrena, granos, quemaduras, úlceras
- Inflamaciones
- Quistes
- Piel protege (crema de cacao)
- Tónica circulatoria
- Tónica del parto, para tener fuerza para dar a luz

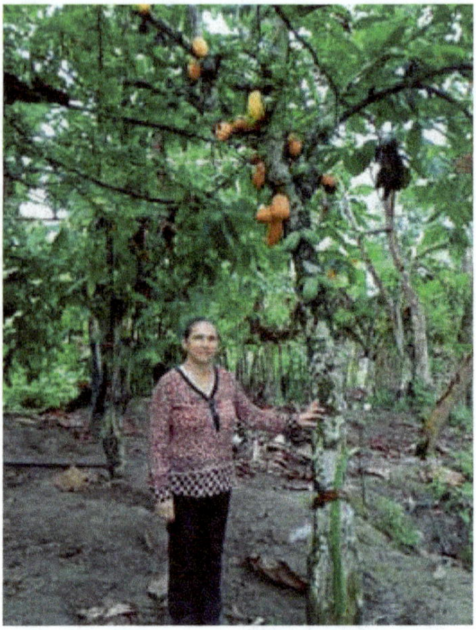

Cacao. Patio de Ana de Jesús Ureta. Piquigua, San Isidro, 15 mayo 2023

RECETAS

Dolor de rodilla y dolores musculares: Hacer una mezcla de cacao con alcanfor y aplicársela (Juana Liria Loor y Pedro Alcívar, Chonta dos).

Gangrena: Un pie podrido, apestaba, una pepa tierna de cacao morado, se hace rallar con todo, primero le lavé los pies, luego el cacao morado tierno rallado con aguardiente alcanfarado y lauretol que es lo que le ponen a las vacas para la hinchazón, las dos van juntas, y ahí se pone a la persona el emplasto, en las dos piernas se pone, esa diabetes da pena, afecta a las coyunturas, los dedos; yo le lavo con el hollín de casa, le meto sal al paciente en la boca, la saliva que sale de su boca se recoge en un recipiente y se mezcla con el hollín de la cocina con leña, y con eso se le lava el pie gangrenado al paciente, con la misma saliva de uno se sana (Virgilio Intriago, San Lorenzo).

Inflamación: Cogíamos un cuy, una mazorca de cacao, la rallábamos y los poníamos en la barriga (Delia María Ormaza Zambrano, San Isidro).

Para tener fuerza para dar a luz: Cuando ya echa de ver que son dolores de dar a luz, tome el chocolate para la fuerza, para el alimento, para que tenga fuerza. Con un caldo de gallina le hacían chocolate, huevo azul para que le apurara los dolores y los pujos hasta que botaran al muchacho (Victoriano Zambrano Saltos y Santa Dolores Marquínez Márquez, Periquiame). Me cogían los dolores, me levantaba, hacía una taza de café, hacía chocolate, yo cogía el cacao, lo tostaba, lo molía y lo hacía bola; cuando ya me daban los dolores, porque yo ya sabía cuándo eran los dolores después que tuve a mi hija mayor, ahí me levantaba a hacer chocolate y me lo tomaba cuando eran los dolores fuertes para dar a luz; por no saber leer es que no sé nada; yo anduve con una señora que era comadre de mi mamá, era de Canuto, me enseñaba, mi abuelita era partera, yo ya estaba grande y mi abuelita me cargaba, era partera reconocida en esta zona, me decía ella: el chocolate se le da a las mujeres cuando van a dar a luz, pero no cuando recién comienzan con los dolores, sino cuando ya echa de ver que son dolores de dar a luz, ahí tome el chocolate para que tenga fuerza, eso es como un secreto (Tula Paz Saldarriaga, Periquiame). No más una taza de chocolate, con panela, unas dos libras de chocolate y unos dos huevos (Agustín Zacarias Mala Miranda y Delia Lara Barre, La Medianía).

Quistes: Primero se ralla el cacao tiernito, de esos que hay aquí moraditos, ya ahí salía como una torta, le echa el alcanfor y se deja serenando en la nevera, ya ahí me lo ponía con un trapito en los quistes (Mercedes Giler Alcívar, Chonta dos).

(Personas de San Isidro y sus comunidades que han aportado sus saberes a esta ficha: Juana Liria Loor y Pedro Alcívar, Chonta dos. Virgilio Intriago, San Lorenzo. Delia María Ormaza Zambrano, San Isidro. Mercedes Giler Alcívar, Chonta dos. Victoriano Zambrano Saltos y Santa Dolores Marquínez Márquez, Periquiame. Tula Paz Saldarriaga, Periquiame. Agustín Zacarías Mala Miranda y Delia Lara Barre, La Medianía. Jorge Burgos y Mercedes Moreira, Cadialitos. José Gualberto Pinargote Vélez, Piquigua).

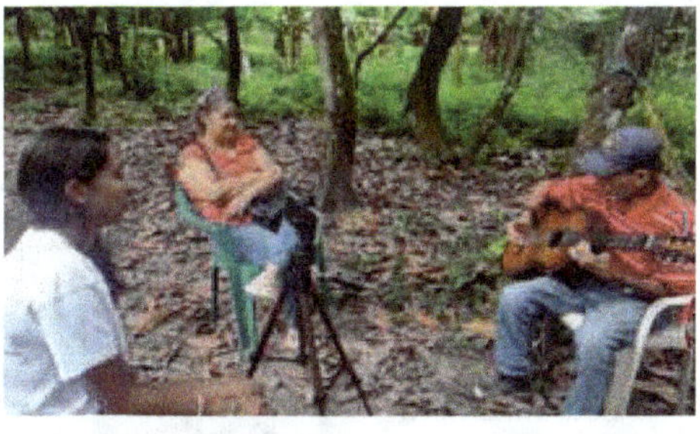

Entrevista a Fulton Valencia, por Nerea Rodríguez, cooperante vasca, en La Industria, julio 2023. Fulton es músico y al final tocó la guitarra; fue el instrumento que marcó las fiestas de nuestros ancestros; ésa era la tecnología antigua en un mundo sin electricidad, sin tocadiscos, ni radios. Las guitarras eran las protagonistas de todo baile, de todo velorio.

Café

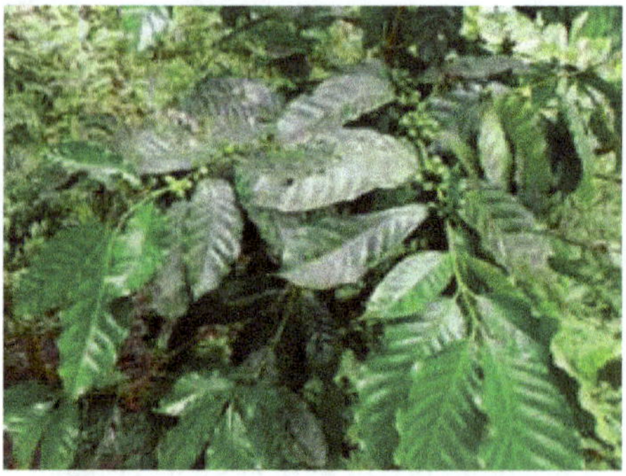

Café. Casa de Vilma Vélez. Piquigua, San Isidro, 4 marzo 2023

Nombre científico: Coffea arabica, robusta y variedades.

Descripción de la planta: Familia: Rubiáceas. Arbusto que mide en San Isidro hasta 3 metros de alto, hojas pecioladas, coriáceas, alargadas, elípticas agudas a acuminadas, de hasta 20 cm de largo, en su axila crecen flores chicas aromáticas de color blanco puro o amarillo verdoso agrupadas en verticilos aparentes, fruto globular semejante a una uva. Cuando está maduro es de color rojo oscuro. Cultivado en muchas fincas de San Isidro. Desde 1970 hasta 1985 aproximadamente, fue un cultivo extensivo y mayoritario en todas las comunidades de San Isidro.

Partes de la planta que se ocupan: Pepitas, hojas, esencia.

Otros usos: Gastronomía, medioambiental.

Propiedades medicinales generales:

- Colerín, cólera
- Cortes, heridas
- Gripe, catarro, resfriado, enfriamientos
- Picadura o mordedura de culebras

RECETAS

Colerín, cólera: Antes le llamaban el colerín, que ahora no le dicen el colerín, sino cólera, pero es el mismo colerín, cuando una persona

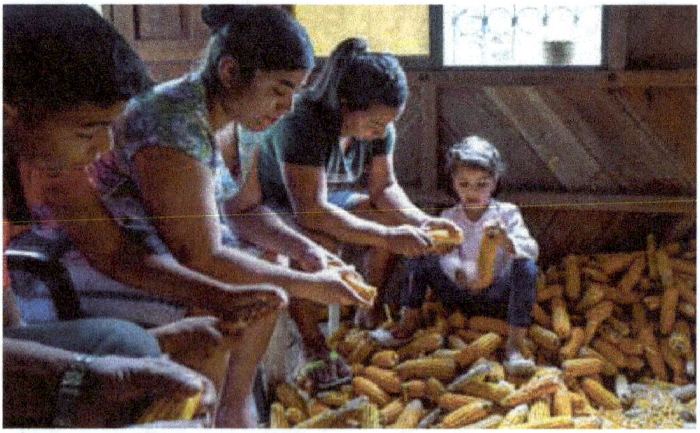

No había electricidad, ni tecnología moderna ¿qué hacíamos tras la merienda los antiguos?, nos sentábamos toda la familia en el suelo y desgranábamos: maíz, higuerilla, piñón, maní, palma; rayábamos la yuca para el desayuno, tejíamos petates y hamacas, a la luz de candiles de kerex. Y después que terminábamos podíamos jugar al florón y tantos juegos que había.

le daba, las personas cogían si había café, unas hojitas de café, pepitas de café, guayaba, ruda, paico, espanto, alcohol de menta, eso le machucaban y eso le daban en una toma a la persona que caía con colerín (Esperanza Bernardina Cevallos Delgado, Mata de Platano).

Cortes, heridas: Le echaban en la herida café molido. O quemaban un papel periódico y le ponían encima para que pare la sangre (Pedro Pablo Párraga, La Felicidad).

Picadura de culebra: Nos daban para la picadura de culebra, la esencia de café, media taza de manteca de chancho y tome. El caucho lo picaban y lo ponían en la mordida de culebra, con eso nos curábamos. Le mordía una culebra en el pie, le ponían cataplasma con sebo, con cenizas, con bastantes cosas y ahí nos daban la esencia del café de mata, le echaban y ahí media taza de manteca de chancho, aliñaban dos, tres, cuatro remedios en uno solo, tome. Así eran los tratamientos (Teófilo Wilfrido Velázquez Palacios, Río Mariano Tutumbe).

(Personas de San Isidro y sus comunidades que han aportado sus saberes a esta ficha: Vicenta Isabel Vélez Chumo, Piquigua. Teófilo Wilfrido Velázquez Palacios, Río Mariano Tutumbe. Esperanza Bernardina Cevallos Delgado, Mata de Plátano. Pedro Pablo Párraga, La Felicidad).

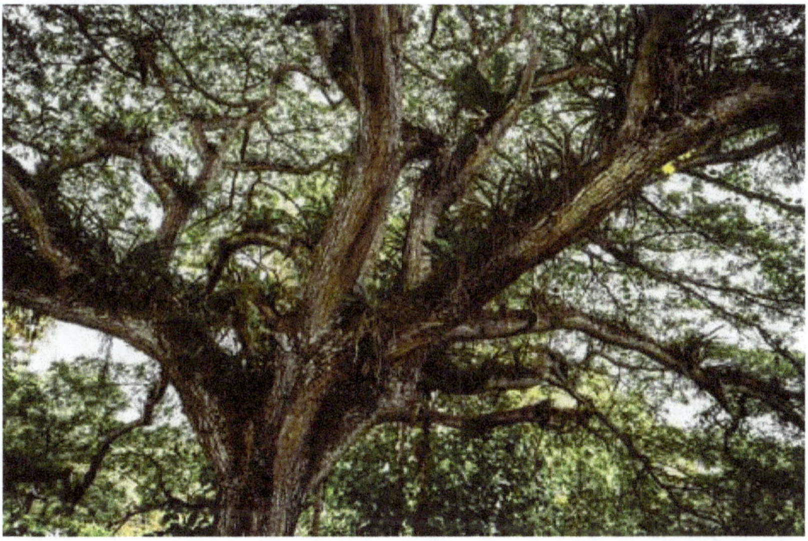

Samango o samán, árbol tradicional, madera buena, semilla que come el ganado cuando escasea la hierba, sombra aceptable. Un objetivo de la Fundación es reforestar con los árboles tradicionales de nuestro entorno, cuidar la sombra en los esteros y quebradas, recuperar lo nuestro.

Canela

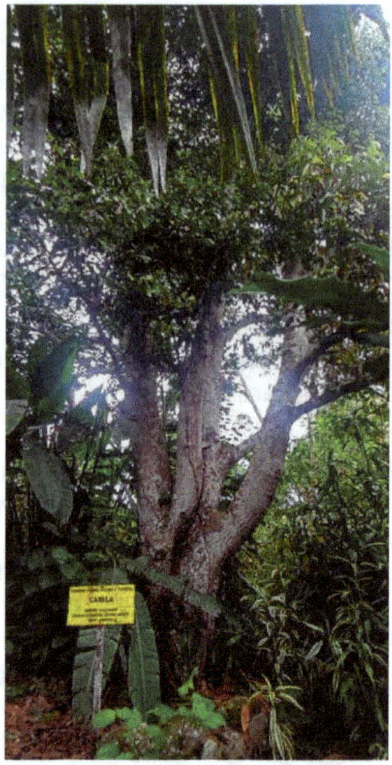

Canela. Jardín Botánico del Vicariato de Puyo. Canelos, Amazonía Ecuatoriana, 4 agosto 2023

Nombre científico: Cinnamomum verum, nectandra sp. y variedades.

Descripción de la planta: Familia: Lauráceas. Árbol siempre verde de diez metros de altura, corteza clara gruesa y rigorosa, hojas ovaladas, flores blanco-amarillentas y frutos en bayas con una sola semilla. Crece en algunas fincas de San Isidro, más en zonas de bosque primario.

Partes de la planta que se ocupan: Corteza interna, ramas pequeñas, aceite esencial.

Otros usos: Gastronomía.

Propiedades medicinales generales:

Analgésica, dolores
Antidiarreica, diarreas
Diabetes, páncreas
Digestiones malas, dolor de barriga
Gripe, catarro, resfriado, enfriamientos
Mareos, náuseas, vértigo, vómito
Mitológica-cultural, limpias, ojeados
Posparto, recaídas, entuertos
Purifica la sangre, chuchaqui

RECETAS

Chuchaqui: Caldo de plátano, huevo, agua de canela y con eso levantaban (Zoila Macrina Pinargote Zambrano, Dominguillo).

Diabetes: Infusión de canela, ponerla como agua diaria para tomar (Ángela Guillermina Ponce Cedeño, La Felicidad).

Dolor de barriga: Hacer agüita de canela y beber (Gloria Isabel Solórzano, La Felicidad).

Gripe, enfriamientos, escalofríos: Un té de hierbaluisa, o de hierbabuena, las hojas de naranjo, la canela (Ovidio Alberto Marquínez García, La Industria).

Ojeados: "Tenle hecho una agüita de canela, un poquito, en cuanto se tome, si no bota la agüita de canela se te salva, si no, no". Y oiga, el niño se toma el agüita de canela y no la vomitó más. No vomitó. El ojo. Así es. Vegetales ponían. Montes (Erasmo Polibio Zambrano Cuzme y Jacinta Betsabé Betancourt Muñoz, Cañaveral).

(Personas de San Isidro y sus comunidades que han aportado sus saberes a esta ficha: Vicenta Isabel Vélez Chumo, Piquigua. Ángela Guillermina Ponce Cedeño, La Felicidad. Ramón Antonio Mera Macías y Modesta Dilma Mera Macías, La Felicidad. Zoila Macrina Pinargote Zambrano, Dominguillo. Raúl Inocencio Vergara Zambrano, Muchique tres. Gloria Isabel Solórzano, La Felicidad. Erasmo Polibio Zambrano Cuzme y Jacinta Betsabé Betancourt Muñoz, Cañaveral. Ovidio Alberto Marquínez García, La Industria. Otilia Mercedes Solórzano Arteaga, El Tormento).

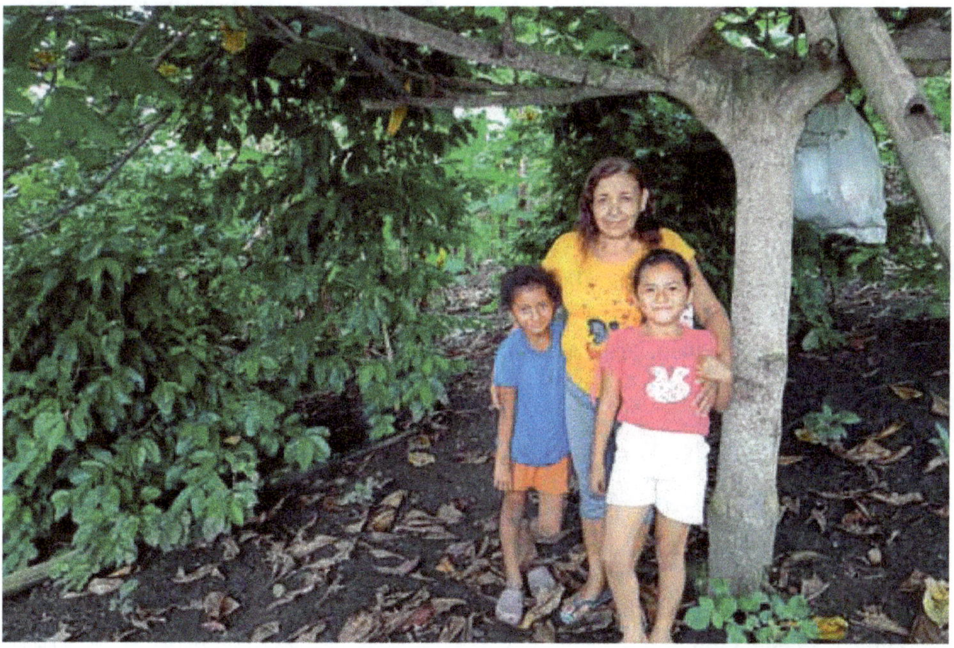

Edita Lucas, de El Zapote, nos ha dado información de congona y eucalipto; los niños, risueños en los cafetales, anuncian un planeta sostenible.

Caña Agria

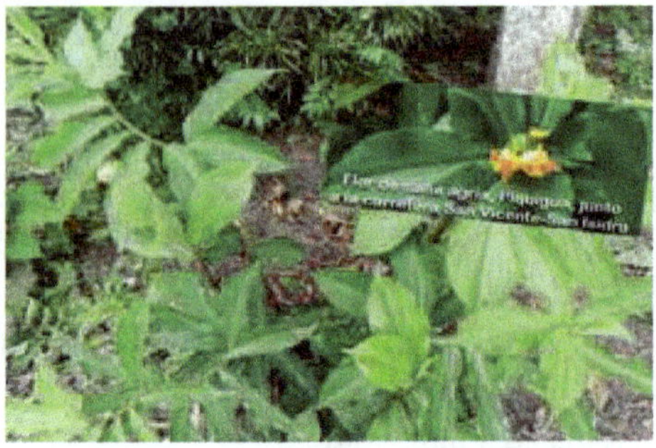

Caña agria, Piquigua, junto a la carretera San Vicente-San Isidro, 11 abril 2023

Nombre científico: Costus scaber, costus spicatus y variedades.

Otros nombres: Zurumbaco o caña de agua.

Descripción de la planta: Hierba de tallos de 1 a 2 metros de altura no ramificados, con anillos articulados y cilíndricos, sus hojas son ovaladas y alargadas y crecen a lo largo de todo el tallo de forma espiral. Las flores se presentan en grandes espigas y tienen una estructura parecida a una hoja de color rojizo, estas flores se pueden apreciar cuando la planta ya es adulta, en su etapa joven solo se van a presentar los tallos con sus hojas verdes. Crece silvestre, donde hay humedad, en caminos, orillas de los esteros y a la sombra de árboles en San Isidro.

Partes de la planta que se ocupan: Tallo y hojas.

Propiedades medicinales generales:

- Cálculos de los riñones, arenillas
- Edemas, próstata, riñón, vejiga, vías urinarias
- Hígado, bazo
- Inflamaciones
- Picadura o mordedura de culebras

RECETAS

Arenillas, cálculos riñón: Tres o cuatro toronjas en la licuadora, se les saca primero la piel y las semillas, le agrego infusión de manzanilla, pelo unos trozos de caña agria, y los agrego a la licuadora, saco el extracto, lo endulzo con la miel de tierra; hay que tomar en ayunas medio vaso cervecero durante nueve días; se descansa nueve días, y otra vez se puede volver a tomar durante nueve días en ayunas el extracto; para salir de las dudas se puede poner los orí
nes en una funda plástica y ahí salen los depósitos de arenillas que usted va botando, se asienta la arenilla; el cálculo no sabe salir entero, de repente le sale entero, pero se va diluyendo, se va disolviendo. (Humberto Esteban Zambrano Paz, Periquiame).

(Personas de San Isidro y sus comunidades que han aportado sus saberes a esta ficha: María Teresa Posligua, La Laguna. Humberto Esteban Zambrano Paz, Periquiame. Ánter Solis, Periquiame. Asdrúbal Zambrano y Brígida Lucas, Piquigua).

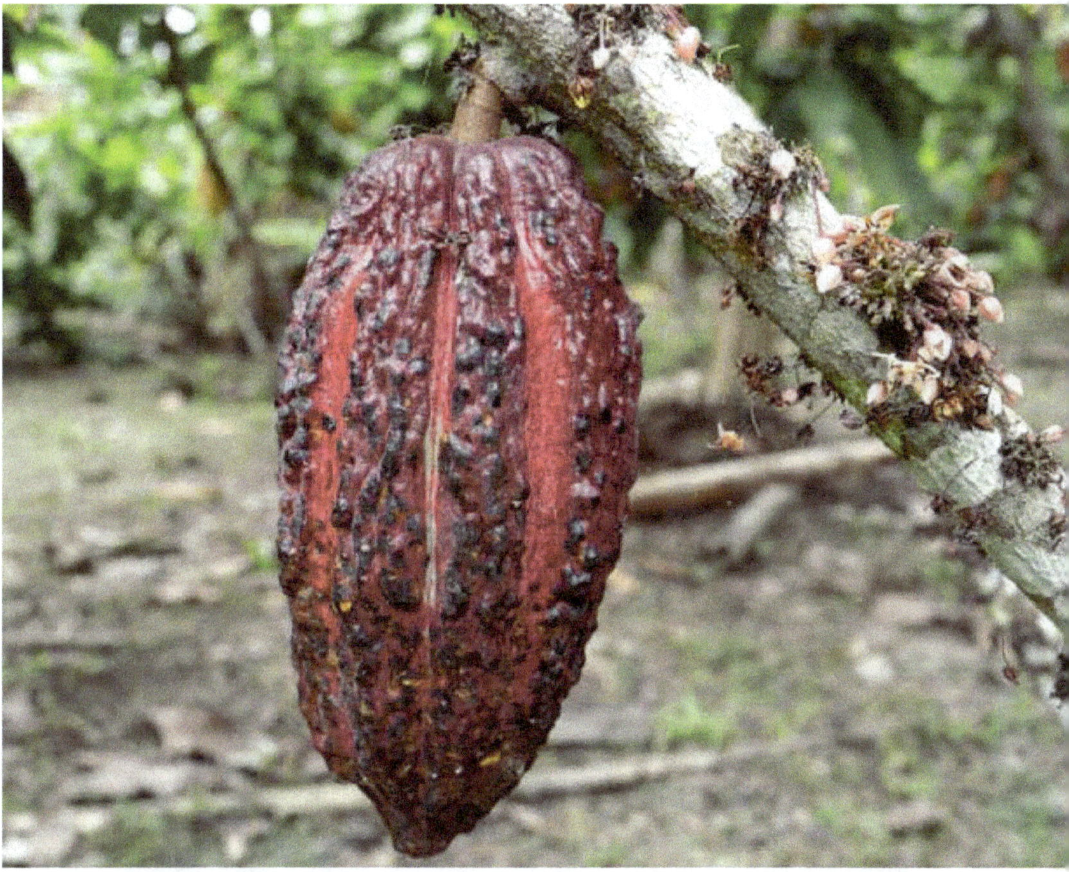

Fruto de cacao, unido en directo al árbol. El cacao ha sido un producto tradicional sanisidrense, sigue siéndolo en parte, antes lo ha sido el café, el caucho, la palma real, la tagua, el piñón, el algodón, la higuerilla. Todos vivíamos de la agricultura anteriormente. Para consumo propio sembrábamos: maíz, yuca, verde, maní, arroz, habichuelas, fréjoles, sandía.

Congona

Nombre científico: Peperomia peltigera, inaequalifolia y variedades.

Descripción de la planta: Familia: Piperáceas. Hasta 75 cm de alta, hojas en verticilos, lamina obovada, subespatulada, con ápice retuso, base acuneada, aroma característico, inflorescencias con espigas terminales, hojas gruesas, carnosas y redondeadas. Cultivada en los patios de las casas de San Isidro.

Partes de la planta que se ocupan: Hojas, tallo, planta

Otros usos: Gastronomía.

Propiedades medicinales generales:

- Analgésica, dolores
- Digestiones malas
- Dolor de muelas y dientes
- Dolor de oídos
- Gripe
- Mitológica-cultural, limpias, ojeados, susto, espanto
- Nervios, estrés, ansiedad
- Ojos infecciones

RECETAS

Dolores gripales: Hacemos gloriado, un té de congona serrana, o tiramos en aguardiente y ahí nos tomamos un traguito (Eulalia Margarita Alcívar Talledo, El Tope).

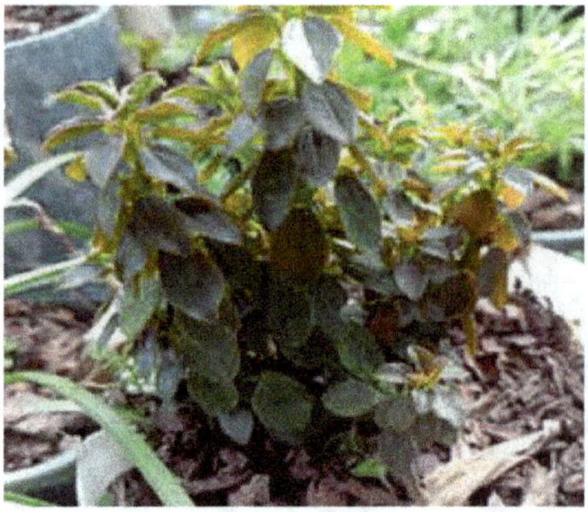

Congona. Comunidad El Progreso, San Isidro, 5 abril 2023

Ojeados: La congona era para los niños: el ojeado, para sobarle en el cuerpito, para darle tomitas... Son buenas sí, las semillas de antes (Delia Maria Ormaza Zambrano, San Isidro). Son plantas originales de aquí de San Isidro, espanto, verbena, ardor, congona, curía, esas plantas las necesito yo para hacer mis pomos de ingredientes para curar al niño que llega, eso es lo que me enseñó mi abuela, lleva agua bendita, lleva currincho -aguardiente-, lleva la congona, lleva la curía, lleva el espanto, verbena, todos estos ingredientes, eso queda aliñado ahí por un largo rato, bastan dos, tres curas que se le pegue. Aquí me ha tocado hasta el ojo seco (Jaime Zambrano Márquez, Río Mariano en Medio). Para curar un ojeado, mi esposo tenía el espanto chiquito, la congona, la ruda, el eucalipto, con currincho lo tenía, era como para aliñar, para tener para un ojeado, usted no más llegaba, lo bañaba, le sobaba un huevito, y el muchacho ya por ahí andaba bueno y sano (Edita Colombia Lucas Quiroz, El Zapote). El monte de chivo, la congona, la ruda, preparaban así en aguardientito y le metían en el aguardiente, le metían los montecitos y eso era la cura, lo chispeaban, lo rociaban, le sobaban un huevito por todo el cuerpo, en las coyunturas, una vez que lo sobaban toditito el cuerpo, llenaban un vaso de agua y pas lo quebraban en el vaso de agua y ahí subía la velazón, si era ojo salía el que lo había ojeado según ellos, los palitos, las velitas esas, salían ahí, era ojo. Y eso le sobaban esa agüita preparada con ese montecito y ya le salía, se componía, sí, era para los ojeados. Y todavía existe el ojo, hay gente que no creen en ese ojo (Ulbio Antonio Moreira Zambrano, El Tope).

Ojos, infecciones: Muelen las hojas de congona y esa agüita le ponen en los ojos, eso le limpia (Nolberto Alejando Zambrano Bermúdez, Río Mariano en Medio).

Susto, espanto: Ellos ¡qué van a desperdiciar ruda, pues!, cogían montes por ahí, que verbena, que no sé qué, que no sé cuánto, eso ponían en pomas, nos curaban con esa congona, nos sacaban el espanto y ya estábamos buenos (Flor Hidalia Loor Intriago, Cañaveral)

(Personas de San Isidro y sus comunidades que han aportado sus saberes a esta ficha: Querida Mejía, Jejenal. José María Hermenegildo Cedeño Mero, La Laguna. Teonilde Eulalia Mendoza Mendoza, La Mocora. Agustín Zambrano-Mariana Solórzano, Mata de Plátano. María Otilia Mendoza, Mata de Plátano. María Artilda Zambrano Alcívar, Nueve de Octubre. Divina Esperanza Vera Vélez y Arcemi Feliciano Intriago Pazmiño, Palmar. Flor Marquínez Marquínez, Palmar. Delia María Ormaza Zambrano, San Isidro. Candelaria Intriago Arteaga, San Lorenzo. Vidal Intriago Arteaga, San Lorenzo. Erasmo Polibio Zambrano Cuzme y Jacinta Betsabé Betancourt Muñoz, Cañaveral. Gilma Belinda Hortensia Muñoz Loor y Ulbio Daniel Mera Macías, Las Margaritas. Flor Hidalia Loor Intriago, Cañaveral. Jaime Zambrano Márquez, Río Mariano en Medio. Edita Colombia Lucas Quiroz, El Zapote. Vilma Vélez, Piquigua. Jorge Burgos y Mercedes Moreira, Cadialitos. Eulalia Margarita Alcívar Talledo, El Tope. Ulbio Antonio Moreira Zambrano, El Tope. Julia Divina Carreño Mejía, La Humedad de Río Mariano. Nolberto Alejando Zambrano Bermúdez, Río Mariano en Medio).

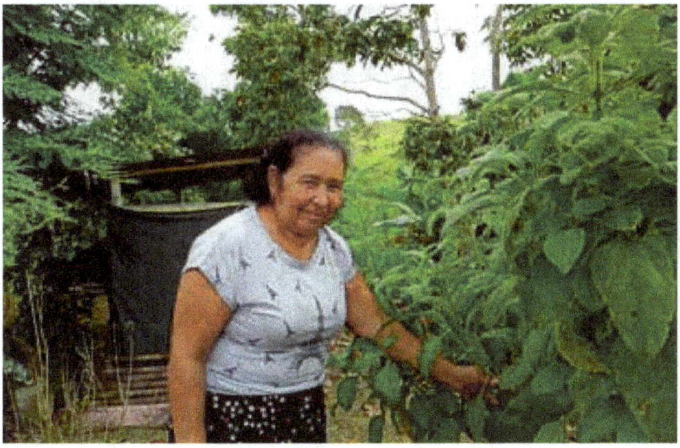

Ketty Muñoz de Las Margaritas. Nos ha dado información de geranio y valeriana. Es una felicidad pasear entre las plantas del patio de la casa, y acostarse sabiendo que el remedio está a mano.

Curía

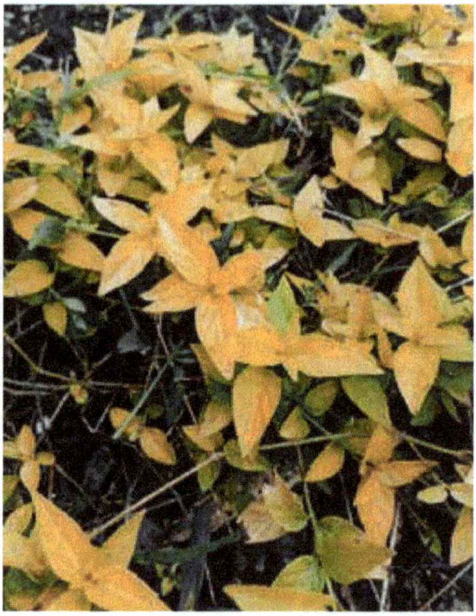

Curía. Huerto medicinal. Finca de la Fundación Raíces y Sueño de San Isidro, 2 marzo 2023

Nombre científico: Justicia pectoralis. Y variedades.

Otros nombres: Hierba de la Trinidad.

Descripción de la planta: Hierba de la familia Acantáceas, de 60 cm con estolones rastreros ascendentes, hojas elípticas, lanceoladas, panícula terminal de flores blancas, lilas o moradas, cultivada en los patios de las casas de San Isidro.

Partes de la planta que se ocupan: La planta.

Otros usos: Una señora me dijo que la sembrara debajo de la escalera porque eso protege mucho mucho su habitación, de las malas energías.

Propiedades medicinales generales:

Protectora de los vivientes de la casa

Mitológica-cultural, limpias, ojeados, susto-espanto

RECETAS

Ojo, mal ojo: Había la curía llamábamos. La ruda. Que espanto, que no sé qué, que congona, que ruda, que mmm. Espanto, todas esas hojitas. Y eso los molían. Con eso, con aguardiente, los hacían así. Echábamos aguardiente y chuta ¿qué más le pondrían? Es que nadie sabía, él era el que curaba pues (Erasmo Polibio Zambrano Cuzme y Jacinta Betsabé Betancourt Muñoz, Cañaveral).

(Personas de San Isidro y sus comunidades que han aportado sus saberes a esta ficha: Candelaria Intriago Arteaga, San Lorenzo. Erasmo Polibio Zambrano Cuzme y Jacinta Betsabé Betancourt Muñoz, Cañaveral. Jaime Zambrano Márquez, Rio Mariano en Medio. Ramona Liduvina Salvatierra Rivas, San Isidro. Mariana del Jesús Muñoz Zambrano, La Uña).

Escoba de monte

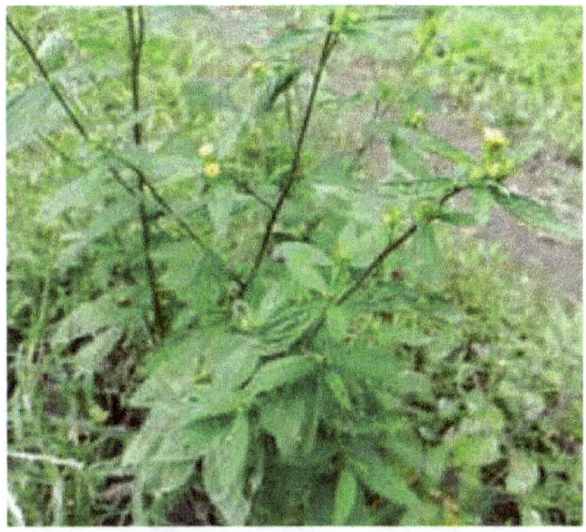

Escoba de monte. Comunidad El Progreso, San Isidro, 5 abril 2023

Nombre científico: Sida acuta.

Descripción de la planta: Familia: Malváceas. Hierba de hasta un metro de alta, hojas alternas, lanceoladas, margen dentado, flores con corolas amarillo-rosadas. Crece en San Isidro en caminos, potreros y fincas.

Partes de la planta que se ocupan: La planta.

Propiedades medicinales generales:

Baños

Hemorragias externas e internas

Heridas, cortes, llagas, eczemas, gangrena, granos, quemaduras, úlceras

Mitológica-cultural, limpias, ojeados

Pasmo, tétanos

RECETAS

Cortes: Si alguien se corta también hago esas suturas, en la sutura solo yodo. De las casas saben traer un emplasto de escoba machacado contra el corte, en antes vino así uno, en el pie se había cortado la vena, y le habían puesto ahí el tapón de escoba de monte. Yo no tengo por qué renegar, porque así acertó a llegar. Centímetro y medio de sutura, pero la vena estaba cortada. Cosí la vena, ahí le destapé y se fue normal (Ana del Jesús Ureta García, Piquigua). Cuando no le plantaba la sangre cuando uno se cortaba, uno cogía un montecito, un cogollito de montecito, cualquiera de la montaña, y lo mascaba, mascadito, y se lo ponía mascadito ahí, eso también era un secreto, se paraba la sangre, porque paraba (Crescencio Hermógenes Acosta Bermúdez, Chonta uno).

(Personas de San Isidro y sus comunidades que han aportado sus saberes a esta ficha: Ana del Jesús Ureta García, Piquigua. Guillermina Solórzano, Mata de Plátano. Vicenta Isabel Vélez Chumo, Piquigua. Crescencio Hermógenes Acosta Bermúdez, Chonta uno).

Espanto pequeño

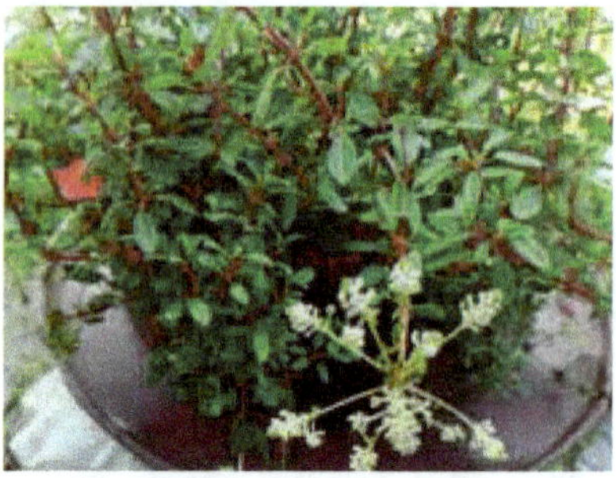

Espanto pequeño. Casa de Vilma Vélez, Piquigua, San Isidro, 4 marzo 2023

Nombre científico: Algunos la datan como thunbergia alata, otros la datan como peperomia graveolens e inaequalifolia.

Descripción de la planta: Hay espanto de distintas clases, el chiquito, el grande, hay uno que le dicen el culantrillo. Hay el espanto de hoja redonda, que es la planta de valeriana. Cultivada en los patios de muchas casas de San Isidro.

Partes de la planta que se ocupan: Ramas y hojas.

Propiedades medicinales generales:

Analgésica, dolores, dolor de barriga
Antidiarreica, diarreas
Cólera, colerín
Gases, cólicos y calambres intestinales, espasmos
Mitológica-cultural, limpias, ojeados, susto-espanto
Pasmo, tétanos, mal de los siete días
Tónica

RECETAS

Diarrea: Cojo la planta de espanto, pongo una agüita y ahí la echo en la agüita, ahí ya está hecha, una se la toma (María Jama, Cadialitos).

Ojo, mal ojo: Primero les preparo, les sobo un huevo con mentol, con otra pomadita, se santiguan y así se le va sobando todo el cuerpito. Ahí se rompe el huevo en un vaso, y si es ojo el huevo sale floreado, con bastante ojito ahí se le ve, y uno ya tiene ahí la fe de que es ojo. En un botellón con aguardiente le ponemos espanto con agua bendita, colonia caballito, agua florida, ruda de gallinazo, ruda de castilla, la escoba, el cojojo, el ovo, y los espantos que uno quiere desmigajar y poner, y se le soba a la criaturita, se le hace tres días seguidos la cura, y si es ojo ya está buena. También se coge del mismo espanto, se machuca, se le da dos cucharaditas de esencia y se le da con una dolorína o una mejoral, que ahora ya no se consiguen, ya son otra clase de pastillas. Con eso yo he salvado como a cinco niños muertos que ya estaban. A un nieto mío lo trajeron desahuciado. Su papá, cuantas más cosas le daba, más grave se ponía: mami, yo ya no tengo vida con este niño. Lo cogí a esa hora de la madrugada, busqué ruda de gallinazo, de castilla, y le voy pegando una sobeteada. Primero prendí candela y calenté los montecitos, le pegué una santiguada y lo sobeteé. El niño amaneció bueno y sano, al otro día. Le dije

Espanto grande

al papá, vete a curar al niño de ojo, pero para siempre, para que no te lo ojeen más, y así fue, el padre cogió al niño, y aquí hay otro señor que cura ojo para que no los ojeen más, D. Ramón Marcos, y lo llevó, el niño ha estado ojeado, pero ya no tiene, está delicadito porque ha estado enfermo, pero ya no tiene nada más que debilidad, lo salvé al Fabián. Se reza un padrenuestro cuando curó ojeados, lo santiguó al niño, lo curó y al día siguiente ya viene que está mejor (Vicenta Isabel Vélez Chumo, Piquigua). El ojeado se cura con montes caseros, espantitos se llaman esos montes, y el agua bendita. Le pasan primero el huevo para ver si es ojeado. Ya de ahí uno le prepara la cura, y lo cura, ya se compone (Antonia Crisálida Valdez, Río Mariano en Medio).

Ojo, mal ojo: Cuando mi tía Enriqueta Salvatierra era más joven, como de mi edad de ahora, me dijo que me iba a enseñar a curar ojeados. Yo tenía bastantes niños, y siempre pasaba acá donde mi tía Enriqueta, y me decía: venga para enseñarle a curar ojeados. De allí me enseñó cómo se puede poner el monte para que no se le pudra, meterlo en aguardiente. Entonces por ahí yo curo ojeados. Siempre me gusta tener el espanto porque a mi tía Enriqueta le gustaba siempre tener en pomos ese espanto como para tenerlo fortalecido y que el aguardiente le vaya sacando la esencia. Ella tenía el espanto pequeño y el grande, la valeriana, y otros ingredientes, si había ruda también le ponía, la albahaca, la

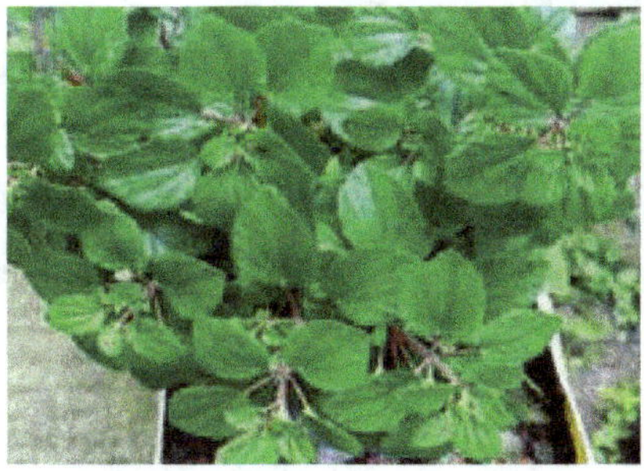

Espanto grande. Casa de Vilma Vélez, Piquigua, San Isidro, 4 marzo 2023

curía, la congona, el espanto blanco, la valeriana, agua del Carmen, agua bendita, una mejoral, le pone para que esté fermentado, el alcohol le va sacando la esencia, está fermentándose. Le paso huevo primero, para dar una indicación de que está ojeado, con el huevo digo la oración y le sobo los montes con el huevo, rompo el huevo, lo miro en vasito de cristal y ahí se ve si está ojeado o no. No dura ni tres horas cuando el enfermo ya cambia, hay una mejoría, esto es de verasmente si le ha hecho bien, no es preciso esperar a mañana, el niño se levanta e incluso le da ánimo de comer, o de correr o de reírse, algo, se ve señas de cuando uno ha puesto la mano ahí. Después de pasarle el huevo, usted le pasa los montes frescos mojados en el extracto que está en aguardiente, le va haciendo una cruz en todas las coyunturas, en la vista, en el ombligo, yo no lo baño entero, a mí no me gusta que me bañen entera, yo me acuerdo de mi tía Enriqueta y de su hija Santita, ella siempre venía aquí; como ya me quedé viuda ella venía aquí, y a veces yo estaba en-

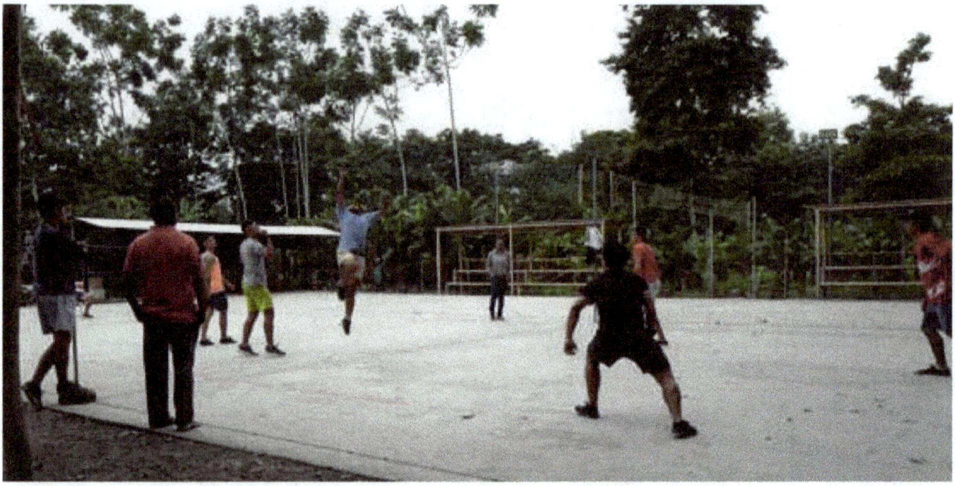

El indor, el voley, el fútbol, han sido siempre nuestros juegos más apetecidos. Cierto que si no apostamos, jugamos medio desganados. Y el peligro siempre está en que después del juego nos vamos de tragos, llegamos tarde a casa, y ni sabemos cómo llegamos.

ferma con dolor de cabeza. Oye, decía, trae acá para curarte, pero a ella le gustaba bañarme, ayyy, gritaba yo, porque ella me mojaba toda la cabeza: No me bañes que tengo frío, estaba con calentura. Santa, me he quedado hediondísima a ese monte. Mi tía Enriqueta también le ponía ajo a ese aguardiente, es una receta completa, y eso no se abomba, eso puede estar ahí años, ya no tengo extracto, ahora días se me terminó, un curioso estaba curando a un nieto, y vino aquí mi nuera, y le dije: Yo la verdad no quiero meter mano de ese niño me da pena, porque el niño cuando está ojeado está con los ojos como que tiene sueño, que no quiere ni abrir los ojos. Le digo: Voy a meter mano, pero voy a rebajar a ese otro médico. No importa que me lo rebajes, no importa, pero es que mi hijo no quiere dormir, no quiere estar botado por ahí, solo quiere estar en brazos. Bueno, lo voy a curar, y al señor que lo curó le voy a decir que me lo he rebajado, pero no porque estoy quitando pacientes a otra persona. Entonces le curé, le cuento, el niño se quedó dormido como dos horas, me fui a la iglesia, a la misa, y cuando vine esa criatura quería hasta comer, yo cuando pongo mano es que ahí mismo se ve al ojeado (Ramona Liduvina Salvatierra Rivas, San Isidro). El mal de ojo es cuando a uno lo ojean, se cura con la planta de espanto; ese espanto se maja, se pone, se frota. Los síntomas de mal de ojo es que los niños sienten malestar, sienten fiebre, diarrea (Gloria Idelina Márquez Napa, Río Mariano en Medio). El ojeado también curo, con el espanto pues, ahí se le pone este eh aguardiente pues. Aquí una señora el año pasado vino, se llama Grety Mite, dice: señora, me han ojeado; yo le digo: venga para curarla; le salió enseguida. Yo sé pues cuando la persona está ojeada, la persona tiene fiebre, arroja, le duele bastante el cuerpo y la cabeza. Y se le soba un huevo, se le pone la cabecita en la mollerita sea a usted o al niño. Cuando están ojeados toman harta agua, bastante (Rosa Julia Chila Jama, La Industria). El ojo lo curan con monte de ojo, espanto, con ese espanto es que curan el ojo, con aguardiente, y le pasan, le soban el huevo; con saliva también saben curar, así dicen que le hacen una cruz en la frente con saliva (Víctor Manuel Reyes Arteaga, Palmar). Yo más de las veces me ojean, sí, yo soy blandito para ese ojo, me ojean porque me ojean, me tumban es, yo mismo curo pues, me sobo una postura y ya, ya me sale, no más me curo con unas plantitas, con ruda, así, con monte de ojos no más me curo, los espantos, la ruda (Antonio Crispín Moreira Alcívar, Chonta uno).

Ojo seco: El ojo seco es cuando la persona, póngale usted está bella, está hermosa, está robusta, pero cuando ya le cae el primero, se le hace un ojo aguado. Usted no se cura, se pasa el huevito o cualquier cosa, ya le pasó. Pero después, al mes, a los dos, tres meses usted siente un escalofrío, una fiebre lenta, un sueño que quiere estar... estamos aquí conversando y usted está que se duerme. Se le pone la cabeza caliente, se le ponen los pies friecitos. Ese es el tal mentado ojo seco. También lo curamos con el mismo, el mismo ingrediente si no que se lleva otros montes más incluidos ahí. El ojo seco les da a todos, vea, yo aquí he curado mayores de 30, de 40 años. Empieza y le crece un pie. Sí, le crece un pie. Les hago una limpia, un baño. Un baño todo el cuerpo completo. Tienen que permanecer con ese baño por lo menos tres días que se cura y después de tres días se esperan dos días más para que se haga el baño y de ahí para allá ya (Jaime Zambrano Márquez, Río Mariano en Medio).

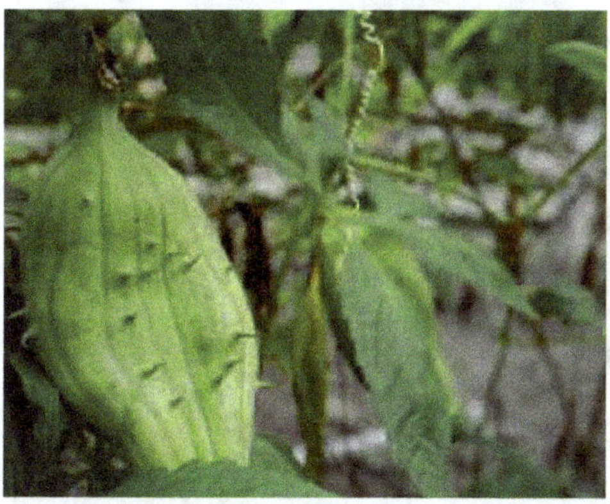

Achocha. La gastronomía manaba la incluye sí o sí. La yuca, el verde, el maní, constituyen la base de nuestra alimentación, junto con el arroz. Antes los granos, habichuelas, frejoles, el haba manabita. Y las frutas.

Pasmo, mal de los siete días: Agüita de espanto y se le daba a tomar (Vicenta Isabel Vélez Chumo -historia de vida-, Piquigua)

(Personas de San Isidro y sus comunidades que han aportado sus saberes a esta ficha: Bella Ángela Farías Paladines, Cinco de Junio. Jorge Burgos y Mercedes Moreira, Cadialitos. Simón Bolívar Vergara Ortiz, Cadialitos. Ramón Vera-Freya-Beki-Abel, Chonta dos. Antonio Vera, La Felicidad. Ángela Guillermina Ponce Cedeño, La Felicidad. José María Hermenegildo Cedeño Mero, La Laguna. Elvia Edita Piloso Chila, La Providencia. Agustín Zambrano-Mariana Solórzano, Mata de Plátano. Amira Cayetana Delgado, Mata de Plátano. Guillermina Solórzano, Mata de Plátano. Juana Evangelina Zambrano Zambrano, Mata de Plátano. María Otilia Mendoza, Mata de Plátano. Francisca Giler, Muchique dos. María Artilda Zambrano Alcívar, Nueve de Octubre. Flor Marquínez Marquínez, Palmar. Darío Mendoza, Pechichal. Asdrúbal Zambrano y Brígida Lucas, Piquigua. Holanda Napa, Piquigua. Manuel Baltasar Loor Saldarriaga, Piquigua. Luisa Chila, Río Grande. Candelaria Intriago Arteaga, San Lorenzo. Vidal Intriago Arteaga, San Lorenzo. Jacinto

Humberto Chumo Saldarriaga y Rosa Elvia Valencia Chila, El Zapote. Erasmo Polibio Zambrano Cuzme y Jacinta Betsabé Betancourt Muñoz, Cañaveral. Flor Hidalia Loor Intriago, Cañaveral. Victoria Zambrano, Río Mariano en Medio. Antonia Crisálida Valdez, Río Mariano en Medio. Jaime Zambrano Márquez, Río Mariano en Medio. Agustina Guillermina Zambrano Bermúdez, Río Mariano en Medio. Gilma Belinda Hortensia Muñoz Loor y Ulbio Daniel Mera Macías, Las Margaritas. Edita Colombia Lucas Quiroz, El Zapote. Agustina Basurto de Piquigua. Vilma Vélez, Piquigua. Ana del Jesús Ureta García, Piquigua. Rosa Colombia Castro, San Lorenzo. Ánter Solis, Periquiame. Vicenta Isabel Vélez Chumo, Piquigua. Ramona Liduvina Salvatierra Rivas, San Isidro. Genaro Figueroa y María Domínguez, La Chicha. Alida Ondina Farías Solís, Piquigua. Eufrasia Sinforosa Cusme Cusme, Bijahual. María Jama, Cadialitos. Esperanza Bernardina Cevallos Delgado, Mata de Plátano. Ana Floridalba Cedeño Zambrano, El Tope. Mariana del Jesús Muñoz Zambrano, La Uña. Benilda Beneranda Santander Saldarriaga, Piquigua. Gregoria de Jesús Párraga Chávez, La Humedad de Río Mariano. Carmen Mariana Bermúdez Ortiz, Piquigua. Italia Margarita Valencia Intriago, El Zapote. Gloria Idelina Márquez Napa, Río Mariano en Medio. Rosa Julia Chila Jama, La Industria. Margarita Monserrate Talledo Miranda, El Tope. Líbida Trinidad Moreira Vega, Chonta uno. Antonio Crispín Moreira Alcívar, Chonta uno. Julia Divina Carreño Mejía, La Humedad de Río Mariano. Víctor Manuel Reyes Arteaga, Palmar).

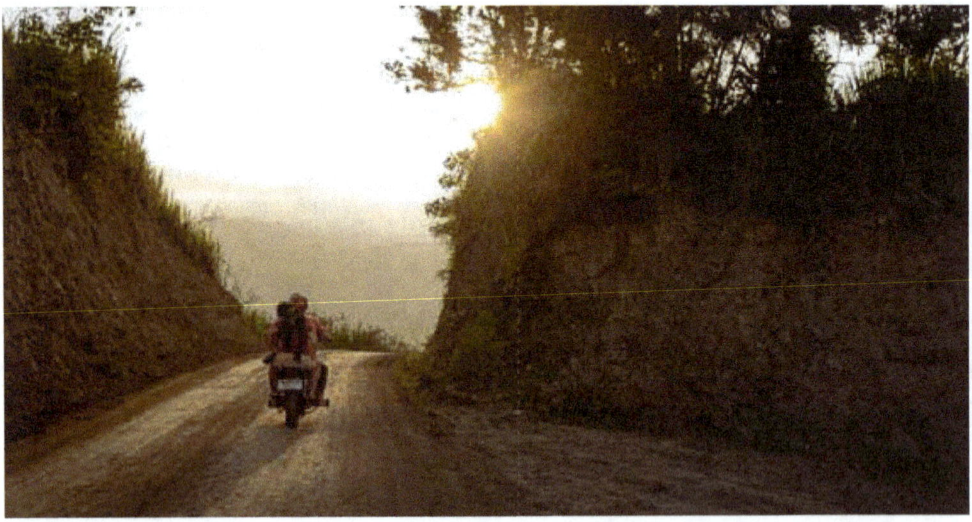

Una maravilla de paisaje. San Isidro era tradicionalmente un pueblo lleno de mulares, caballos y burros, sobre todo los días de mercado; donde ahora hay 200 motos aparcadas, había antes 200 animales esperando con paciencia que el dueño termine sus compras y regrese a casa.

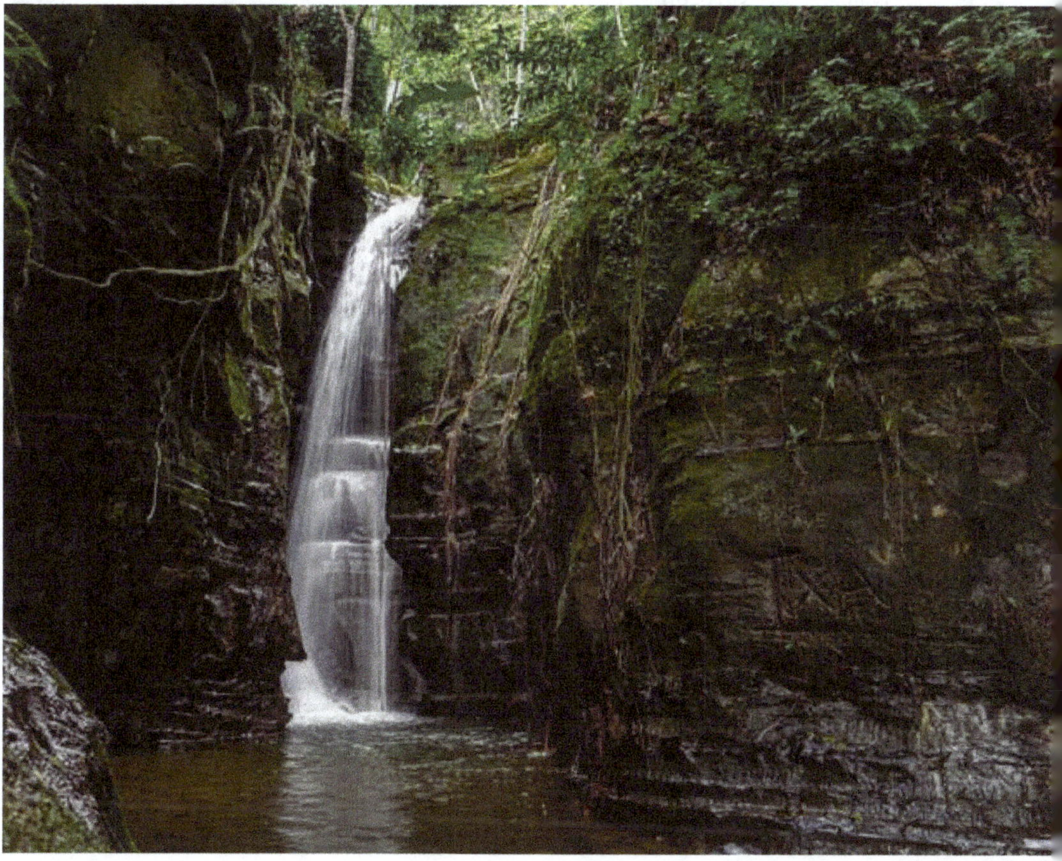

Cascada del río Cangrejo. En la Fundación nos preparamos con el Curso de Guías locales de turismo para acompañar a los que nos visitan y enseñarles nuestras maravillas. Reconociendo que la maravilla principal es nuestra gente: se hace querer, te llega al corazón.

Geranio

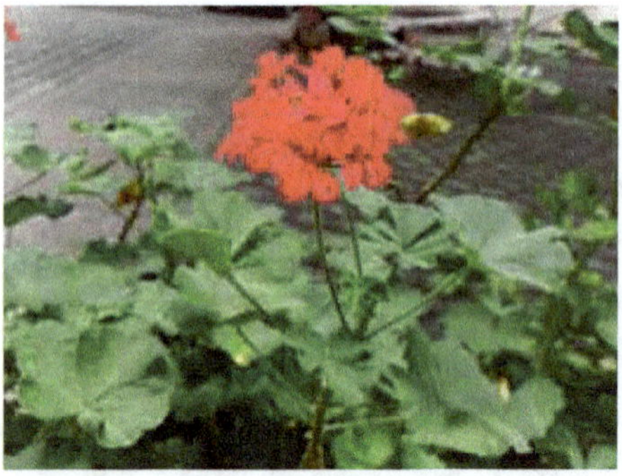

Geranio. Casa de retiros Hermanas Oblatas, Montecristi, Manabí, 20 marzo 2023

Nombre científico: Geranium sp., pelargonium sp. y variedades.

Otros nombres: Esencia de rosa, toronjil de castilla, malva olorosa: son especies diferentes, todas tienen las mismas propiedades medicinales.

Descripción de la planta: El género Geranium es una planta perenne, erguida, totalmente pubescente que crece entre 30 y 50 cm, hojas profundamente divididas y cada sección es hendida y denticulada. Las flores son de un color morado pálido o rosado, los pétalos con venas y lanudos en la base. Los Pelargonium son perennes, crecen hasta un metro de altura y son similares en apariencia al Geranium. Las especies diferentes de Pelargonium tienen aromas diferentes (malva olorosa, esencia de rosa) que facilitan la distinción de las plantas. Cultivados en patios y muchas casas de San Isidro.

Partes de la planta que se ocupan: Hojas, flores.

Propiedades medicinales generales:

- Analgésica
- Dolor de oídos
- Hemorragias externas e internas
- Heridas, cortes, llagas, eczemas, gangrena, granos, quemaduras, úlceras

RECETAS

Dolor de oídos: Se calienta la hojita de geranio y se la pone al oído. O se estruja una hoja de geranio y se instilan unas gotitas en el oído (varias personas).

Hemorragia de muelas: Cuando se saca la muela y se va a la casa, y sangra, se machuca la hoja de geranio, se saca el juguito, extracto, y se lo pone en la herida, y la tapa con un algodón y es basta (Ana del Jesús Ureta García, Piquigua).

(Personas de San Isidro y sus comunidades que han aportado sus saberes a esta ficha: Vilma Vélez, Piquigua. Ana del Jesús Ureta García, Piquigua. Rosa Colombia Castro, San Lorenzo. Ketty Genith Muñoz Loor, Las Margaritas. Ramona Liduvina Salvatierra Rivas, San Isidro).

Guanábana

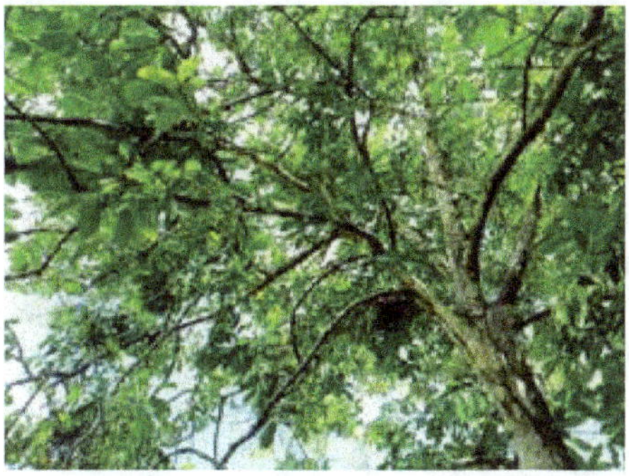

Guanábano. Finca de la Fundación Raíces y Sueños de San Isidro, 19 marzo 2023

Nombre científico: Annona muricata.

Descripción de la planta: Familia: Anonáceas. Árbol de 6 a 12 metros de alto, hojas alternas, elípticas, de hasta 15 cm de largas, flores solitarias, terminales, verde-amarillentas, fruto grande, carnoso, comestible, verde, elipsoidal, hasta 30 cm de largo, cubierto con protuberancias, pulpa blanca con grandes semillas marrones. Crece en bosques, fincas, caminos y casas de San Isidro.

Partes de la planta que se ocupan: Fruto, hojas.

Otros usos: Gastronomía, el fruto maduro se consume como fruta apreciada, también en refrescos, dulces, helados, mermeladas, etc., su madera se usa como leña.

Propiedades medicinales generales:

Ácido úrico, artritis, artrosis, dolor de huesos, reumatismo
Analgésica, dolores
Cáncer, tumores
Colesterol
Cortes, heridas
Diabetes, páncreas
Digestiones malas
Gripe, catarro, resfriado, enfriamientos
Inflamaciones
Inmunidad, defensas aumenta
Parto ayuda, nacimiento acelera

RECETAS

Cáncer: El guanábano es buenísimo para el cáncer, tanto la hoja, con la que se hace agüitas para tomar a diario, como la fruta para comerla (Ángela Guillermina Ponce Cedeño, La Felicidad. Rosario Margarita Marcilllo, Muchique dos). En tecito, la hojita de guanábana cura el cáncer y diferentes enfermedades. Uno coge, bebe los tecitos de eso (Mercy Janeth Cedeño Párraga, Muchique uno). La fruta de guanábana es muy buena para el cáncer, se come purita (Plutarco Jónez Solís Ureta y Holanda Napa, Piquigua).

Cáncer de próstata: Comer guanábana. También hervir la cáscara o la hoja de guanábana y tomar por agua de tiempo (Bella Esperanza Pazmiño Zambrano y Edgar Osmán Castro Cevallos, Cinco de Junio).

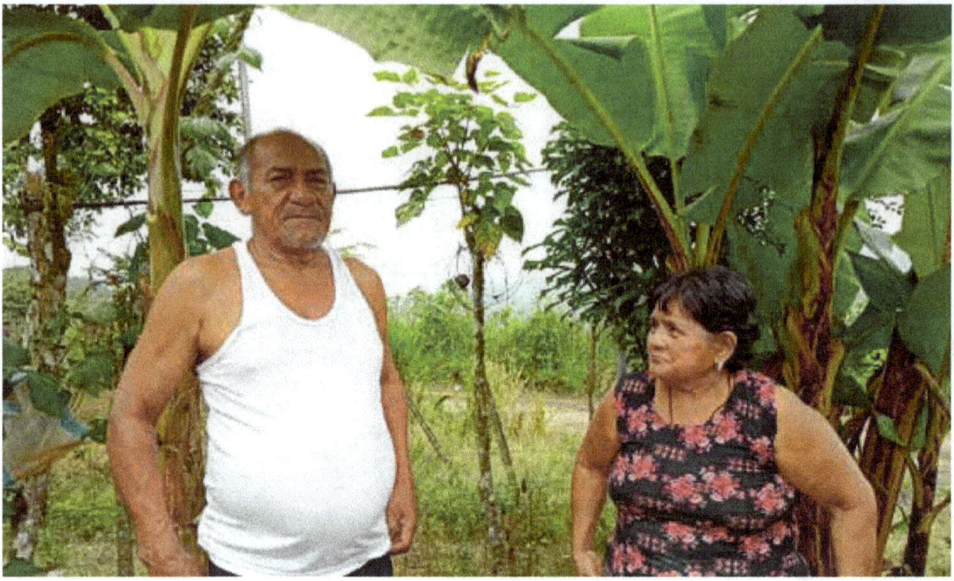

Enrique Reyes y Maruja Arteaga, de El Palmar, nos han dado información de orégano y sábila; los montubios somos gente amigable, acogedora, amantes de la tierra, enganchados a nuestras tradiciones.

Colesterol: Beber gloriado de hojas de guanábana como agua de tiempo (Antonio Eriberto Mera Rosales, El Relleno).

Defensas mejora, inmunidad: La fruta de guanábana es muy buena para la inmunidad, para todo el organismo, para que a uno no le peguen tantas enfermedades y tenga mejores defensas, para prevenir, comiendo la pura fruta (Plutarco Jónez Solís Ureta y Holanda Napa, Piquigua).

Diabetes: Beber gloriado de hojas de guanábana como agua de tiempo (Antonio Eriberto Mera Rosales, El Relleno).

Dolor de huesos: Se ponen en la parte afectada hojas de guanábana, por capitas, por planchas (Gloria Isabel Solórzano, La Felicidad).

Gripe, resfriado: Guanábana con anona, y la hoja de naranja, en té, dejaban hervido aparte para ir tomando, y se mete la olla hirviendo en la cama para sudar y entrar en calor, haciendo vaporizaciones para sacar el frío (Rosa Colombia Castro, San Lorenzo). "Hazte un vaho, dice, un agua con mamey, café y esa guanábana"; él hirvió esa agua, se arropó con una colcha y que sudara ahí bastante, y con eso se compuso él (Dolores Vicenta Párraga Zambrano, Muchique uno). La hoja de guanábano vale para hacer vahos cuando uno está con la gripe, la hojita se hierve y se coge ese vaho, con una toalla se tapa uno la cabeza y respira el vapor de la hoja de guanábana; y esa misma agüita uno la toma para la gripe; se hacen baños también con la hoja, todo el cuerpo, se hace con la hoja del guanábano, la hoja de limón, de naranja, la guayaba y el achiote, las 5 clases de hojas se mezclan, se hierven y se baña cuando hay mucha gripe, para esas gripes malas que a veces no salen, y tomar muchas pastillas es malo (Plutarco Jónez Solís Ureta y Holanda Napa, Piquigua).

Para acelerar el parto: Siempre he atendido aquí a la señora Dolores Cedeño, cuando estaba dando a luz. Yo la antedí con esa hoja de higuerilla, hoja de guanábano, esos eran mis baños para que ella diera a luz, y yo lo que le daba era una toma de guanábano para que rápido arrojara la criatura (Delia María Ormaza Zambrano, San Isidro).

Piernas hinchadas: Hervir la hoja de guanábana, entibiar y ponérsela en las piernas, ya no aguantaba a caminar, las piernas hinchadísimas, rojitas (Jorge Burgos y Mercedes Moreira, Cadialitos).

(Personas de San Isidro y sus comunidades que han aportado sus saberes a esta ficha: Ángela Guillermina Ponce Cedeño, La Felicidad. Rosario Margarita Marcillo, Muchique dos. Mercy Janeth Cedeño Párraga, Muchique uno. Bella Esperanza Pazmiño Zambrano y Edgar Osmán Castro Cevallos, Cinco de Junio. Jorge Burgos y Mercedes Moreira, Cadialitos. Ramona Esperanza Véliz Acosta, Dominguillo. Úrsula Vásquez, Palmar. Gloria Isabel Solórzano, La Felicidad. Ramona Liduvina Salvatierra Rivas, San Isidro. Simón Bolívar Vergara Ortiz, Cadialitos. Rosa Colombia Castro, San Lorenzo. Delia María Ormaza Zambrano, San Isidro. Dolores Vicenta Párraga Zambrano, Muchique uno. Teresa Trinidad Talledo Miranda, El Tope. Plutarco Jónez Solís Ureta y Holanda Napa, Piquigua. Antonio Eriberto Mera Rosales, El Relleno).

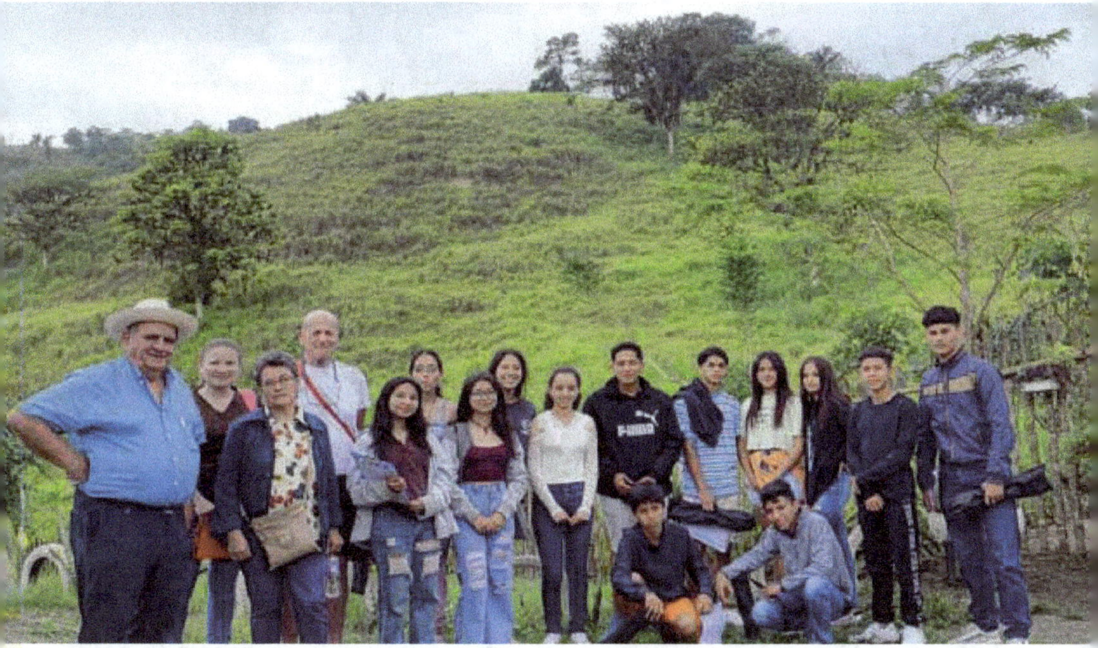

Equipo de entrevistas en la Humedad de Río Mariano. La integración de los jóvenes incluye una preparación práctica en la igualdad y en la lucha contra el machismo manabita, que ha sido tradicional en nuestro medio.

Guayaba

Nombre científico: Psidium guajava.

Descripción de la planta: Árbol de hasta 5 metros de alto. Tallo y hojas con puntos glandulares. Hojas opuestas, pecioladas, elípticas, margen entero, ápice agudo. Flor axilar. Corola blanca. El fruto es una baya amarilla. Cultivado en fincas y patios de San Isidro, crece también por caminos y orillas de los esteros.

Partes de la planta que se ocupan: Fruto, hojas, corteza.

Otros usos: Gastronomía. Tiene vitaminas.

Propiedades medicinales generales:

Anemia, debilidad
Antidiarreica, diarreas
Colerín, cólera
Covid 19, fiebre
Diabetes, páncreas
Espasmos, calambres, cólicos
Estómago dañado
Limpia la sangre
Posparto
Presión arterial
Tos, bronquitis

RECETAS

Anemia, debilidad: Se licua con leche una guayaba o dos (Gloria Cedeño Delgado, Santa Clara).

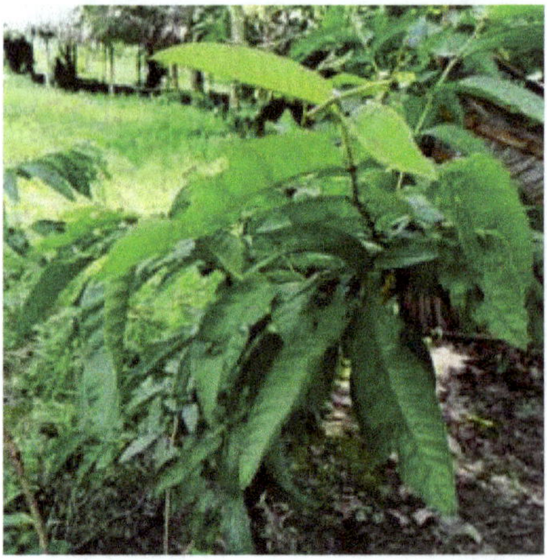

Guayaba. Finca de la Fundación Raíces y Sueños de San Isidro, 19 marzo 2023

Aumenta las defensas: Una infusión de hoja de guayaba en forma de té con clavo dulce, de cocinar (Gloria Cedeño Delgado, Santa Clara).

Covid 19: La hoja de la guayaba sirve para hacer agüitas para esa gripe que andaba cuando vino la pandemia, con agüita de eso aquí nosotros pasábamos, no nos dio el Covid (Plutarco Jónez Solís Ureta y Holanda Napa, Piquigua).

Diabetes: Cojo un litro de agua, lo pongo a hervir, lavo cuatro, cinco hojitas de guayaba y las meto en mi jarra, y de eso estoy tomando agüita como si yo estuviera tomando agua de un bote. Es el agua que yo tomo, una agüita de guayaba (Úrsula Vásquez, Palmar).

Diarrea: Antes a mis hijos les hacía agua de la pepa de la guayaba cuando me les daba diarrea (Gualberta Cagua Obando, Chimborazo. Delia María Ormaza Zambrano, San Isidro). Con cogollitos de guayaba se hace un agua y se toma, es buenísimo eso. Una noche yo estaba con una diarrea que no me plantaba, era minuto a minuto al baño. No sé cómo me acordé, le digo: vaya y búsqueme unas hojitas de guayaba para hacerme un agua, y se fue allá arriba a la loma a buscar, estaba un palito aquí cerquita. Se fue y me trajo tres cogollitos, me hice un agua y fue como con la mano, me plantó (Ramón Antonio Mera Macías y Modesta Dilma Mera Macias, La Felicidad). La pepa de guayaba se parte por la mitad, se pone a hervir 5 minutos y se toma tibio. Se le puede añadir unas tres hojas de guayaba (Vilma Vélez, Piquigua). Una guayaba y tres cogollos de guayaba, machúquelas y tírelas a hervir y eso se le daba a las criaturas, ese era el remedio (Miguel Ángel Alcívar Párraga y Francisca Párraga Párraga, La Industria). Usted cogía cogollitos de guayaba, los picaba, y hacía el gloriado y los niños tomaban eso y se componían, se componían sí (Benilda Beneranda Santander Saldarriaga, Piquigua). El té de guayaba y comer la guayaba corta la diarrea (Gloria Cedeño Delgado, Santa Clara). Para la diarrea se coge unos cogollitos de guayaba, se hace el agüita y se le da a los niños y hasta uno grande que le dé una diarrea es bueno (Plutarco Jónez Solís Ureta y Holanda Napa, Piquigua).

Estómago dañado: Comer la guayaba también es bueno para las personas que tienen dañado el estómago (Gloria Cedeño Delgado, Santa Clara).

Fiebre: La hoja de guayaba se hervía, de noche se arropaba, se tapaba y ahí sudaba y ahí se le salía la fiebre (Tarcila Mera Intriago, Santa Clara).

Posparto, para curar el ombligo: Calentarle el ombligo, curarlo, antes no había doctores, no había nada. La hoja de plátano, le raspaba la hoja de plátano dominico y ese polvito lo cogía en un papel y con ese polvito le curaban el ombligo. Y la hoja de guayaba, ahí la tostaba yo y ya la molía y la cernía y con eso y el plátano, con eso le curaba. Se sanaba y ya, el ombligo (Elvia Edita Piloso Chila, La Providencia).

Presión, para equilibrarla: Una infusión de hoja de guayaba en forma de té con clavo dulce, de cocinar (Gloria Cedeño Delgado, Santa Clara).

Sangre, para depurarla: Una infusión de hoja de guayaba en forma de té con clavo dulce, de cocinar (Gloria Cedeño Delgado, Santa Clara).

Tos: La pepa de guayaba se parte por la mitad, se pone a hervir 5 minutos y se toma tibio. Se le puede añadir unas tres hojas de guayaba (Vilma Vélez, Piquigua). Tos, diarrea, vitamina C: La fruta de guayaba se licua con leche y se toma es pura vitamina C, también para la tos, para la diarrea (Plutarco Jónez Solís Ureta y Holanda Napa, Piquigua).

(Personas de San Isidro y sus comunidades que han aportado sus saberes a esta ficha: Gualberta Cagua Obando, Chimborazo. Ramón Gouzo Mera Ullaulla y Modesta Dilma Mera Macías, La Felicidad. Darío Mendoza, Pechichal. Delia María Ormaza Zambrano, San Isidro. Ana del Jesús Ureta García, Piquigua. Vilma Vélez, Piquigua. Úrsula Vásquez, Palmar. Elvia Edita Piloso Chila, La Providencia. Esperanza Bernardina Cevallos Delgado, Mata de Plátano. Italia Margarita Valencia Intriago, El Zapote. Miguel Ángel Alcívar Párraga y Francisca Párraga Párraga, La Industria. Benilda Beneranda Santander Saldarriaga, Piquigua. Gloria Cedeño Delgado, Santa Clara. Plutarco Jónez Solís Ureta y Holanda Napa, Piquigua. Tarcila Mera Intriago, Santa Clara).

Guineo-plátano

Nombre científico: Musa paradisiaca y variedades.

Descripción de la planta: Familia: Musáceas. Planta de hasta 5 metros de alta, pseudotallo corto y grueso con numerosas hojas envainadoras formando el tronco, inflorescencias con flores masculinas en el ápice y las femeninas en la base, frutos de hasta 40 cm de largo y 6 cm de diámetro. Variedades de consumo son: dominico, barraganete, maqueño. Crece en San Isidro, cultivado en todas las fincas.

Partes de la planta que se ocupan: Tallo, fruto, agua del tallo, colín.

Otros usos: Gastronomía. Las hojas se utilizan para envolver tongas, tamales, hayacas, muchines, etc.

Propiedades medicinales generales:

- Analgésica, dolores
- Digestiones malas
- Edemas, próstata, riñón, vejiga, vías urinarias, mal de orín
- Hemorragias externas e internas
- Posparto
- Purifica la sangre, chuchaqui, hígado

RECETAS

Chuchaqui: Un buen caldo de verde con ajo y cebolla bien machucadita y cargadito, ni leche ni queso, solo hierve el verde, bien hervidito, machuca un diente de ajo y una cabecita de cebolla paiteña, usted suda camisa y pantalón con eso, si ha estado arrojando se le quita todo eso, al final es depurar la sangre, sacar el veneno que tiene dentro, el caldo de verde parece mentira, pero es fuerte (Vicenta Isabel Vélez Chumo, Piquigua).

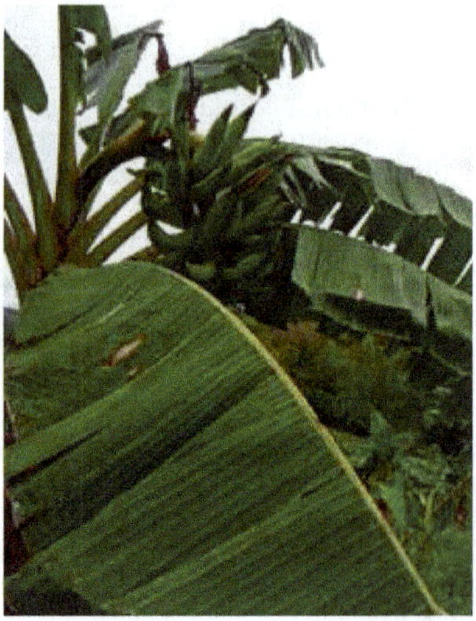

Plátano. Finca de la Fundación Raíces y Sueños de San Isidro, 5 febrero 2021

Dolor de estómago: Si le dolía a uno la barriga, le sobaban la barriga con un plátano (Amanda Macías Palacios, Nueve de Octubre).

Hemorragias incurables: No se puede tratar con ninguna clase de medicina, tres colines de plátano dominico en un litro de agua, con un pedazo de cuero de suela de zapato, se pone a cocinar, es una planta muy curativa, se le da a tomar al enfermo como agua de tiempo, es muy rica, buena (Virgilio Intriago, San Lorenzo).

Hígado: Vinagre del guineo morado (Dolores Vicenta Párraga Zambrano, Muchique uno).

Mal de orín: Vinagre de guineo morado se lo toma como jugo, de mañana y de tarde y se pone compresitas en la ingle (Ana del Jesús Ureta García, Piquigua). Tumban el guineo morado, le hacen un hueco al tronco, y ahí el líquido que se va empozando lo toman para los cálculos, el mal de orín, parece que toman tres días en ayunas, ese pocito se tiene tapadito (Rosa Colombia Castro, San Lorenzo).

Para no abortar, o si era necesario abortar: Cogía tres colines de plátano dominico, los partía en tres, los ponía a hervir y con eso, así curaba ella. A la Sra. Constancia le hizo dar a luz un niño que ya tenía muerto nueve días, le vino el dolor fuerte y nació ese niño muerto con placenta y todo (Rosa Colombia Castro, San Lorenzo).

(Personas de San Isidro y sus comunidades que han aportado sus saberes a esta ficha: Amanda Macías Palacios, Nueve de Octubre. Zoila Macrina Pinargote Zambrano, Dominguillo. Vicenta Isabel Vélez Chumo, Piquigua. Ana del Jesús Ureta García, Piquigua. Rosa Colombia Castro, San Lorenzo. Virgilio Intriago, San Lorenzo. Elvia Edita Piloso Chila, La Providencia. Dolores Vicenta Párraga Zambrano, Muchique uno).

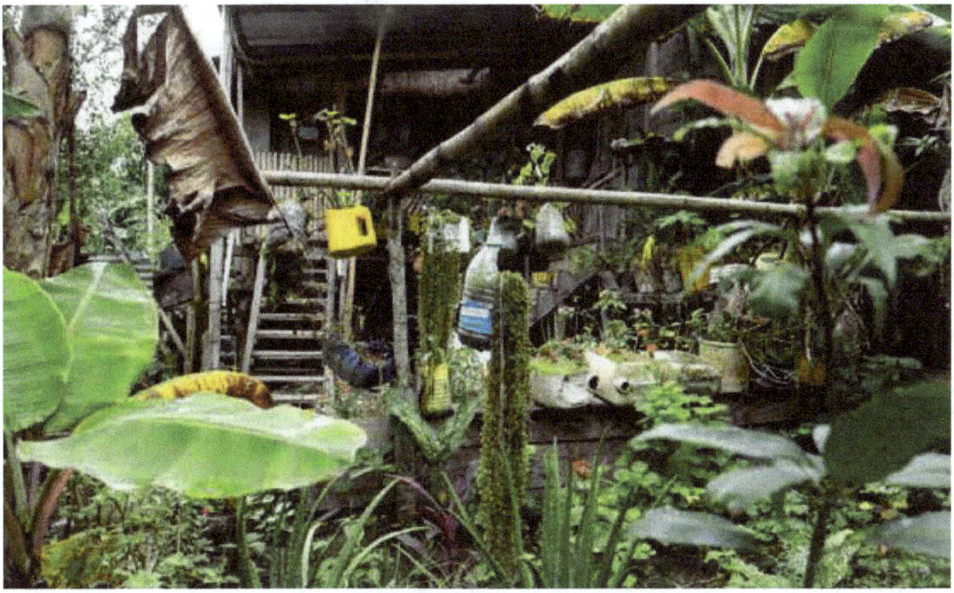

Paraíso tropical. Ser organizados nos ha ayudado mucho; nos ha costado reunir a la comunidad, pero con la ayuda de la palabrita de Dios conseguimos hacer trabajitos comunitarios, y así tener una bodega propia, un botiquín y fondos propios para coordinarnos con otras parroquias.

Hierbabuena

Nombre científico: Mentha piperita y variedades.

Descripción de la planta: Familia: Labiadas. En San Isidro había de la blanca y de la morada. Planta bien copadita, como arrastradita. Es una hierba perenne, de hasta 1 m de alta, tallo angular, erecto y ramificado con hojas verde oscuras, cargadas en el tallo, lanceoladas, las flores son pequeñas, moradas. Se puede confundir con la menta. De esta clase hay tres, alcoholillo que sabe a menta, hierbabuena, y la menta. El toronjil es similar. No se distingue fácil la menta de la hierbabuena, probándolas se adivina por el sabor, la hierbabuena sabe un poquito a mentol. Cultivada en los patios de las casas de San Isidro.

Partes de la planta que se ocupan: Hojas, tallo, cogollos.

Otros usos: Aporta vitaminas. Gastronomía. En pocas cantidades sirve para aliñar tallarines. Agua aromática para tomar como agua de tiempo.

Propiedades medicinales generales:

Analgésica, dolores

Antidiarreica, diarreas

Asma, bronquitis, dificultad de respirar, neumonía, pulmón, pulmonía, tos, vías respiratorias

Bazo, cálculos, hígado, metabolismo, vesícula

Caries, dientes cuida y limpia

Desinfecta heridas, llagas, úlceras

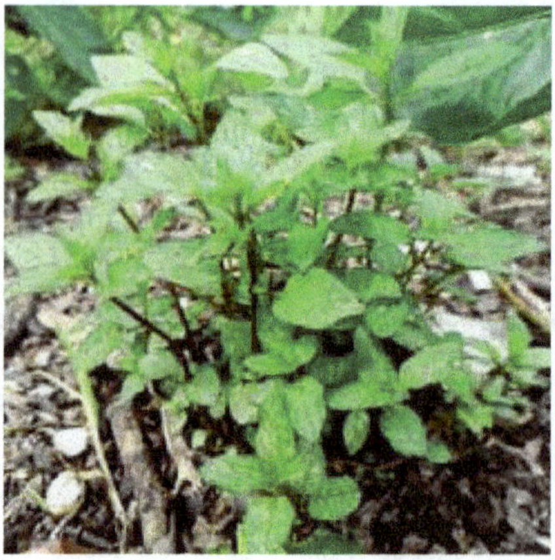

Hierbabuena. Huerto medicinal. Finca de la Fundación Raíces y Sueños de San Isidro, 2 marzo 2023

Digestiones malas, dolor de estómago

Dolor de garganta

Fiebre, paludismo, Covid 19

Inflamaciones

Insomnio, dolores musculares

Mal aliento

Mareos, náuseas, vértigo, vómito

Mitológica-cultural, limpias, ojeados, susto-espanto

Nervios, estrés, ansiedad

Reduce la presión arterial

Tónica cerebral

Tónica circulatoria

Tónica estimulante

RECETAS

Caries: Masticar hierbabuena (Vilma Vélez, Piquigua).

Cólicos: Se hace agüita de hierbabuena, la cantidad que usted quiera, eso se toma (Gladys Teresa Santillán Góngora, Calada).

Diarrea: Beber agüita de té de las hojas de hierbabuena (Yessenia Rodríguez, Boca de Piquigua. Lida Antonia Bermúdez Cevallos, Río Mariano en Medio).

Dolor de estómago: Beber infusión de hierbabuena (Ederma del Carmen Briones Navarrete, Cadialitos. Jorge Burgos y Mercedes Moreira, Cadialitos. Anny Vera Zambrano, Nueve de Octubre. Ramona Esperanza Véliz Acosta, Dominguillo. Carmen Estrella Vera Vélez, La Sierra. Sonia Domita Vélez Farías y Flérida del Carmen Vélez Farías, El Progreso).

Dolores: Infusión de hierbabuena (Tula Paz Saldarriaga, Periquiame).

Insomnio, secuelas del Covid 19: Me estaba cogiendo la ansiedad de no dormir; mastico una hoja de hierbabuena mezclada con albahaca grande, es relajante (Vilma Vélez, Piquigua).

Mal aliento: Masticar hierbabuena (Vilma Vélez, Piquigua).

Manos, se le duermen las manos: Para la mala circulación, en el jugo de limón se le ponen cogollitos de hierbabuena, y mejora la circulación de la sangre (Vilma Vélez, Piquigua).

Nervios: Una persona agitada, ansiosa, que esté nerviosa, tomar un tecito de hierbabuena (Vilma Vélez, Piquigua).

Niños enfermos: Cebolla, hierbabuena, se hace infusión y se bebe (Balbina Saltos Alava, Pechichal).

Niños nerviosos que no pueden dormir: Un té de hierbabuena les relaja y duermen bien (Vilma Vélez, Piquigua).

Ojo, mal ojo: Las personas que curan ojeado trituran la hierbabuena con ruda y espantos de varias variedades, aquí tenemos tres espantos (Vilma Vélez, Piquigua). Con la hierbabuena y otros montes de ojo, le hacemos gloriados. Se le da gloriado de hierbabuena y toditos los montes de ojo y ese es el remedio de antes, para los niños, los que están ojeados que se querían morir, ése era el remedio (Martha María Moncayo Valencia, San Isidro). Con la hierbabuena y el espanto, nos mojaban con aguardiente y nos sobaban todo el cuerpo, así nos curaban (Jorge Burgos y Mercedes Moreira, Cadialitos). Con un huevito, los curanderos de antes le curaban, aquí había un señor que lo mandaban a ver, le decían y él venía y le aliñaba con espanto, hierbabuena y aguardiente y eso tiraba ahí y le hacía una toma y con eso usted toma y se iba, se componía uno (Simón Bolívar Vergara Ortiz, Cadialitos). A mi hijo el varón por ahí medio me lo ojearon, lo curé aliñándole los remedios, se le pone la hierbabuena, se le pone el ajo, el aguardiente, todo eso se le pone ahí para hacer un revuelto y con eso se curaba, se le sobaba un huevo y se curaba, se le daba un poquito de tomar y se curaban (Carmen Estrella Vera Vélez, La Sierra).

Picadura de moscos, niños: Cuando me les picaban los moscos, yo les quitaba con hierbabuena, lo hacía purita, así les ponía y le sanaban así de sanito (Balbina Saltos Alava, Pechichal).

Presión baja: Cuando la gente tiene la presión baja toman un tecito de hierbabuena

(Vilma Vélez, Piquigua).

Tos: Beber infusión de hierbabuena (Rosa Mercedes Cevallos Zambrano, Río Mariano Tutumbe).

Vómito: Si uno comenzaba de noche vomita y vomita, gloriadito de hierbabuena (Martha María Moncayo Valencia San Isidro. Lida Antonia Bermúdez Cevallos, Río Mariano en Medio).

(Personas de San Isidro y sus comunidades que han aportado sus saberes a esta ficha: Ederma del Carmen Briones Navarrete, Cadialitos. Jacinta Concepción Basurto Mendoza, Cinco de Junio. Jorge Burgos y Mercedes Moreira, Cadialitos. Juana Liria Loor y Pedro Alcívar, Chonta dos. Claudio Felipe Cedeño Loor, Dominguillo. Carmen Farías Vélez, El Progreso. Genaro Figueroa y María Domínguez, La Chicha. Maura Esperanza Delgado Macías, Mata de Plátano. Anny Vera Zambrano, Nueve de Octubre. Tula Paz Saldarriaga, Periquiame. Gloria Isabel Solórzano, La Felicidad. Hortensia Hermelinda Betancourt Muñoz - Luis Cuadros, Las Brisas. Zeneida Lucas Chumo y José Félix Lucas Chumo, Piquigua. Eufrasia Sinforosa Cusme Cusme, Bijahual. Vilma Vélez, Piquigua. Ovidio Alberto Marquínez García, La Industria. Pablo Antonio Rizo Vélez y Estrella Alegría Saldarriaga Bermúdez, El Progreso. Yessenia Rodríguez, Boca de Piquigua. Ramona Esperanza Véliz Acosta, Dominguillo. Martha María Moncayo Valencia San Isidro. Rosa Mercedes Cevallos Zambrano, Río Mariano Tutumbe. Simón Bolívar Vergara Ortiz, Cadialitos. Ramón Vera-Freya-Beki-Abel, Chonta dos. Ángela Guillermina Ponce Cedeño, La Felicidad. Ramona Elena Moreira Jama, La Florida. Teonilde Eulalia Mendoza Mendoza, La Mocora. Elvia Edita Piloso Chila, La Providencia. Agustín Zambrano-Mariana Solórzano, Mata de Plátano. Guillermina Solórzano, Mata de Plátano. María Artilda Zambrano Alcívar, Nueve de Octubre. Candelaria Intriago Arteaga, San Lorenzo. Carmen Intriago, San Lorenzo. Vidal Intriago Arteaga, San Lorenzo. Agustina Basurto, Piquigua. Rosa Colombia Castro, San Lorenzo. Balbina Saltos Álava, Pechichal. Martha María Moncayo Valencia, San Isidro. Carmen Estrella Vera Vélez, La Sierra. Gladys Teresa Santillán Góngora, Calada. Mariana del Jesús Muñoz Zambrano, La Uña. Gregoria de Jesús Párraga Chávez, La Humedad de Río Mariano. Carmen Estrella Vera Vélez, La Sierra. Margarita Monserrate Talledo Miranda, El Tope. Lida Antonia Bermúdez Cevallos, Río Mariano en Medio. Sonia Domita Vélez Farías y Flérida del Carmen Vélez Farías, El Progreso. Francisca Ramona Alcívar Cedeño, La Ye de Cucuy. Antonio Miguel Cedeño Argandoña, El Palmar).

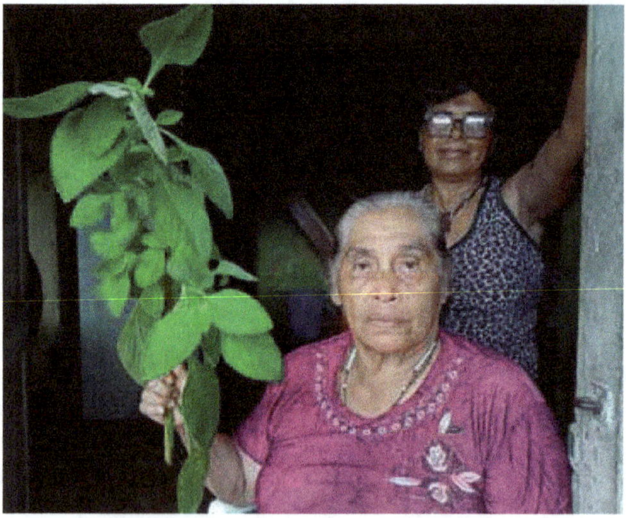

Flérida Farías, de El Progreso; nos ha dado información de tres puntas y paico; Flérida sostiene en la mano una frondosa rama de oreganón; ésta no falta en ninguna casa sanisidrense, es un curalotodo.

Hierbaluisa

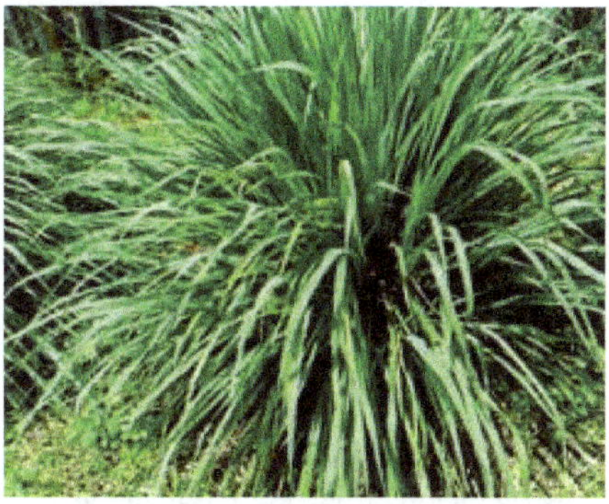

Hierbaluisa. Huerto medicinal. Finca de la Fundación Raíces y Sueños de San Isidro, 19 marzo 2023

Nombre científico: Cymbopogon citratus y variedades.

Otros nombres: Pajilla, paja Luisa, limoncilla.

Descripción de la planta: Familia: Poáceas o Gramíneas. Planta erguida, de hasta 80 cm de alta, hojas arrosetadas, lineales, estrechas, ásperas como cuchillas angostas y delgadas, con olor a limón, de 1,5 cm de ancho y muy largas, hasta de 1 metro de longitud, crecen en la base de la planta en grupos grandes. Cuando secas se vuelven de color rojizo, nunca se ha visto florecida. Las raíces son fibrosas y adquieren una fragancia de bálsamo al secarse. Crece en San Isidro, cultivada en muchas casas.

Partes de la planta que se ocupan: Hojas, papa o raíz.

Otros usos: Para preparar agüitas aromáticas. Para baños.

Propiedades medicinales generales:

- Analgésica, dolores
- Antidiarreica, diarreas
- Colerín
- Dengue, fiebre reumática
- Digestiones malas, dolor de estómago
- Gripe, catarro, resfriado, enfriamientos
- Insecticida y repelente, protege de plagas a las plantas cercanas
- Insomnio, dolores musculares, relajante
- Mareos, náuseas, vértigo, vómito
- Mitológica-cultural, limpias, ojeados
- Nervios, estrés, ansiedad
- Parto ayuda, nacimiento acelera

RECETAS

Agua aromática: En vez de café, me tomo mi agüita de hierbaluisa (Ulbio Antonio Moreira Zambrano, El Tope. Teresa Trinidad Talledo Miranda, El Tope). Uno acostumbra tomársela como té ya por costumbre (Marina Elizabeth Mejía Zambrano, San Roque).

Colerín: Cuando da de noche el colerín, gloriadito de hierbaluisa. De día se ocupaba el bicarbonato (Martha María Moncayo Valencia, San Isidro).

Dengüe: Gloriadito de hierbaluisa (Domitila Reducinda Arias Véliz, Cañaveral).

Diarrea: Esa paja Luisa, bien era la hoja o cogían la papa, la lavaban, bien lavada, hacían dos o tres pedacitos, la ponían en la ollita a hervir y le daban sin azúcar, cuando tenían una diarrea muy fuerte (Ángela Olinda Alcívar Acosta, San Isidro). Gloriadito de hierbaluisa (José Bartolo Quevedo Salvatierra, Juan Vázquez).

Dolor de barriga, de estómago: Gloriadito, infusión de hierbaluisa (Carmen Macías y Jose Moreira, Chonta dos. Domitila Reducinda Arias Véliz, Cañaveral).

Gripe: Gloriadito, infusión de hierbaluisa (Otón Figueroa Gómez, Chonta dos). Infusión de hojas de naranjo y hierbaluisa (Josefa Santillán y Ángel Santillán, La Laguna).

Insomnio: Gloriadito de hierbaluisa (Domitila Reducinda Arias Véliz, Cañaveral. Carmen Macías y Jose Moreira, Chonta dos). La hierbaluisa le regula el sueño (Agustina Basurto, Piquigua). La hierbaluisa se la toma a lo que se va a acostar, con valeriana, se pueden tomar juntas y le pone media cucharadita de currincho -aguardiente-, la endulza. Le quita los nervios, le ayuda a dormir. Debe tratar de no acostarse muy lleno (Ana del Jesús Ureta García, Piquigua). En tecito, la hojita de hierbaluisa es relajante, le duerme a uno. Uno coge, bebe los tecitos de eso (Mercy Janeth Cedeño Párraga, Muchique uno). Yo se la ponía en el biberón a los niños en las noches para que duerman bien, para que estén más tranquilos (Marina Elizabeth Mejía Zambrano, San Roque).

Náuseas: Gloriadito, infusión de hierbaluisa (Carmen Macías y José Moreira, Chonta dos).

Nervios: Gloriadito de hierbaluisa (Domitila Reducinda Arias Véliz, Cañaveral). Se coge la papa de la hierbaluisa y se cocina, se hierve bien y se le da como gloriado (Carmen Intriago, San Lorenzo). Infusión de hierbaluisa, tomarla a soplos, calentita. Si tiene extracto de valeriana, añádale unas gotitas (Vicenta Isabel Vélez Chumo, Piquigua).

Ojeados, para quitarles la sed: Gloriado de hierbaluisa. Eso se toma porque la sed no le quita al que está ojeado (Rosa Julia Chila Jama, La Industria).

Para acelerar el parto: A mí siempre me sabían dar el agua de la papa de la hierbaluisa machucada con aguardiente, decían: si es de frío se le quitan los dolores, y si es dar a luz le apuran más los dolores (Genaro Figueroa y María Domínguez, La Chicha).

Vómito: Si uno comenzaba de noche vomita y vomita, gloriadito de hierbaluisa (Martha María Moncayo Valencia, San Isidro).

(Personas de San Isidro y sus comunidades que han aportado sus saberes a esta ficha: Agustina Basurto, Piquigua. Amable Eduardo Vera Moreira, El Zapote. Ana del Jesús Ureta García, Piquigua. Ángela Olinda Alcívar Acosta, San Isidro. Anny Vera Zambrano, Nueve de Octubre. Carmen Intriago, San Lorenzo. Rosa Julia Chila Jama, La Industria. Carmen Macías y José Moreira, Chonta dos. Dionisio Cuzme y Lastenia Zambrano, Palmar. Domitila Reducinda Arias Véliz, Cañaveral. Ely Heriberto Efrén Zambrano Zambrano, Dominguillo. Genaro Figueroa y María Domínguez, La Chicha. Haida Delgado y Simón Panta, San Francisco. Jacinta Concepción Basurto Mendoza, Cinco de Junio. Olida Margarita Vélez Delgado, Chonta uno. Ovidio Alberto Marquínez García, La Industria. José Bartolo Quevedo Salvatierra, Juan Vázquez. Josefa Santillán y Ángel Santillán, La Laguna. Juana Liria Loor y Pedro Alcívar, Chonta dos. Magdalena Ureta, San Lorenzo. Martha María Moncayo Valencia San Isidro. Mary del Carmen Zambrano, Cadialitos. Mercy Janeth Cedeño Párraga, Muchique uno. Otón Figueroa Gómez, Chonta dos. Pablo Antonio Marcillo Bravo y Mariana del Rosario Marcillo Cedeño, San Roque. Ramón Vera-Freya-Beki-Abel, Chonta dos. Ramona Liduvina Salvatierra Rivas, San Isidro. Santo Emilio Ramírez Mite, Mata de Plátano. Teresa Trinidad Talledo Miranda, El Tope. Ulbio Antonio Moreira Zambrano, El Tope. Vicenta Isabel Vélez Chumo, Piquigua. Vilma Vélez, Piquigua. Marina Elizabeth Mejía Zambrano, San Roque. Antonio Miguel Cedeño Argandoña, El Palmar).

Hierbamora

Nombre científico: Solanum nigrum y variedades

Descripción de la planta: Familia Solanáceas. Hierba anual, 60 cm de alta, tallo angular, erguido, ramificado, hojas ovales o rombóticas, de color verde intenso, flores agrupadas blancas o rojizas en inflorescencias umbeladas, frutos en baya, son globos negros muy dulces al madurar (la baya es similar pero no idéntica a la baya comúnmente conocida como "mortiño"). Cultivada en algunos patios de casas de San Isidro.

Partes de la planta que se ocupan: Cogollos, hojas, frutos.

Propiedades medicinales generales:

- Digestiones malas
- Fiebre, paludismo, covid 19
- Hemorragias externas e internas
- Heridas, cortes, llagas, eczemas, gangrena, granos, quemaduras, úlceras
- Inflamaciones, vista inflamada
- Mitológica-cultural, limpias, ojeados
- Picadura o mordedura de culebras
- Reduce la presión arterial

RECETAS

Fiebre: Se hierven los cogollos y frutos de hierbamora y se baña al paciente (Vilma Vélez, Piquigua).

Heridas: Hierbamora, con eso se les curaba a personas de antes, yo tenía un tío que curaba las heridas con esa hierba (Vidal Intriago Arteaga, San Lorenzo).

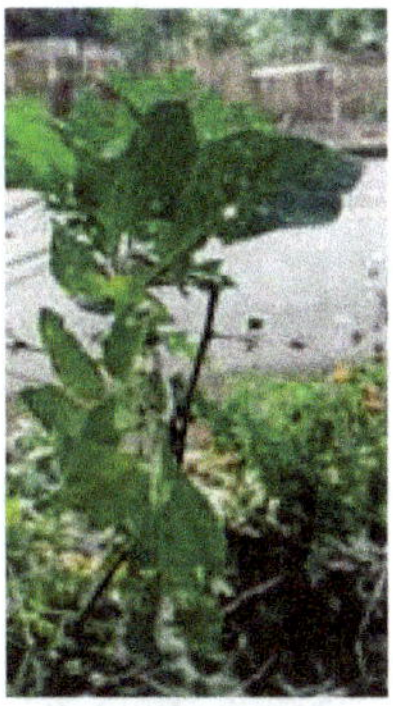

Hierbamora. Carretera Piquigua-San Isidro, 18 julio 2023

Inflamación: Le daban unas ocho pepitas o bolitas maduritas del fruto de hierbamora, a cucharaditas (Rosa Colombia Castro, San Lorenzo).

Hemorragias: Una cucharada de zumo de hierbamora (Virgilio Intriago, San Lorenzo).

Presión arterial alta: Siete hojitas de hierbamora y tomar como agüita de tiempo para la presión, muy buena (Virgilio Intriago, San Lorenzo). Se hierve agua y se retira del fuego, se añaden 3 hojas de hierbamora en un vaso de agua, se tapa por 5 minutos, se cierne, se toma medio vaso en la mañana y el resto en la noche (Vilma Vélez, Piquigua).

Picadura de culebra: Le calentaba hierbamora y le hacía baños, y que se componía, se compone (Candelaria Intriago Arteaga, San Lorenzo).

Vista inflamada: Usted pone a hervir la hierbamora y con esa agüita en un gotero usted se pone en la vista (Lauro Agapito Obando Valencia, Santo Domingo Chiquito).

(Personas de San Isidro y sus comunidades que han aportado sus saberes a esta ficha: Magdalena Ureta, San Lorenzo. Vilma Vélez, Piquigua. Virgilio Intriago, San Lorenzo. Vidal Intriago Arteaga, San Lorenzo. Candelaria Intriago Arteaga, San Lorenzo. Rosa Colombia Castro, San Lorenzo. Lauro Agapito Obando Valencia, Santo Domingo Chiquito).

Hoja del aire grande

Nombre científico: Kalanchoe pinnata y variedades.

Otros nombres: Santa María, suculenta. ¿Por qué se le dice "hoja del aire"? La persona que me la regaló me dijo: arranca una hoja, la echa en la pared y allí echa raíces y se desarrolla, se reproduce en el aire, no le hace falta tener tierra; pero si la quiere tener en mata, ahí la pone, aunque si la tira a la tierra, también se reproduce. La dulcamara es similar a ésta, les llaman suculenta, hay como seis variedades, tienen la misma textura, la misma forma. La dulcamara es de otra forma, pero es similar la textura y la forma de reproducción.

Descripción de la planta: Familia: Crasuláceas. Hierba de hasta 30 cm de alta, hojas carnosas, verdes, haz de textura lisa, márgenes crenadas, panícula de flores rojizo castaño. Esta planta es un poco dentada, en el filo de las hojas le salen los brotecitos que sirven para reproducirse. Tiene los hijos alrededor de la hoja, la corta y la deja en pared o en mesa, prende donde quiera. Crece en San Isidro, en muchas casas y patios.

Partes de la planta que se ocupan: Flores y hojas, toda la planta.

Otros usos: No tenemos costumbre de ponerla en las ensaladas.

Propiedades medicinales generales:

Analgésica, dolores
Antibiótica, infecciones

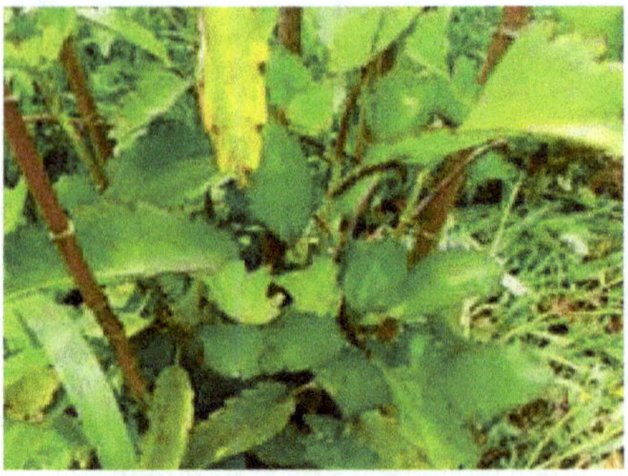

Hoja del aire grande. Huerto medicinal. Finca de la Fundación Raíces y Sueños de San Isidro, 2 marzo 2023

Dolor de oídos
Enfermedades de la piel, eczemas, erupciones cutáneas, granos, psoriasis
Espasmos, calambres, cólicos
Heridas, cortes, llagas, eczemas, gangrena, granos, quemaduras, úlceras
Hongos de las uñas
Inflamaciones
Mitológica-cultural, limpias, ojeados
Nervios, estrés, ansiedad
Picadura o mordedura de culebras

RECETAS

Dolores de cabeza, migraña: Una chica tenía migraña, la mamá me dijo que tenía 11 días con dolor de cabeza, que se quería morir, que no tenía presión. Tenían botada una planta de hoja del aire grande, santa María, ellos no la usaban. Cogimos abundantes hojas, machacamos, exprimimos el jugo y le pusimos la cabeza llena de jugo, le bajaba por la cara. El bagazo se lo dejamos amarrado con una tela. Me fui a dar catecismo. Al regreso estaba dormida. A la semana siguiente vi a la chica lavando ropa: "ya estoy buena". Con esa sola vez que le hicimos le pasó, no sé si sería la fe, o las propiedades de la planta, pero la chica se curó. Mi hermano sufre de dolor de cabeza, él enseguida calienta la hoja, se la pone en la cabeza, se pone encima su sombrero y le desaparece el dolor de cabeza (Vilma Vélez, Piquigua).

Dolor de garganta: Basta lavar una hoja de hoja del aire grande, santa María, masticarla, y tragar el juguito, si quiere se come el bagazo, y si no lo tira, pero es un santo remedio para el dolor de garganta. La mayoría de personas en este sector sabe que esta planta es para el dolor de garganta, y aunque no tenga dolor se mastica una hoja (Vilma Vélez, Piquigua). Se mastica un pedacito de hoja de hoja del aire grande, santa María, se la tiene en la boca masticando. Cuando duele, una hojita la masticamos, la tenemos en la boca y solo con la masticación le quita la inflamación y el dolor (Ana del Jesús Ureta García, Piquigua).

Dolor de oídos: A uno le duelen los oídos, agarra una hoja de hoja del aire grande, santa María, la calienta y se la pone en el oído, ex-

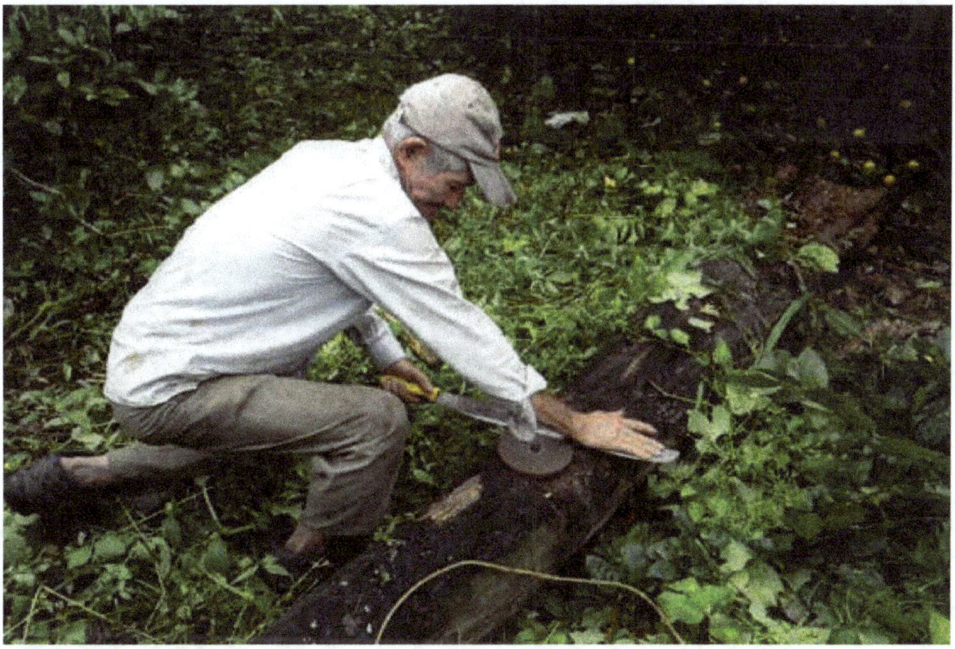

Seis de la mañana, hay que ir afilando el machete. Nuestras herramientas tradicionales montubias, manabas, incluyen el hacha, el garabato, la sierra. Y en la casa nunca falta el mate ancho, la cuchara de mate, la olla de barro, el petate.

ternamente, que le caliente un poco (Vilma Vélez, Piquigua).

Heridas: La flor de hoja del aire grande, santa María se machaca y se pone en heridas (Vilma Vélez, Piquigua).

Hongos de las uñas: El juguito de hoja del aire grande, santa María, se calienta y se pone en las uñas (Vilma Vélez, Piquigua).

Nervios: Infusión de hoja del aire grande, santa María, tomarla a soplos, calentita. Si tiene extracto de valeriana, añádale unas gotitas (Vicenta Isabel Vélez Chumo, Piquigua).

Psoriasis: La psoriasis se cura con esta planta de hoja del aire grande, santa María, usted coge diez hojas según sea el tamaño de la psoriasis, las calienta, y lo que resista la piel usted se va poniendo y esto le va curando la psoriasis (Vilma Vélez, Piquigua).

(Personas de San Isidro y sus comunidades que han aportado sus saberes a esta ficha: Ana del Jesús Ureta García, Piquigua. Victoriano Zambrano Saltos y Santa Dolores Marquínez Márquez, Periquiame. Vilma Vélez, Piquigua. Vicenta Isabel Vélez Chumo, Piquigua. Ánter Solis, Periquiame. Manuel Baltasar Loor Saldarriaga, Piquigua. Luisa Chila, Río Grande. Eulalia Margarita Alcívar Talledo, El Tope. Hermacia Guadalupe Soledispa Zambrano, El Tope).

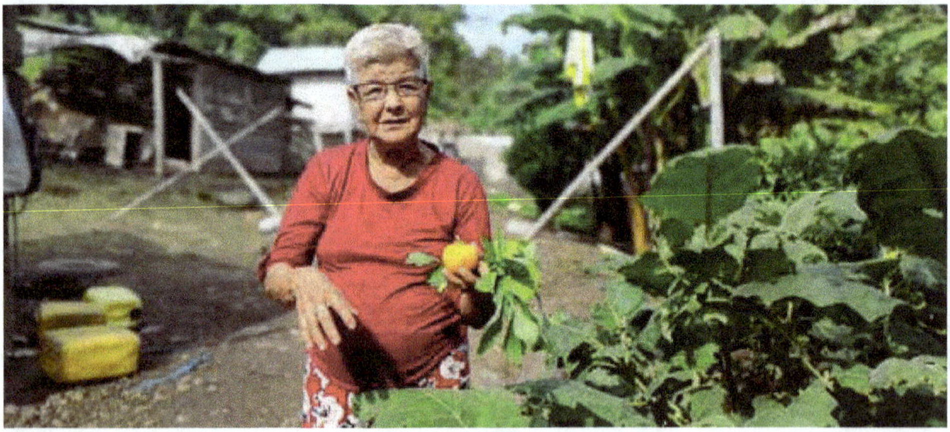

Eulalia Mendoza, de La Mocora, nos ha dado información de ajenjo y hierbabuena; en la mano una fruta de naranjilla costeña; los jugos de fruta son básicos en nuestra gastronomía manabita.

Jengibre

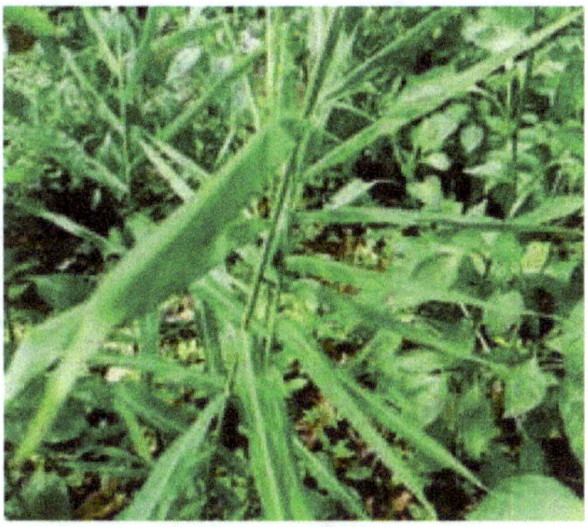

Jengibre. Casa de Vilma Vélez. Piquigua, San Isidro, 4 marzo 2023

Nombre científico: Zingiber officinale.

Otros nombres: Algingibre.

Descripción de la planta: Familia: Zingiberáceas. Hierba perenne, de 60 cm de alta, con aspecto de pasto, hojas dísticas, alternas, lanceoladas, lineales, alargadas, delgadas y puntiagudas, pecíolos envainadores, flores blanco-moradas y rojo intensas, en una espiga gruesa que sale desde el rizoma, fruto cápsula subglobosa o elipsoide, los tallos salen de rizomas horizontales gruesos, nudosos, carnosos, fibrosos, ramificados, aromáticos, de color grisáceo o blanco por fuera y amarillo por dentro, crece horizontal al suelo y se ramifica en un solo plano. De sabor picante y de aroma penetrante. Cultivada en algunos patios de casas de San Isidro.

Partes de la planta que se ocupan: Raíz, rizoma.

Otros usos: Gastronomía, aliño para la comida, la papita se come a trocitos.

Propiedades medicinales generales:

Anticancerosa

Edemas, próstata, riñón, vejiga, vías urinarias

Espasmos, calambres, cólicos

Fiebre, paludismo, Covid 19

Gripe, catarro, resfriado, enfriamientos

Huesos, reumatismo

Sistema inmunitario tonifica, aumenta

RECETAS

Covid 19, gripe: Me sirvió en la pandemia, protege mucho del Covid, desde que tomo jengibre ya no me ataca la gripe (Ramona Liduvina Salvatierra Rivas, San Isidro).

Huesos: Se coge la papita del jengibre, se lava con el cepillo bien lavadito, luego pone el agua a hervir y usted lo echa ahí, que no hierva. Se prepara también en aguardiente; a usted le duelen estas rodillas ya se soba, yo tengo preparado ahí sí, yo sí mire que estaba con esta rodilla, me puse tres veces y ya (Esperanza Bernardina Cevallos Delgado, Mata de Platano).

Próstata: Mi papá en vida él se orinaba no más y ni sentía, yo vine, le preparé este extracto y lo curé. El jengibre se pone en la licuadora con infusión de manzanilla que desinfecta heridas, llagas, úlceras e inflamaciones. La cantidad de jengibre que usted desee. Para tomar se toma en forma de té, en agua tibia, le pone una cucharadita del extracto de jengibre y ahí le agrega la miel y le puede agregar un poquito del zumo de limón sucio, eso puede tomar seguido, puede tenerlo guardado y lo toma. Mi papá se compuso de esa manera (Humberto Esteban Zambrano Paz, Periquiame).

(Personas de San Isidro y sus comunidades que han aportado sus saberes a esta ficha: Esperanza Bernardina Cevallos Delgado, Mata de Plátano. Ramona Liduvina Salvatierra Rivas, San Isidro. Amable Antonio Rodríguez Rivero, Piquigua. Humberto Esteban Zambrano Paz, Periquiame. Ovidio Alberto Marquínez García, La Industria. Vilma Vélez, Piquigua).

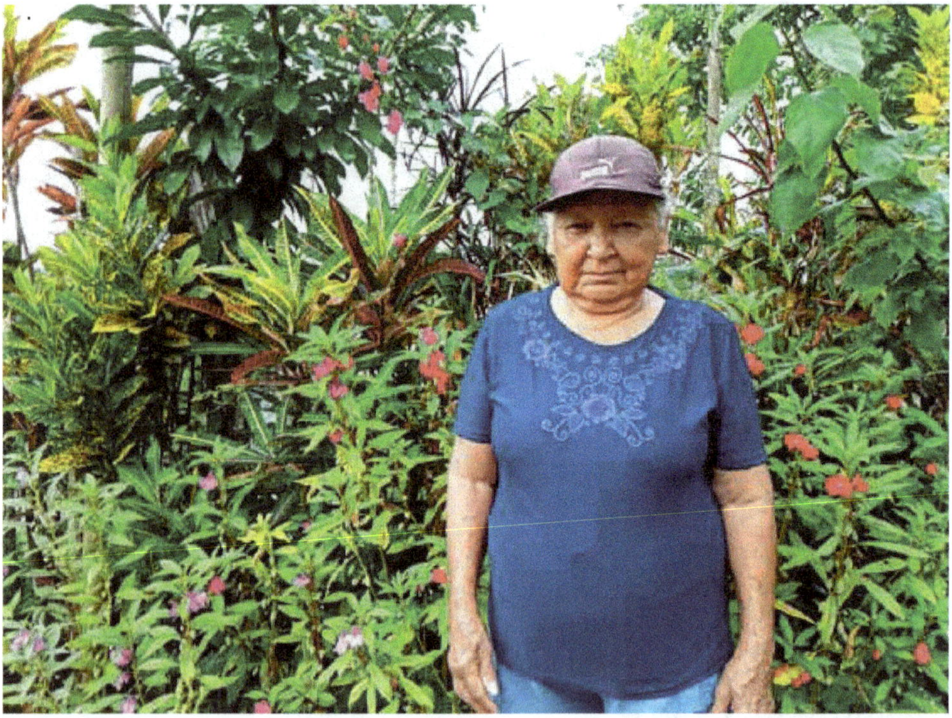

Flor Marquínez, de El Palmar, nos ha dado información de ortiga y espanto; la abundancia de plantas ornamentales alegran la vista y el olfato.

Limón

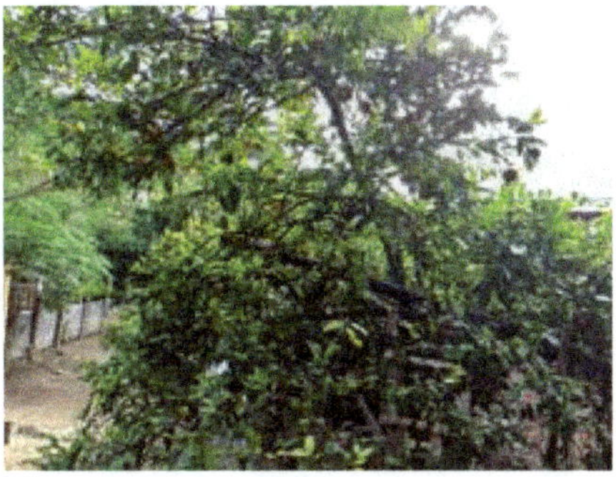

Limonero. Patio de D. Plutarco Solís. Piquigua, San Isidro, 14 junio 2023

Nombre científico: Citrus limetta, citrus limón, y variedades.

Otros nombres: Limón sutil, verde, real.

Descripción de la planta: Familia: Rutáceas. El árbol del limón verde es el más pequeño de las especies cítricas y rara vez alcanza más de los 3 ó 4 m de altura, árbol frondoso, espinoso, hojas siempre verdes, ovadas, de borde aserrado, de 5 cm, flores pequeñas blancas, de cinco pétalos, aromáticas, fruta ovada de color verde y jugosa. El limón real es un árbol con ramitas verdes y una espina corta en la base de las hojas, las cuales son puntiagudas en el ápice, se utiliza como patrón para injertos y la cáscara tiene un gran contenido de ácido ascórbico, crece en San Isidro en las fincas y patios de las casas.

Partes de la planta que se ocupan: Fruto, hojas.

Otros usos: Gastronomía.

Propiedades medicinales generales:

Alergias, comezón aguda, picores, ronchas

Analgésica, dolores

Antidiarreica, diarreas

Bronquitis, dificultad de respirar, neumonía, pulmón, pulmonía, tos, vías respiratorias, afonía, ronquera, dolor de garganta

Digestiones malas

Disentería, colerín, cólera

Fiebre, paludismo, Covid 19, dengue, sarampión, viruela

Gripe, catarro, resfriado, enfriamientos

Heridas, cortes, llagas, eczemas, gangrena, granos, quemaduras, úlceras

Mareos, náuseas, vértigo, vómito

Mitológica-cultural, limpias, ojeados

Para preparar agüitas aromáticas

Para bajar de peso

Tiene Vitamina C

RECETAS

Afonía, ronquera: Tomar agua de limón (Antonio Crispín Moreira Alcívar, Chonta uno).

Agüitas aromáticas: La hojita de limonero se toma para té, en vez de tomar el café se toma la agüita de hojita de limón (Plutarco Jónez Solís Ureta y Holanda Napa, Piquigua).

Alergia a la piel: Primero bañarse y tomar jugo de limón (Agustina Basurto, Piquigua).

Colerín: Tomar tres limones y a veces a uno le quita, como antes le llamaban el colerín, les daba diarrea y vómito, era terrible, aquí hay veces uno hasta se moría, y otros se salvaban (José María Hermenegildo Cedeño Mero, La Laguna).

Digestión mala, estómago lleno: Bicarbonato con limón y una pizquita de sal (Agustina Basurto, Piquigua). Estómago dañado: toman el limón mandarina para los daños de estómago (Antonio Eriberto Mera Rosales, El Relleno).

Disentería: Nos curábamos con remedios naturales. Aquí, un tiempo que llegó esa cosa que le decían disentería, donde uno botaba pura sangre. Por ahí, nosotros mismos nos curábamos con limón, hacíamos jugo de limón y así pasábamos las enfermedades. De la viruela así, le daba a unos y a otros no, así se curaban por ahí, con cualquier cosita. No les daba fuerte tampoco, a mí no me dio eso, la peste, sarampión, toditas esas cosas, a otros sí les daba, y la disentería, como le digo, que uno ensuciaba pura sangre y ahí nos curábamos con limón, fresco de limón y échale jugo de limón (Carlos Parménides Rivadeneira Zambrano, Muchique uno).

Dolor de estómago: Beber infusión de limón (Ederma del Carmen Briones Navarrete, Cadialitos).

Fiebre: Limonada de limón o de hojas de limón, las pone a hervir, y se lo toma bien caliente, si hay limón, le exprime un limón entero con todo y semillas y cascara y se lo toma si no hay medicamento, y si hay una aspirina o un ibuprofeno lo toma y basta (Ana del Jesús Ureta García, Piquigua).

Gripe: Limonada, limón, jugo de limón (Ana Floridalba Cedeño Zambrano, El Tope).

Heridas, cortes: Cuando usted se cortaba, se exprimía limón encima del corte, luego ceniza, y luego manteca de chancho para que le cerrara el corte (Máximo Vite Véliz y Otilia Mercedes Solórzano Arteaga, La Felicidad).

Paludismo, dengue, sarampión, viruela: Cuando esta calentura le daba a uno, acudía uno a los veteranos, hervían agua, ceniza con limón y nos daba un vapor, sí, un vapor y ahí nos acostaban, nos arropaban de pies a cabeza con una colcha y ahí amanecíamos buenos (Teófilo Sebastián Basurto Burgos, Chonta uno).

Tos muy concentrada: Limón rallado sin ponerlo a cocinar, se toma el jugo dos veces al día (Ana del Jesús Ureta García, Piquigua).

Para bajar de peso: Toman en ayunas el limón mandarina, para tantas enfermedades (Antonio Eriberto Mera Rosales, El Relleno).

Vitamina C: Tomar bastante jugo de limón (Plutarco Jónez Solís Ureta y Holanda Napa, Piquigua).

Vómito: Si uno comenzaba de noche vomita y vomita, jugo de limón (Martha María Moncayo Valencia, San Isidro).

(Personas de San Isidro y sus comunidades que han aportado sus saberes a esta ficha: Agustina Basurto, Piquigua. Ana del Jesús Ureta García, Piquigua. Antonio Crispín Moreira Alcívar, Chonta uno. Carlos Parménides Rivadeneira Zambrano, Muchique uno. Ederma del Carmen Briones Navarrete, Cadialitos. Hermacia Guadalupe Soledispa Zambrano, El Tope. José María Hermenegildo Cedeño Mero, La Laguna. Martha María Moncayo Valencia, San Isidro. Josefa Santillán y Ángel Santillán, La Laguna. Vicenta Isabel Vélez Chumo, Piquigua. María Jama, Cadialitos. Máximo Vite Véliz y Otilia Mercedes Solórzano Arteaga, La Felicidad. Ovidio Alberto Marquínez García, La Industria. Teófilo Sebastián Basurto Burgos, Chonta uno. Vilma Vélez, Piquigua. Ana Floridalba Cedeño Zambrano, El Tope. Plutarco Jónez Solís Ureta y Holanda Napa, Piquigua. Antonio Eriberto Mera Rosales, El Relleno).

Llantén

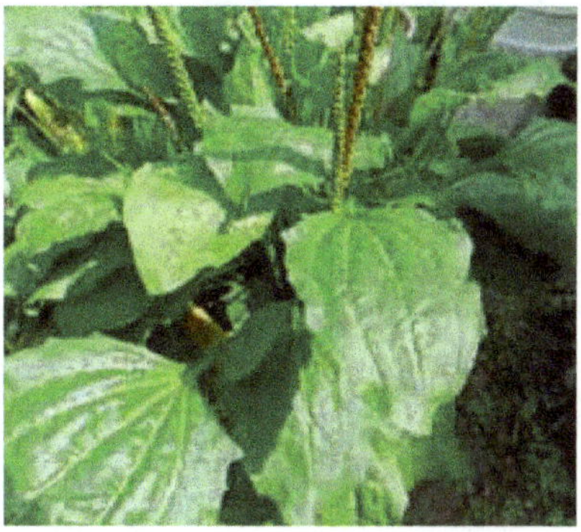

Llantén. Casa de Vilma Vélez. Piquigua, San Isidro, 4 marzo 23

Nombre científico: Plantago major, media, ovata, lanceolata y variedades.

Descripción de la planta: Familia: Plantagináceas. Hierba perenne, hojas basales, en rosetas, anchas, lanceoladas. La inflorescencia es una espiga con muchas flores escariosas. El fruto es una cápsula que contiene semillas oscuras. Crece en patios, solares, caminos, orillas de los esteros, en San Isidro.

Partes de la planta que se ocupan: Hojas.

Propiedades medicinales generales:

Ácido úrico, artritis, artrosis, dolor de huesos, reumatismo

Analgésica, dolores

Antidiarreica, diarreas

Asma, bronquitis, dificultad de respirar, neumonía, pulmón, pulmonía, tos, vías respiratorias

Bazo, cálculos, hígado, metabolismo, vesícula

Digestiones malas

Edemas, próstata, riñón, vejiga, vías urinarias

Fiebre, paludismo, Covid 19

Gripe, catarro, resfriado, enfriamientos

Hemorragias externas e internas

Heridas, cortes, llagas, eczemas, gangrena, granos, quemaduras, úlceras

Herpes

Inflamaciones

RECETAS

Dolor de garganta: Usted coge tres hojitas de llantén, las lava y las mastica y le pone unas gotitas de limón en la boca, y solo el juguito se traga. La garganta se pone clarita (Miguel Ángel Zambrano Saldarriaga, Río Mariano San Pablo (Las Piedras).

Dolor de huesos: Se ponen en la parte afectada hojas de llantén, por capitas, por planchas (Gloria Isabel Solórzano, La Felicidad).

Fiebre: Infusión de llantén (María Otilia Mendoza, Mata de Platano).

Hígado: Zumo de llantén, una cucharadita nada más dos veces al día, durante ocho días, descansa dos días y vuelve a tomar y beber mucha agua para que vaya purificando (Ana del Jesús Ureta García, Piquigua).

(Personas de San Isidro y sus comunidades que han aportado sus saberes a esta ficha: María Otilia Mendoza, Mata de Plátano. Vilma Vélez, Piquigua. Miguel Ángel Zambrano Saldarriaga, Río Mariano San Pablo -Las Piedras-. Ánter Solis, Periquiame. Vilma Vélez, Piquigua. Candelaria Intriago Arteaga, San Lorenzo. Ana del Jesús Ureta García, Piquigua. Gloria Isabel Solórzano, La Felicidad. Pablo Venus Intriago Rivadeneira, El Tormento).

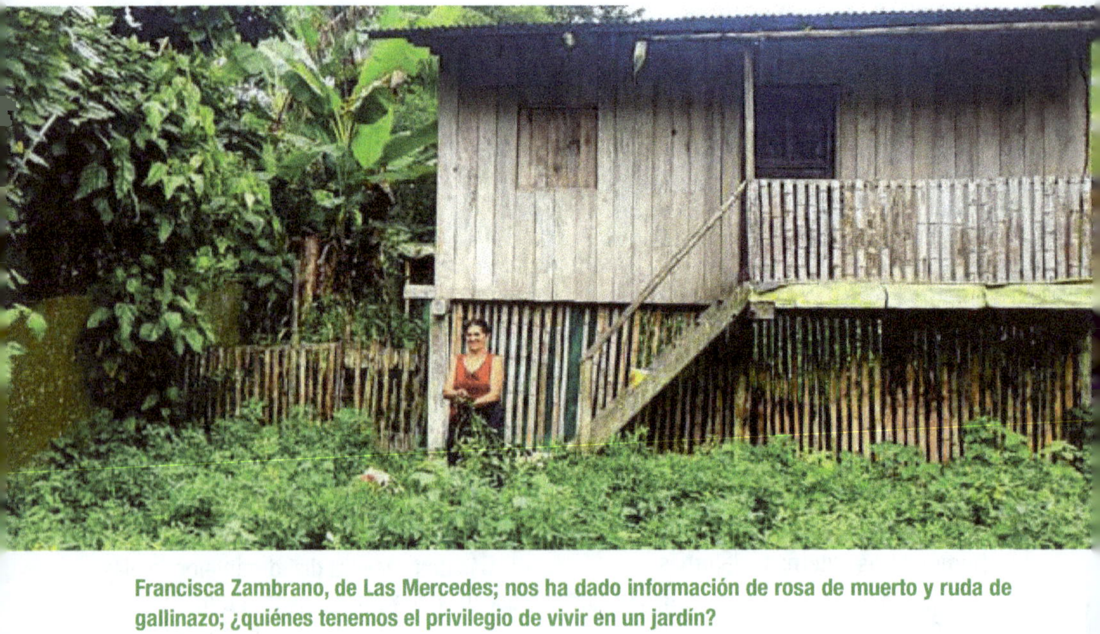

Francisca Zambrano, de Las Mercedes; nos ha dado información de rosa de muerto y ruda de gallinazo; ¿quiénes tenemos el privilegio de vivir en un jardín?

Malacapa

Nombre científico: Prestonia mollis.

Descripción de la planta: Familia Apocináceas. Bejuco de flores amarillas, el fruto es un par de folículos ligeramente unidos, crece en San Isidro.

Partes de la planta que se ocupan: Hojas.

Propiedades medicinales generales:

Cortes, heridas
Inflamaciones
Enfermedades de la piel, lepras

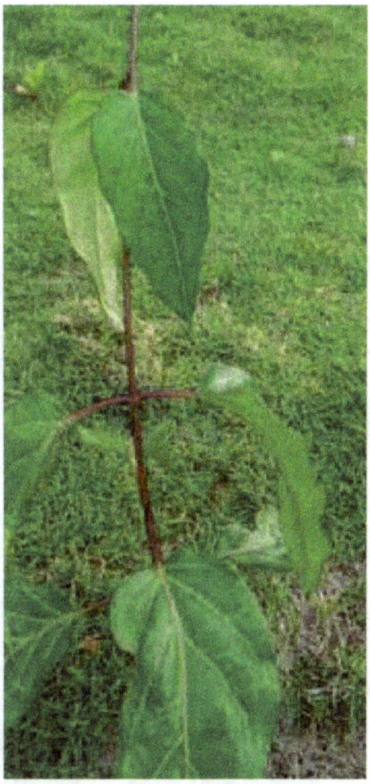

Malacapa. Comunidad de Piquigua, San Isidro, 9 junio 2023

RECETAS

Cortes, heridas: Antes nos macheteábamos trabajando con machete, llegando a la casa nos curaban con eucalipto y ceniza de cigarro o café seco molido y ya está, se amarraba un trapo y ya. A punta de café molido y agua de malacapa, así era el tiempo de antes. No se infectaba, ahí estaba la malacapa y la iperventina y nos hacían un agua tranquilamente, no era necesario ir al médico (Pedro Pablo Parraga, La Felicidad). Nos curábamos con la hierbabuena, la ruda, el espanto, la teatina, la malacapa. Ahí se le ponía parches, se hincaba un parche de resina, eso se ponía en la herida, y le hacía bien, al otro día, a los 3, 4 días había que lavarle y limpiarle bien (Gloria Farías, La Felicidad).

Piernas hinchadas, inflamadas: Uno se daña la pierna, se le hincha, usted se hace lavar con malacapa, con teatina, con matico (Francisco Antolo Vélez, Pechichal).

(Personas de San Isidro y sus comunidades que han aportado sus saberes a esta ficha: Gloria Farías, La Felicidad. Francisco Antolo Vélez, Pechichal. Pedro Pablo Párraga, La Felicidad. Dolores Vicenta Párraga Zambrano, Muchique uno. Tarcila Mera Intriago, Santa Clara).

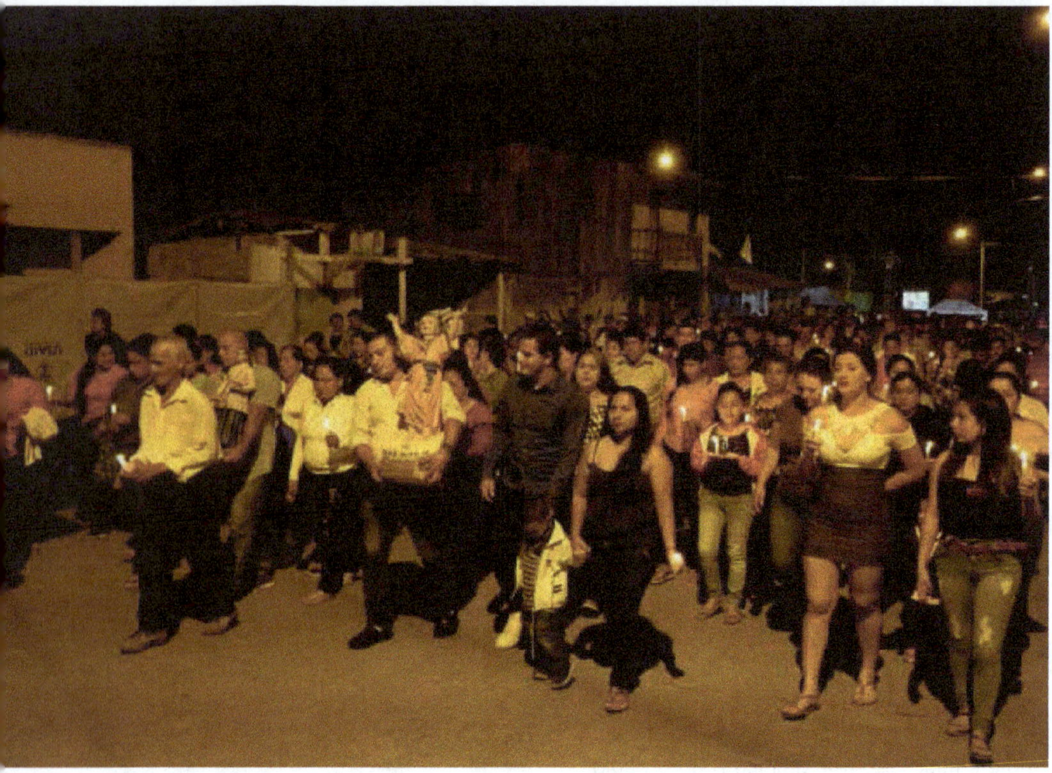

Procesión con el divino Niño y Santa Narcisa. La religiosidad popular nos sigue moviendo; cada doce de diciembre caminamos con la Guadalupana cuatro, cinco, seis horas. Nuestra fe se afianza caminando y cantando y rezando juntos. Y vamos alistando nuestros compromisos y responsabilidades.

Manzanilla

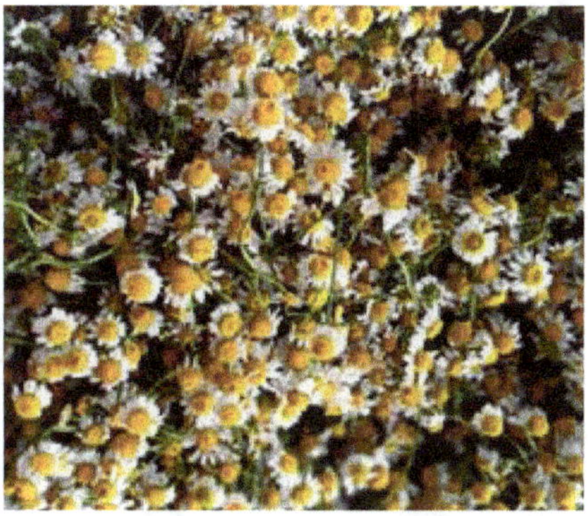

Manzanilla. Comercial Chamanga, San Isidro, 10 agosto 2023

Nombre científico: Anthemis nobilis, matricaria recutita, matricaria chamomilla.

Descripción de la planta: Hierba perenne, tallo redondo, hueco y ranurado, crece hasta los 35 cm, hojas verde pálidas, bipinnadas, agudamente denticuladas y sésiles, el tallo y las hojas son aromáticas. Las flores son un poco amargas y huelen a manzanilla. Cultivada en algunos patios de San Isidro.

Partes de la planta que se ocupan: Flores, hojas, raíz.

Otros usos: Gloriados de manzanilla junto con la zaragoza y la hierbaluisa, hacen agüitas para tomar.

Propiedades medicinales generales:

- Analgésica, dolores
- Antidiarreica, diarreas
- Colesterol, arterioesclerosis, hiperlipidemias
- Diabetes, páncreas
- Digestiones malas
- Dolor de oídos
- Entuertos, recaídas
- Gripe, catarro, resfriado, enfriamientos
- Heridas, cortes, llagas, eczemas, gangrena, granos, quemaduras, úlceras
- Inflamaciones
- Mareos, náuseas, vértigo, vómito
- Nervios, estrés, ansiedad
- Parto ayuda, nacimiento acelera
- Reduce la presión arterial
- Relajante
- Vías urinarias infectadas, cálculos, arenillas, riñón, vejiga, próstata, edemas

RECETAS

Dolor de estómago: Los pañitos, unos fomentos, de manzanilla y de orines. Fomentos le llamaban a un trapito, lo mojaban de orina. Y ahí venían y le ponían en el vientre. Lo mojaban de orina. Se le ponía en la barriguita. Para el dolor, está elevado decían. Los orines le bajaban. Tiene gases (Erasmo Polibio Zambrano Cuzme y Jacinta Betsabé Betancourt Muñoz, Cañaveral).

Heridas, para cicatrizarlas: Manzanilla con panela y limón, infusión, tomar y también aplicar (Agustina Basurto, Piquigua).

Inflamaciones: En tecito, la manzanilla desinflama. Uno coge, bebe los tecitos de eso (Mercy Janeth Cedeño Párraga, Muchique uno).

Nervios: Beber infusión de manzanilla con flores, hojas y raíz (Virgilio Intriago, San Lorenzo).

Parto ayuda: Infusión de manzanilla calentita para que apuren los pujos, la infusión de manzanilla acelera el parto y le da fuerza, le quita los nervios (Ana del Jesús Ureta García, Piquigua).

Posparto: Para bañar a los niños con agua caliente de manzanilla a los 15 días del parto (Elvia Edita Piloso Chila, La Providencia).

(Personas de San Isidro y sus comunidades que han aportado sus saberes a esta ficha: Divina Esperanza Vera Vélez y Arcemi Feliciano Intriago Pazmiño, Palmar. Claudio Felipe Cedeño Loor, Dominguillo. Ramona Esperanza Véliz Acosta, Dominguillo. Querida Mejía, Jejenal. Anny Vera Zambrano, Nueve de Octubre. Erasmo Polibio Zambrano Cuzme y Jacinta Betsabé Betancourt Muñoz, Cañaveral. Ramón Antonio Mera Macías y Modesta Dilma Mera Macías, La Felicidad. Ángela Rosa Zambrano Zambrano, Río Mariano en Medio. Carmen Victoria Basurto Piloso, La Florida. Agustina Basurto, Piquigua. Mercy Janeth Cedeño Párraga, Muchique uno. Vicenta Isabel Vélez Chumo, Piquigua. Ana del Jesús Ureta García, Piquigua. Manuel Estenio Santana Hidalgo, Muchique tres. Virgilio Intriago, San Lorenzo. Humberto Esteban Zambrano Paz, Periquiame. Otilia Mercedes Solórzano Arteaga, El Tormento).

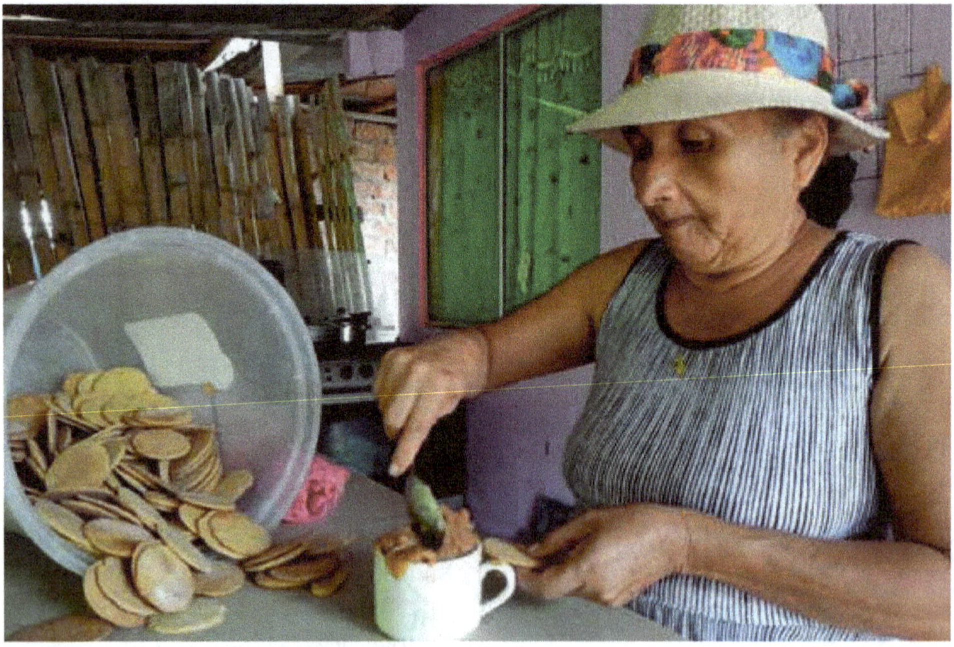

Gilma Muñoz de Las Margaritas, nos ha dado información de congona y espanto; los dulces, inseparables de la vida montubia; los alfajores, distintivos.

Mate

Nombre científico: Crescentia cujete y variedades.

Descripción de la planta: Familia Bignoniáceas. Árbol de hasta 5 metros de alto, muy ramificado, ramas extendidas y torcidas, hojas enteras, glabras, coriáceas, verticiladas, fasciculadas. Flores sésiles en tronco y ramas. Fruto grande, leñoso al madurar, carnoso, subgloboso a elíptico, liso, brillante, hasta de 50 cm de diámetro. Semillas numerosas, crece en San Isidro en fincas y patios.

Partes de la planta que se ocupan: Interior del fruto tierno.

Otros usos: Gloriados de manzanilla junto con la zaragoza y la hierbaluisa, hacen agüitas para tomar.

Propiedades medicinales generales:

- Analgésica, dolores, dolor de oídos
- Antibiótica, infecciones
- Cáncer
- Colitis, gases, intestino inflamado, tifoidea
- Digestiones malas, dolor de estómago, úlcera de estómago
- Edemas, próstata, riñón, vejiga, vías urinarias
- Estreñimiento
- Gripe
- Infección vaginal
- Quistes de ovarios
- Tiroides
- Tos

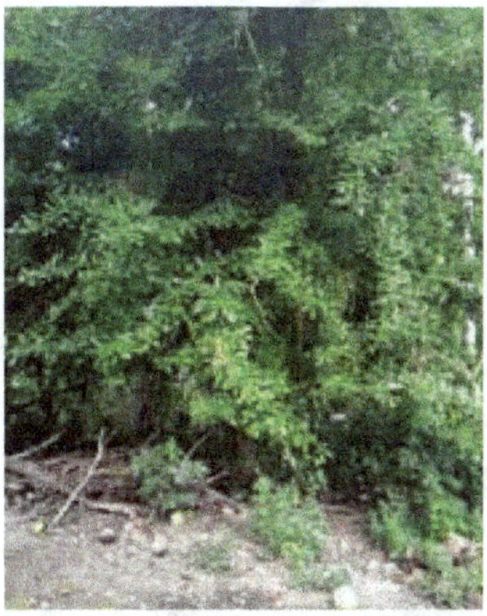

Mate. Finca de la Fundación Raíces y Sueños de San Isidro, 7 marzo 2023

RECETAS

Cáncer: El mate, lo ponía a hervir solo. Después que se enfriara, lo partía, y en un cedazo lo cernía. Lo tomaba como si fuera un quaker -avena-, eso me hizo muy bien, mis porcentajes de células malas comenzaron a bajar, en menos de cinco años me dieron de alta. El mate, sabe un poquito medio malo, se siente el sabor medio feíto, pero igual, si uno sabe que lo va a curar, pues tiene que hacer el esfuerzo (Bella Esperanza Pazmiño Zambrano y Edgar Osmán Castro Cevallos, Cinco de Junio). Se hace mermelada de mate y se toma (Víctor Manuel Reyes Arteaga, Palmar).

Dolor de estómago: Yo me torcía, una señora me dijo: váyase inmediatamente, coja un mate tierno, haga cuatro pedazos, hiérvalo 5 minutos, se saca el mate y se cierne, se bebe el agua, por agua de tiempo. Tenía un dolor de estómago, pero era demasiado, demasiado fuerte, créame. Y a la que me tomo ese va-

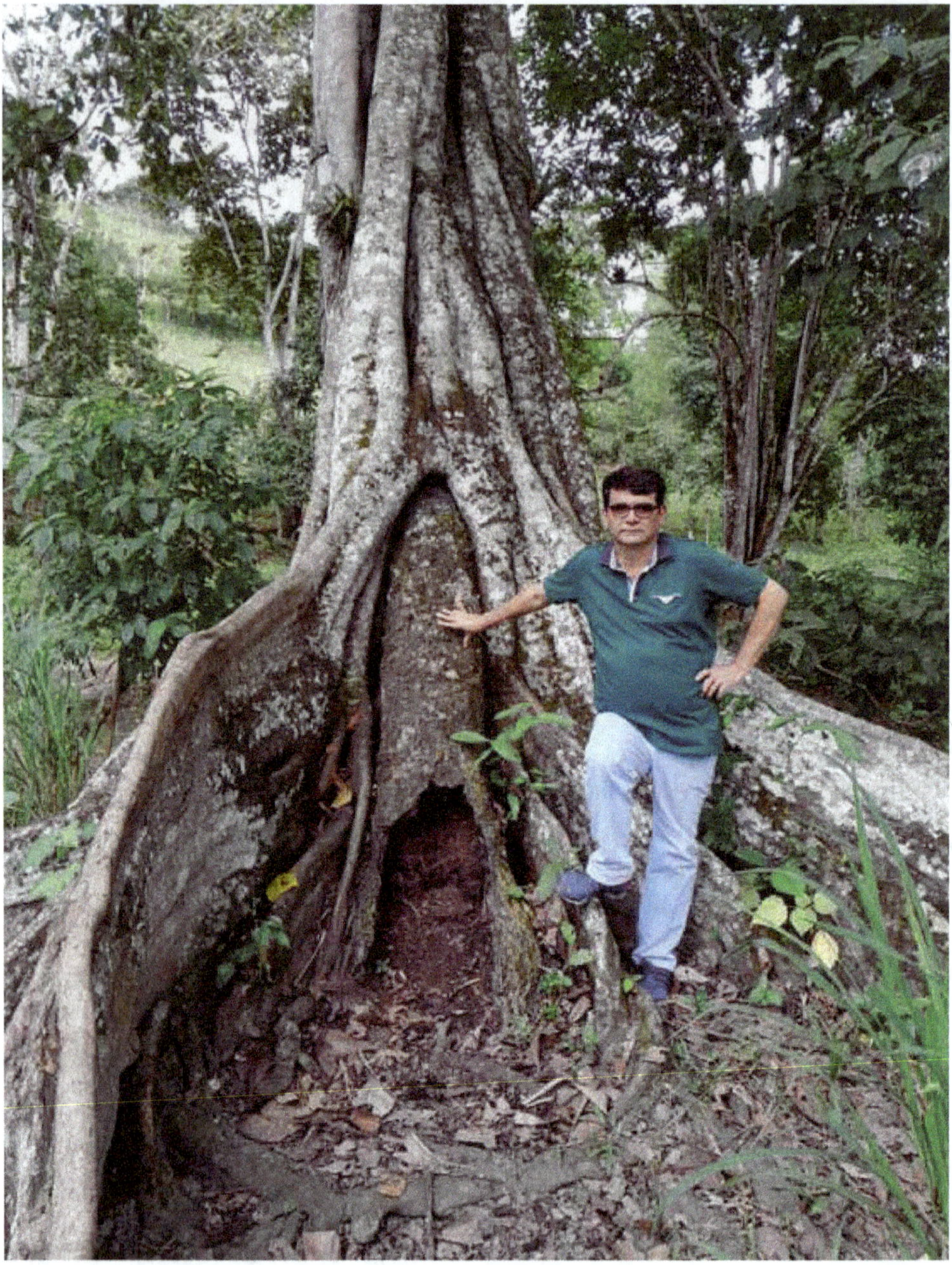

Leonardo Vera, socio de la Fundación, en un matapalo. Árbol tradicional, protector de las cuencas de quebradas y esteros; curioso, primero es parásito; los excrementos de las aves depositan en la copa la semilla; poco a poco deja caer las raíces desde arriba y van enraizando en tierra; el proceso termina ahogando al árbol anfitrión, que muere sofoco. ¿Parábola de algo más?

so, como que todo se fue del viaje, fue el último dolor. Yo seguí tomando al otro día y al otro día, por 3 meses, nunca más me torcí. Yo lloraba de la gastritis. Como con la mano. Yo siempre le digo a las personas: Tomen esa agua (Otón Talledo, Palmar).

Dolor de oídos: Calentaban una bolita de mate tierno y lo ponían ahí en el oído. La pepa de ajo también se calentaba (Marina Elizabeth Mejía Zambrano, San Roque).

Estreñimiento, colon, próstata, riñones, infecciones vaginales: Mermelada de mate, manjar de mate, con piña, una rodaja de piña, lo que es la carne del mate tierno, se le pone clavo dulce, canela, panela, bien hervida que quede, que sea conserva, se cierne en cernidera, se mete a un recipiente y a la refri. Es bueno para el colon, infecciones vaginales, tres cucharadas en cada comida, riñones, próstata, le hace una limpieza al colon (Virgilio Intriago, San Lorenzo).

Gripe: Bacinilla de mateancho, orinar, calentarlo en el horno, y lo hacían oler para que pasara la gripe (Carmen Mejía Cedeño, El Tope).

Quistes en los ovarios para hacer limpieza: Se hace mermelada de mate y se toma (Víctor Manuel Reyes Arteaga, Palmar).

Tiroides: Hacer un preparado con mate. Unos dos litros de aguardiente los pongo en un pomo de cuatro litros y a eso le pongo mate tierno, panela, ruda y orégano del grande, y después me lo puedo ir tomando tarde y mañana (Bella Esperanza Pazmiño Zambrano y Edgar Osmán Castro Cevallos, Cinco de Junio).

Tos: Con el mate se hace un jarabe, con la carnecita del mate tierno, se hace como una mermelada y se va tomando a cucharadas. También se coge la guayaba (Italia Margarita Valencia Intriago, El Zapote).

Úlcera del estómago: Comer mermelada de mate tierno. Y para toda enfermedad. (Ana Floridalba Cedeño Zambrano, El Tope)

(Personas de San Isidro y sus comunidades que han aportado sus saberes a esta ficha: Bella Esperanza Pazmiño Zambrano y Edgar Osmán Castro Cevallos, Cinco de Junio. Virgilio Intriago, San Lorenzo. Otón Talledo, Palmar. Italia Margarita Valencia Intriago, El Zapote. Ana Floridalba Cedeño Zambrano, El Tope. Carmen Mejía Cedeño, El Tope. Marina Elizabeth Mejía Zambrano, San Roque. Víctor Manuel Reyes Arteaga, Palmar).

Menta

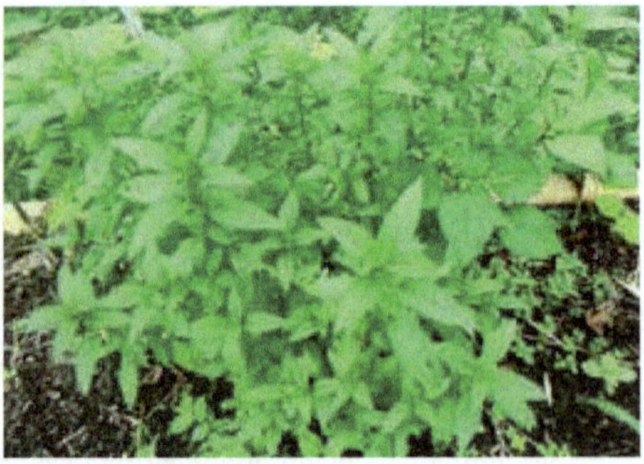

Menta. Patio de Ramón Véliz. Piquigua, San Isidro, 30 marzo 2023

Nombre científico: Mentha spicata y variedades.

Descripción de la planta: Se diferencia de la hierbabuena en que la hojita es más delgada, muy menuda, hojita alargada, la menta. La menta de hoja más grande tiene las mismas propiedades que la de hoja pequeña. Familia: Labiadas. Procede de la hibridación de dos tipos de menta. La mezcla de la menta negra, que tiene un tono violáceo, y la menta blanca, de un color verde más uniforme. Ofrece un fuerte aroma que la distingue de otro tipo de menta. Crece en los patios de las casas de San Isidro.

Partes de la planta que se ocupan: Hojas, ramas.

Propiedades medicinales generales:

- Analgésica, dolores
- Digestiones malas
- Espasmos, calambres, cólicos
- Gases, cólicos y calambres intestinales
- Menstruación regula, cólicos menstruales
- Mitológica-cultural, limpias, ojeados
- Nervios, estrés, ansiedad
- Relajante

RECETAS

Gases: Usted coge una hojita de menta y rapidito bota los gases (Ana del Jesús Ureta García, Piquigua).

Nervios: Tomar el jugo de hojas de menta (Ana del Jesús Ureta García, Piquigua).

Ojo, mal ojo: Conservaba los montes mi mamá en frascos de vidrio, ahí le ponía menta y espanto, pero le ponía muy poco licor y un tanto de azúcar, eso le conservaba ahí, con eso se hacían las tomas para los ojeados, de cualquier montecito hacia una agüita, y ahí le ponía dos cucharaditas de la concentración del alcohol de menta (Agustina Basurto, Piquigua).

(Personas de San Isidro y sus comunidades que han aportado sus saberes a esta ficha: María Teresa Posligua, La Laguna. Eufrasia Sinforosa Cusme Cusme, Bijahual. Ana del Jesús Ureta García, Piquigua. Carmen Vélez, El Relleno. Agustina Basurto, Piquigua).

Moringa-muringa

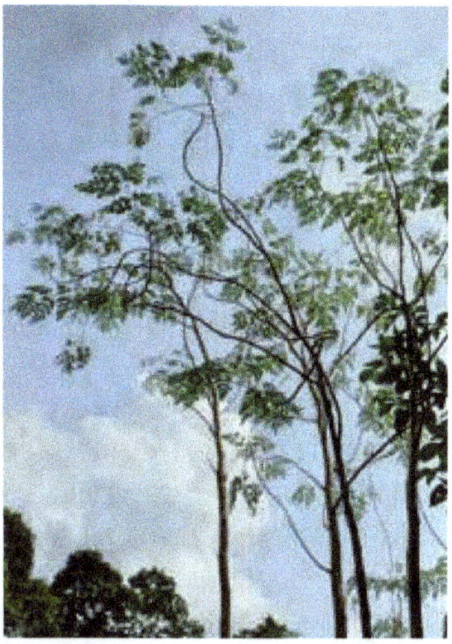

Moringa. Comunidad El Progreso, San Isidro, 5 abril 2023

Nombre científico: Moringa oleifera.

Descripción de la planta: Familia: Moringáceas. Las semillas son como guaba. Es un árbol de rápido crecimiento, crece hasta 12 metros, ramas colgantes quebradizas, hojas color verde claro, compuestas, con muchos folíolos pequeños, flores fragantes, blancas o blancas crema. Produce vainas colgantes marrones, cada una contiene aproximadamente veinte semillas marrones oscuras incrustadas en la médula. Crece en caminos y fincas de San Isidro.

Partes de la planta que se ocupan: Semillas y hojas.

Propiedades medicinales generales:

Cáncer, tumores
Colesterol
Diabetes, páncreas
Huesos
Infecciones
Sangre depura

RECETAS

Colesterol: De mañana se toma una pepita de muringa y de tarde otra (Ramona Liduvina Salvatierra Rivas, San Isidro).

Diabetes: La hoja de moringa se toma en forma de té, se toma a cada rato como agua de tiempo (Víctor Manuel Reyes Arteaga, Palmar).

Infecciones, y depuración de la sangre: Usted puede tener hervido 1 galón de hoja de moringa para estar tomando; yo he tomado más de 15 días y luego ya paro de tomar (Lauro Agapito Obando Valencia, Santo Domingo Chiquito).

(Personas de San Isidro y sus comunidades que han aportado sus saberes a esta ficha: Ramona Liduvina Salvatierra Rivas, San Isidro. Esperanza Bernardina Cevallos Delgado, Mata de Plátano. Liborio Raúl Zambrano Minaya, Río Mariano en Medio. Rosario Margarita Marcillo, Muchique dos. Víctor Manuel Reyes Arteaga, Palmar. Lauro Agapito Obando Valencia, Santo Domingo Chiquito).

Orégano

Nombre científico: Origanum mejorana, origanum vulgare.

Descripción de la planta: Familia: Labiadas. Hierba muy aromática, cubierta de pelusa gris afelpada, de hasta 50 cm de altura, tallos erguidos, cuadrangulares, pubescentes, muy ramificados. Hojas amarillo-grisáceas, opuestas, pequeñas, muy angostas, de tono rosáceo las que se encuentran más arriba, ovales, de corto peciolo. Flores blanco-rosadas, pequeñas, en espigas, axilares. Crece en los patios de las casas de San Isidro.

Partes de la planta que se ocupan: Hojas.

Otros usos: Gastronomía, para cocinar, para los caldos de gallina y las carnes. Para preparar agüitas aromáticas.

Propiedades medicinales generales:

- Ácido úrico, artritis, artrosis, dolor de huesos, reumatismo
- Alergias, comezón aguda, picores, ronchas, picazón
- Analgésica, dolores
- Antibacteriana, infecciones
- Bichos, amebas
- Bronquitis, dificultad de respirar, neumonía, pulmón, pulmonía, tos, vías respiratorias
- Colesterol, arterioesclerosis
- Cólicos menstruales
- Diarreas
- Digestiones malas, dolor de estómago
- Espasmos, calambres, cólicos, vómitos, dolor de cabeza

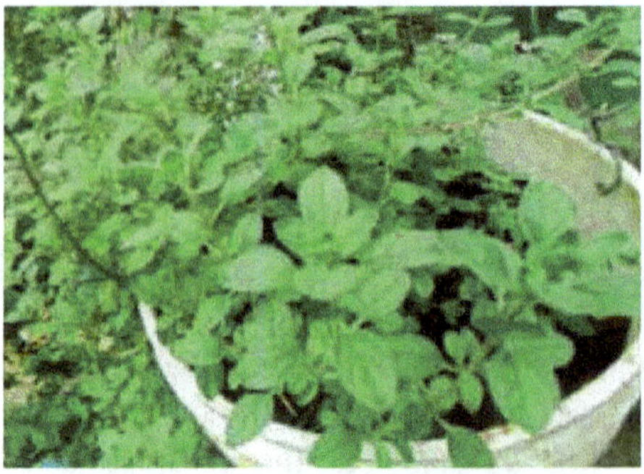

Orégano. Patio de Hugo Véliz, Piquigua, San Isidro, 30 marzo 2023

- Gases, cólicos y calambres intestinales
- Hemorragias externas e internas
- Mitológica-cultural, limpias, ojeados
- Purgante
- Reduce la presión arterial

RECETAS

Colesterol: Se machuca la hoja de orégano, se saca el juguito y se lo toma en cucharaditas (Domitila Reducinda Arias Véliz, Cañaveral).

Cólicos menstruales: Se agarra las hojitas de orégano y se hace un gloriado. Se toma el gloriado caliente, cuando tienen cólicos menstruales (Ketty Genith Muñoz Loor, Las Margaritas).

Corte, herida: Cuando uno se cortaba antes trabajando, cogía el jugo de orégano, le exprimía ahí, y paraba la sangre (Miguel Ángel Zambrano Saldarriaga, Río Mariano San Pablo, Las Piedras).

Diarrea: Gloriadito de orégano (Lida Antonia Bermúdez Cevallos, Río Mariano en Medio).

Dolor de cabeza: Gloriadito de orégano (Lida Antonia Bermúdez Cevallos, Río Mariano en Medio).

Dolor de estómago: Cuando usted tiene una digestión fuerte, usted hace agüita de orégano, y se la toma (Úrsula Vásquez, Palmar. Gloria Isabel Solórzano, La Felicidad. Agustina Guillermina Zambrano Bermúdez, Río Mariano en Medio).

Vómito: Gloriadito de orégano (Teresa Trinidad Talledo Miranda, El Tope. Lida Antonia Bermúdez Cevallos, Río Mariano en Medio.).

(Personas de San Isidro y sus comunidades que han aportado sus saberes a esta ficha: Agustina Basurto, Piquigua. Agustina Guillermina Zambrano Bermúdez, Río Mariano en Medio. Agustín Zambrano-Mariana Solórzano, Mata de Plátano. Amada Manuela Zambrano Aveiga, San Lorenzo. Amanda Macías Palacios, Nueve de Octubre. Anny Vera Zambrano, Nueve de Octubre. Bella Ángela Farías Paladines, Cinco de Junio. Carmen Mejía Cedeño, El Tope. Darío Mendoza, Pechichal. Domitila Reducinda Arias Véliz, Cañaveral. Enrique Manuel Reyes Arteaga y Maruja Arteaga, Palmar. Gloria Isabel Solórzano, La Felicidad. Grimaldo Antonio Bone Valdés, Muchique tres. Josefa Antonia Saldarriaga Rodríguez, San Isidro. Ketty Genith Muñoz Loor, Las Margaritas. Maura Esperanza Delgado Macías, Mata de Plátano. Miguel Ángel Zambrano Saldarriaga, Río Mariano San Pablo (Las Piedras). Pedro Antonio Rivadeneira Ansurio, Río Mariano en Medio. Ramona Liduvina Salvatierra Rivas, San Isidro. Santo Emilio Ramírez Mite, Mata de Plátano. Teresa Trinidad Talledo Miranda, El Tope. Úrsula Vásquez, Palmar. Vilma Vélez, Piquigua. Líbida Trinidad Moreira Vega, Chonta uno. Laura Margarita Ormaza Zambrano, Calada. Gladys Teresa Santillán Góngora, Calada. Jacinta Antonia Cedeño Zambrano, La Humedad de Río Mariano. Lida Antonia Bermúdez Cevallos, Río Mariano en Medio. Plutarco Jónez Solís Ureta y Holanda Napa Piquigua. Antonio Miguel Cedeño Argandoña, El Palmar. Marina Elizabeth Mejía Zambrano, San Roque).

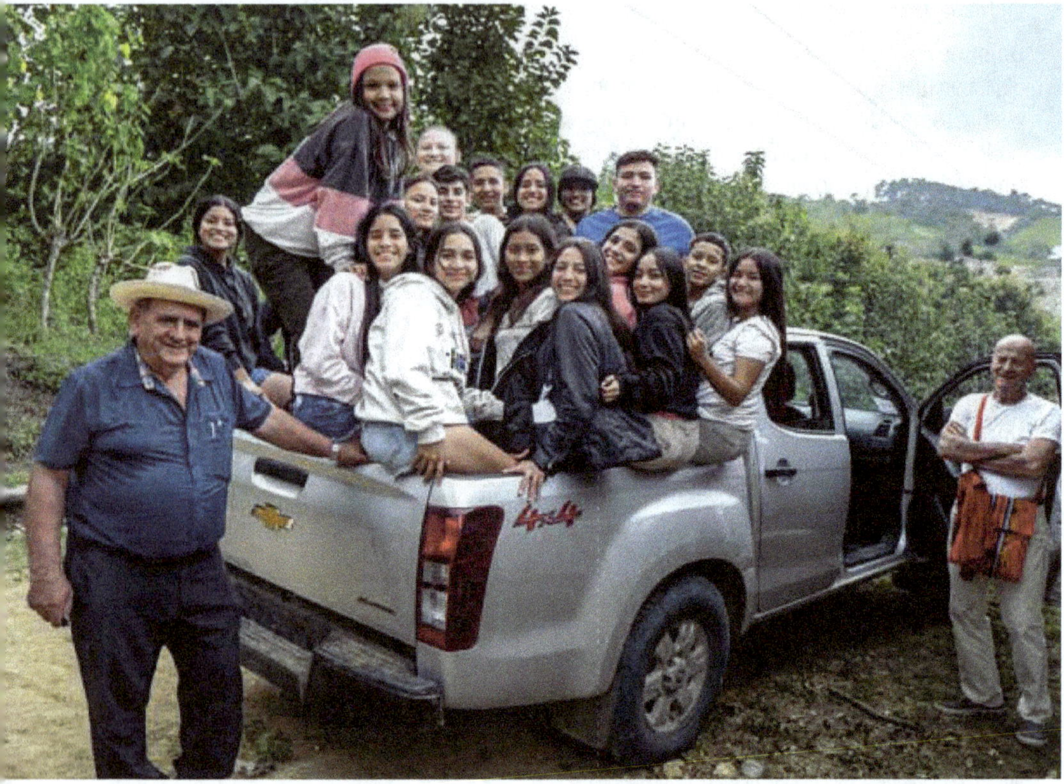

Un grupo de Jóvenes nos acompañan en las entrevistas. ¡Cuántas leyendas han escuchado del diablo y del duende, cuantos chigualos y amorfinos, cuántos cuentos sobre malos espíritus, muertos, la lutona…!

Oreganón

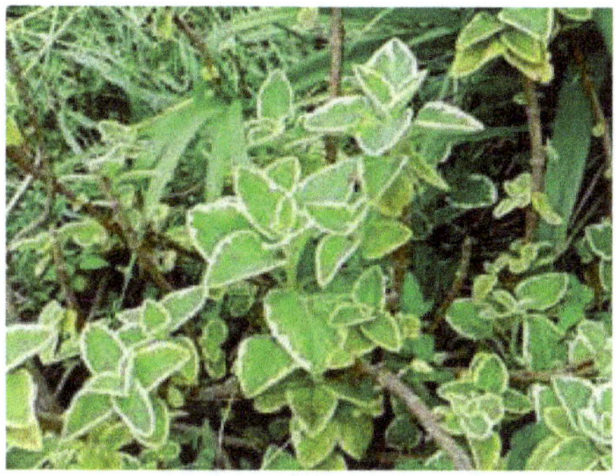

Oreganón. Huerto medicinal. Finca de la Fundación Raíces y Sueños de San Isidro, 2 marzo 2023

Nombre científico: Plectranthus amboinicus, coleus amboinicus.

Descripción de la planta: Familia: Labiadas. Suculenta hierba, carnosa, muy aromática, muy ramificada, posee pelos erectos suaves cortos. Tallo hasta de 90 cm de alto. Las hojas de forma ovalada, con una punta cónica, pubescentes. Olor agradable y refrescante. El oreganón se diferencia del orégano en que éste es chiquito, pequeñito, bien fino, en cambio el oreganón es grande la hoja. Hay dos variedades en San Isidro: El oreganón verde. El otro oreganón tiene una franja blanca alrededor de la hoja, pero tiene las mismas propiedades que el oreganón verde normal. Cultivado en las casas de San Isidro.

Partes de la planta que se ocupan: Hojas.

Otros usos: Se la puede usar como preventivo. Se puede usar en la alimentación, le da un buen sabor a las comidas. En medida pequeña sirve para sazonar los tallarines, la carne y la sopa, caldos, estofados, todo el alimento que se prepara. También gloriado de oreganón para echarle al maíz para la chicha.

Propiedades medicinales generales:

El oreganón tiene azitromicina, como el matico, es muy bueno para combatir las infecciones de diarreas, enfermedades gastrointestinales, gripes, resfrío. Tener en cuenta que las recetas de oreganón hay que hacerlas antes de que la enfermedad se complique, en cuanto empieza la afectación, la dolencia, usted echa mano al oreganón y empieza el tratamiento. Hervir el agua, echar bien lavadita la hoja de oreganón, luego sacarla, no la coma, porque tiene harto colesterol.

Amígdalas inflamadas
Analgésica, dolores
Antibiótica, infecciones
Antidiarreica, diarreas
Bazo, cálculos, hígado, metabolismo, vesícula
Bronquitis, dificultad de respirar, neumonía, pulmón, pulmonía, tos, vías respiratorias
Caries, dientes cuida y limpia
Colesterol
Cólicos menstruales, menstruación regula
Colitis, gases, intestino inflamado, tifoidea
Covid 19
Desinfecta cortes, heridas, llagas, úlceras, quemaduras
Digestiones malas, dolor de estómago, gastritis
Dolor de oído
Encías infectadas

Enfermedades de la piel, eczemas, erupciones cutáneas, granos
Espasmos, calambres, cólicos
Gases, cólicos y calambres intestinales
Gripe, catarro, resfriado, enfriamientos
Inflamaciones
Insomnio, dolores musculares
Mareos, náuseas, vértigo, vómito
Medicina animal: ahogo, moquillo
Mitológica-cultural
Nervios, estrés, ansiedad
Relajante
Tónica energética

RECETAS

Amígdalas inflamadas, infectadas: Masticar una hojita de oreganón, eso sirve para desinflamar las amígdalas. O machacar una hoja de oreganón y ponerse externamente alrededor de la garganta como cataplasma a la vez que se toma el juguito, tres veces al día (Vilma Vélez, Piquigua).

Caries, para evitarlas: Masticar una hojita de oreganón, eso sirve para evitar las caries (Vilma Vélez, Piquigua).

Cólicos de la menstruación: Para hacer agüitas con hojitas de oreganón cuando uno está menstruando, siempre a la mayoría nos daba cólicos (Marina Elizabeth Mejía Zambrano, San Roque).

Covid 19, gripe: Para el Covid, ahora que hubo esa pendejada del Covid, este era perseguido por la gente, preventivo, todas las noches hacía una ollita de agua de hierbaluisa, le tiraba de este montecito, oreganón, le echaba una tapita de limón a la taza y tomamos agua a las diez de la noche cada uno con una taza, las niñas, mis nietas que siempre estaban aquí se habían acostumbrado, la agüita y la agüita, todas las noches era una taza de agüita, sí, no nos apegó nada el Covid, por ahí gripecita así sencilla nomás (Plutarco Jónez Solís Ureta y Holanda Napa, Piquigua). Covid 19, tos: Para nosotros el oreganón ha sido una medicina muy buena, hemos tomado abundante té para la tos, porque esta pandemia le deja a usted una tos hasta cansarse de tanto toser. Lo hemos empleado para tomar té y nos ha dado muy buenos resultados. Mi hijo tenía una tos constante, constante, y todos los días de Dios toma oreganón, y la tos le ha disminuido en un 80 por ciento (Vilma Vélez, Piquigua).

Diarrea: Claro que antes había el alcohol de menta, el ajenjo, hierbabuena, de toditos esos montecitos uno les hacía un agua, infusión, y les daba ese orégano grande, todo eso uno le echaba y le pasaba con eso (Pablo Antonio Rizo Vélez y Estrella Alegria Saldarriaga Bermúdez, El Progreso. Asdrúbal Zambrano y Brigida Lucas, Piquigua. Teófilo Wilfrido Velázquez Palacios, Río Mariano Tutumbe. Arnaldo Antonio Obando Demera, Santa Rosa. José Bartolo Quevedo Salvatierra, Juan Vázquez. Ramona Liduvina Salvatierra Rivas, San Isidro. Vilma Vélez, Piquigua. Sebastiana Margarita Ponce Cedeño y Victor Hugo Párraga Zambrano, Muchique uno. Antonio Miguel Cedeño Argandoña, Palmar. Teresa Trinidad Talledo Miranda, El Tope).

Dolor de estómago: Beber gloriadito de oreganón (Ederma del Carmen Briones Navarrete, Cadialitos. Juana Liria Loor y Pedro Alcívar, Chonta dos. Riquilda del Pilar Intriago Piloso, La Florida. Olmedo Gongora, La Laguna. Agustín Zambrano-Mariana Solorzano, Mata de Platano. Amada Manuela Zambrano Aveiga, San Lorenzo. Manuel Estenio Santana Hidalgo, Muchique tres. Flor Marquínez Marquínez, Palmar. Asdrúbal Zambrano y Brigida Lucas, Piquigua. Estrella Margarita Chavez Delgado, Río Mariano Tutumbe. Arnaldo Antonio Obando Demera, Santa Rosa. Agustina Basurto de Piquigua. Sebastiana Margarita Ponce Cedeño y Victor Hugo Párraga Zambrano, Muchique uno. Justo Antonio Zambrano Bermúdez, Río Mariano en Medio).

Dolor de oído: Se calienta una hoja de oreganón y se aplica externamente al oído (Marina Mejía, San Roque).

Dolor, cólico, gases, dolor de estómago, dolor de menstruación: Agüita, ahí se le pone a más del oreganón, la ruda de castilla, la ruda de gallinazo, eso le quita un dolor, cólico (Vicenta Isabel Vélez Chumo -historia de vida-, Piquigua).

Encías infectadas: Masticar una hojita de oreganón, eso sirve para desinfectar las encías (Vilma Vélez, Piquigua).

Gases y gastritis: Para sacar los gases es bueno, para la gastritis; me lleno bastante de gases y cuando me siento así, me hago mi agüita de orégano y oreganón, de los dos, hago un perolado y me lo estoy tomando por agua de tiempo o como agüita aromática (Ulbio Antonio Moreira Zambrano, El Tope).

Gripe: Se hace té. Primero se hace hervir el agua. Una vez hervida se pone el agua en una taza. Dos hojitas de oreganón previamente lavadas se colocan en esa agua de la taza y se tapa por diez minutos. Ahí sale un rico té, que además de sabroso, le sirve para su enfermedad (Vilma Vélez, Piquigua).

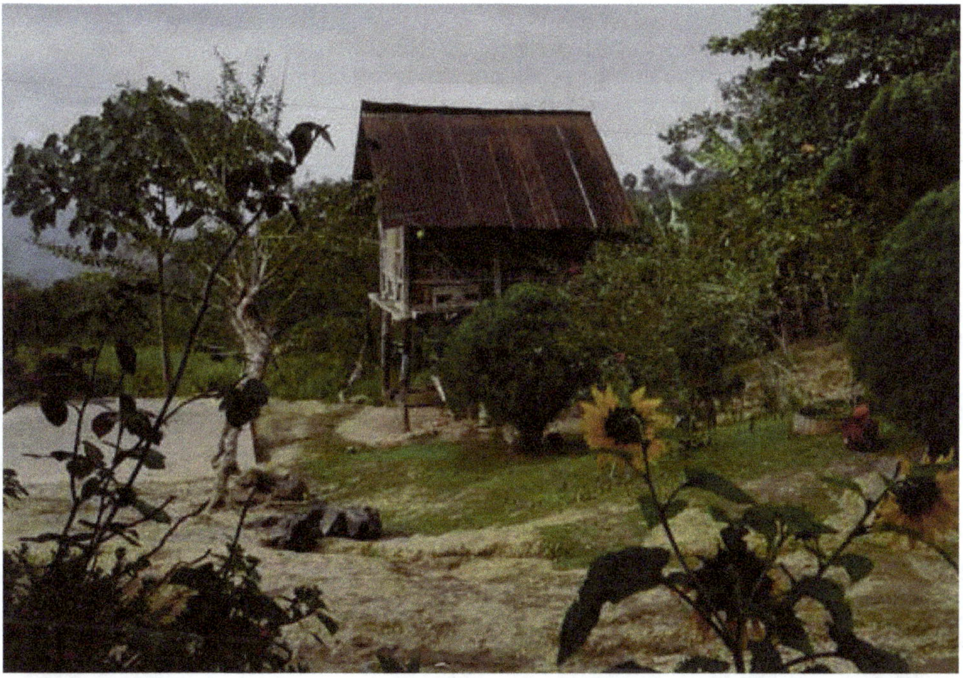

Ni una basurita en el suelo. Antiguamente nadie tenía dinero, pero sí tenían su propia fuerza: llamaban cambiabrazo al ir yo a tu finca una semana y tu te vienes a la mía la siguiente, para trabajar más rápido la sembrada o la deshierbada del maíz o lo que fuera. Ya se sabe que entre dos o tres, el día pasa más rápido, la dura jornada se hace más llevadera.

Herida infectada de un corte, de un rasguñón, de una picada de insectos, sarpullido, lepra, llagas: Se lava la hoja de oreganón, se machaca y el juguito se pone directamente en la herida, se tapa con la misma hoja. Sirve para desinfectar (Vilma Vélez, Piquigua).

Oídos dolor: Se soasan las hojitas de oreganón y se ponen en el oído cuando le duelen (Manuel Estenio Santana Hidalgo, Muchique tres).

Vientre inflamado de los niños: Cataplasma de hojas de oreganón (Vilma Vélez, Piquigua).

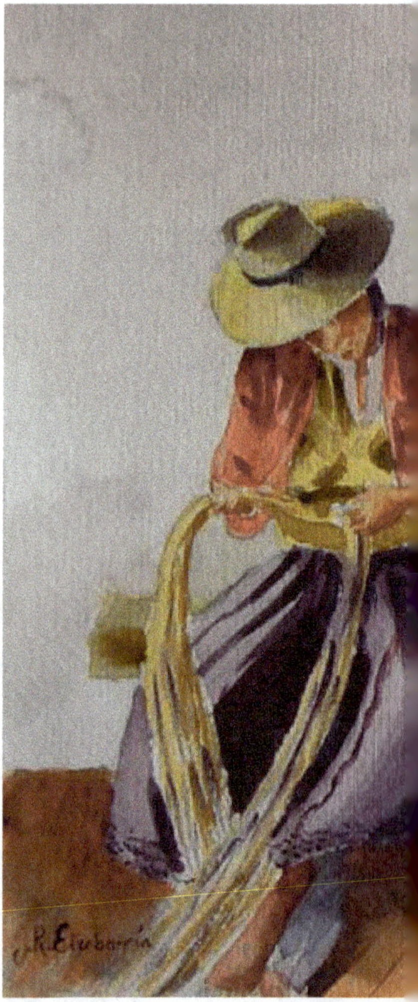

(Personas de San Isidro y sus comunidades que han aportado sus saberes a esta ficha: Agustina Basurto, Piquigua. Agustín Zambrano-Mariana Solórzano, Mata de Plátano. Alida Ondina Farías Solís, Piquigua. Amada Manuela Zambrano Aveiga, San Lorenzo. Ana del Jesús Ureta García, Piquigua. Ángela Guillermina Ponce Cedeño, La Felicidad. Ángela Olinda Alcívar Acosta, San Isidro. Antonio Mera y Carmen Muñoz, El Relleno. Antonio Miguel Cedeño Argandoña, Palmar. Arnaldo Antonio Obando Demera, Santa Rosa. Asdrúbal Zambrano y Brígida Lucas, Piquigua. Beatriz Mera y Fermín Vélez, El Relleno. Bella Ángela Farías Paladines, Cinco de Junio. Candelaria Intriago Arteaga, San Lorenzo. Carmen Vélez, El Relleno. Darío Mendoza, Pechichal. Ederma del Carmen Briones Navarrete, Cadialitos. Estrella Margarita Chávez Delgado, Río Mariano Tutumbe. Eufrasia Sinforosa Cusme Cusme, Bijahual. Flor Marquínez Marquínez, Palmar. Gladys Ramírez Zambrano y Alberto Zambrano, Palmar. Gualberta Cagua Obando, Chimborazo. Holanda Napa, Piquigua. Hortensia Hermelinda Betancourt Muñoz - Luis Cuadros, Las Brisas. Italia Margarita Valencia Intriago, El Zapote. Jacinta Antonia Cedeño Zambrano, La Humedad de Río Mariano. Jorge Burgos y Mercedes Moreira, Cadialitos. José Bartolo Quevedo Salvatierra, Juan Vázquez. Juana Liria Loor y Pedro Alcívar, Chonta dos. Líbida Trinidad Moreira Vega, Chonta uno. Lorgia Bolena Loor Rivas, Chonta uno. Manuel Estenio Santana Hidalgo, Muchique tres. Marina Mejía, San Roque. Mary del Carmen Zambrano, Cadialitos. Noemí Avelina Intriago Mendoza, La Florida. Olmedo Góngora, La Laguna. Pablo Antonio Rizo Vélez y Estrella Alegría Saldarriaga Bermúdez, El Progreso. Ramón Antonio Mera Macías y Modesta Dilma Mera Macías, La Felicidad. Ramón Vera-Freya-Beki-Abel, Chonta dos. Ramona Liduvina Salvatierra Rivas, San Isidro. Riquilda del Pilar Intriago Piloso, La Florida. Sebastiana Margarita Ponce Cedeño y

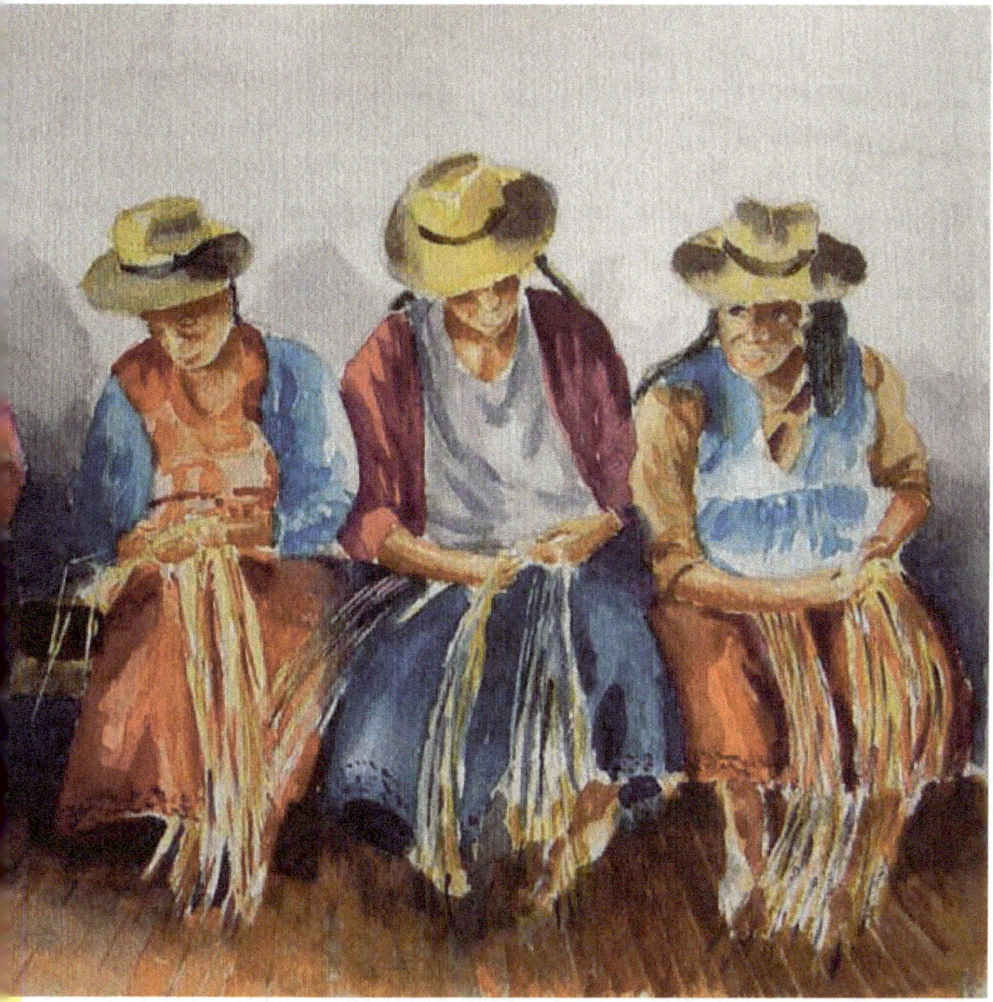

Victor Hugo Párraga Zambrano, Muchique uno. Teófilo Wilfrido Velázquez Palacios, Río Mariano Tutumbe. Teonilde Eulalia Mendoza Mendoza, La Mocora. Teresa Trinidad Talledo Miranda, El Tope. Ulbio Antonio Moreira Zambrano, El Tope. Vilma Vélez, Piquigua. Virgilio Intriago, San Lorenzo. Plutarco Jónez Solís Ureta, Piquigua. Vicenta Isabel Vélez Chumo -historia de vida-, Piquigua. Justo Antonio Zambrano Bermúdez, Río Mariano en Medio. Marina Elizabeth Mejía Zambrano, San Roque).

Paico

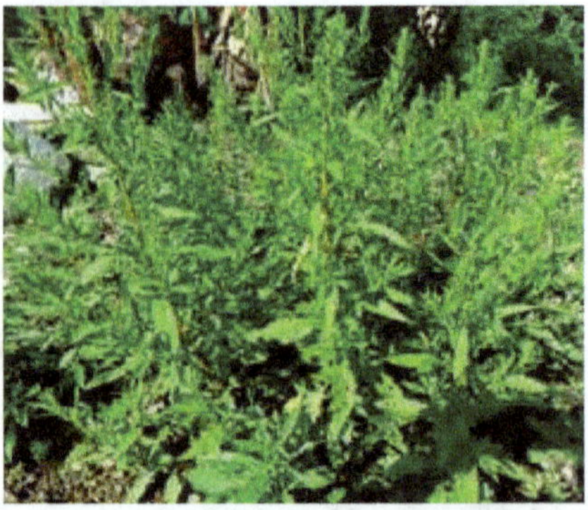

Paico. Comunidad el Progreso, San Isidro, 28 marzo 2023

Nombre científico: Chenopodium ambrosioides y variedades.

Descripción de la planta: Familia: Quenopodiáceas. Hierba erguida, enramada desde la base, muy olorosa, de hasta un metro de alta. Hojas membranosas, alargadas, alternas, puntiagudas, verde amarillentas, con pequeñas partículas resinosas. Flores verdes, pequeñas, crecen en espigas axilares y terminales. Frutos pequeños en forma de vejiga, con semillas aisladas. Sabor pungente y amargo. Cultivada en muchas casas en San Isidro.

Partes de la planta que se ocupan: Hojas, ramitas, cogollos, raíz.

Otros usos: Para preparar agüitas aromáticas.

Propiedades medicinales generales:

- Contiene calcio y vitaminas
- Analgésica, dolores
- Antidiarreica, diarreas
- Bichos, amebas
- Colerín, cólera
- Digestiones malas, dolor de barriga
- Enfermedades de la piel, eczemas, erupciones cutáneas, granos
- Fiebre, paludismo, Covid 19
- Heridas, cortes, llagas, eczemas, gangrena, granos, quemaduras, úlceras
- Mitológica-cultural, limpias, ojeados
- Ojos inflamados, conjuntivitis, patada china
- Parto ayuda, nacimiento acelera
- Purgante
- Tónica mental

RECETAS

Bichos: El paico lo usaba mi mami, lo molía y nos daba a nosotros, nos daba con magnesia y botábamos los bichos, la leche de magnesia nos daban con esa sal inglesa (Carmen Farías Vélez, El Progreso). Machacaban el paico, sacaban medio vaso de esencia de paico, medio vaso de leche de vaca crudita y tome, botaba lombrices hasta por los codos (Teófilo Wilfrido Velázquez Palacios, Río Mariano Tutumbe). Uno le cogía un poco de paico, uno le molía, le machacaba y el zumo lo tomaba y ahí ya no le quedaba nada en la barriga, era como purgante (Amada Manuela Zambrano Aveiga, San Lorenzo). Si le dolía la barriga, le hacíamos una agüita de paico, eso bien le hervíamos, o se le machacaba para sacarle el jugo y eso le daban, con eso uno botaba los bichos, con ese remedio (Jose Hólger Ormaza Ureta y Clenileta Cleopatra Cedeño Chumo, Río Mariano Tutumbe). Lo desestructura, le saca la pura esencia, y se toma en ayunas el juguito. En la merienda también con extracto de zanahoria (Ana del Jesús Ureta García, Piquigua). Jugo de paico, en ayunas, bien lavadito, se exprime y una cucharadita en ayunas, revuelto con aceite refinado, y botaba bastantísimas lombrices, había un bejuquillo que hay en la montaña (Rosa Colombia Castro, San Lorenzo). La raíz y el extracto de las hojas de paico es muy bueno para los bichos. Se le da un purgante a un niño y a los tres días en ayunas medio vasito de extracto de paico, eso es muy bueno (Ramona Liduvina Salvatierra Rivas, San Isidro). Cuando vivía en Jejenal me fueron a dejar el Botiquín Comunitario, me daban talleres de medicina, un cuñado mío me vino a pedir algún remedio del botiquín porque un niño estaba afiebrado y hasta las vistas se le viraban, ¿por qué no hacemos mejor?, porque hay bastantísimo paico, picamos un poco de paico y se lo ponemos en todo el cuerpo, y le cuento que ese niño se amejoró, al otro día lo trajeron al doctor que dijo que estaba lleno de parásitos, y con eso se salvó ese niño, era una fiebre altísima, y de solamente los puros bichos (Ramona Liduvina Salvatierra Rivas, San Isidro). El paico es para el dolor de barriga, para los bichos; el que quiere lo hace en gloriado; el que quiere que más rápido le haga, coge una buena puñadita de hojas de paico, las mete a la licuadora, ya licuadita usted la cuela y se toma la pura esencia, eso es un gran purgante, así ya no le duele la barriga (Hermacia Guadalupe Soledispa Zambrano, El Tope). Antes a los cristianos les daba mucha lombriz, se hacía gloriado de paico, o si no se machucaba bien machucadito y el juguito le daban, lo ponían a serenar (Tarcila Mera Intriago, Santa Clara).

Diarrea: Yo antes a mis hijos les hacía agua de paico, del cogollo, cuando me les daba así diarrea (Gualberta Cagua Obando, Chimborazo).

Dolor de estómago: Ese paico, algunos lo cogen, lo machacan con una piedra, lo meten en un trapito y lo exprimen bien y se beben el jugo. En cambio yo no lo cojo así. Yo lo cojo enterito y lo corto donde está el brote más tierno y todo me lo como, y se me pasa (Melchor Santiago Vera Martínez, La Laguna). Nos machacamos un poco de paico, me daban en ayunas, según era el bicho, pasaba el dolor (Miguel Ángel Zambrano Saldarriaga, Río Mariano San Pablo, Las Piedras). Antes, cuando se enfermaba, para que le calme el dolor de barriga, se purgaban, porque decían que eran los bichos que le hacían doler la barriga. De antes también, ahí está la matita de paico, de ese paico cogían, machacaban esa hoja, y lo usaban para tomar, y de ese paico nosotros vivíamos porque nos quitaba el dolor de barriga. Había un enfermo, corrían era a hacer un agua, hacerse una toma. Con eso se componía la gente (Eufrasia Sinforosa Cusme Cusme, Bijahual). Agüita de paico (Sonia Domita Vélez Farías y Flérida del Carmen Vélez Farías, El Progreso).

Dolores: Infusión de paico (Tula Paz Saldarriaga, Periquiame).

Memoria, inteligencia: Como tónica mental, agüita de paico. También en la almohada se pone paico para relajarse y a veces es que están nerviosos y no captan (Ana del Jesús Ureta García, Piquigua). Mi último hijo, fue un buen estudiante, yo le ponía ramitas de paico en la cabecera de la cama, le daba hojitas de paico para que comiera, yo le tomaba examen, hasta cuarto año. El paico es un tónico mental que desarrolla la inteligencia, el muchacho progresaba muy bien (Ramona Liduvina Salvatierra Rivas, San Isidro). De chiquitos nos daban a nosotros para la mente, también masticaban, o picadito, tiernito, en la tortilla de huevo. Sí en la tortilla, eso. Así me dieron a mí para que tenga buena la inteligencia; o si no, te ponen debajo de la almohada (Carmen Mejía Cedeño, El Tope). Algunos pican el paico y lo echan encima de la sopa cuando la retiran ya del fuego y eso como que a los infantes les ayuda a mejorar la memoria, porque cuando están estudiando le dicen: coge una ramita de paico y póntela en la oreja, te ayuda (Tarcila Mera Intriago, Santa Clara).

Para acelerar el parto: Aquí sí salvé una criaturita porque ahí no más se ahogaba. Gracias a Dios, yo la salvé porque le di un baño bien caliente con esa malva de arriba abajo, el paico, y a las tres de la tarde ya estaba nacida la criatura, gracias a Dios (Delia María Ormaza Zambrano, San Isidro).

Piel: Sí, tenía aquí bastante paico, con ese paico hacía bañar a mis nietecitos, con ese paico hervía el agua y se bañaban, la piel sanita tienen todo el tiempo (Darío Mendoza, Pechichal).

Vista dañada: Andaba con una vista que me cogió un animalito, se me metió en la vista. Cogí y me puse a inventar: esto mata al bicho, cogí, hice un agua de paico, la herví, cogí y la puse en un trapito, me echaba en la vista. Fue basta, me compuse (Melchor Santiago Vera Martínez, La Laguna).

(Personas de San Isidro y sus comunidades que han aportado sus saberes a esta ficha: Amada Manuela Zambrano Aveiga, San Lorenzo. Amanda Macías Palacios, Nueve de Octubre. Ana del Jesús Ureta García, Piquigua. Benilda Beneranda Santander Saldarriaga, Piquigua. Carmen Farías Vélez, El Progreso. Carmen Mejía Cedeño, El Tope. César Cedeño Domínguez y Carmen Hermita Rengifo, Mata de Plátano. Darío Mendoza, Pechichal. Delia María Ormaza Zambrano, San Isidro. Dora Giler Zambano y Evaristo Figueroa, Muchique dos. Esperanza Bernardina Cevallos Delgado, Mata de Plátano. Eufrasia Sinforosa Cusme Cusme, Bijahual. Francisco Agustín Moreira Alcívar y Cruz María Basurto Cuadros, Chonta uno. Grimaldo Antonio Bone Valdés, Muchique tres. Gualberta Cagua Obando, Chimborazo. Hermacia Guadalupe Soledispa Zambrano, El Tope. José Hólger Ormaza Ureta y Clenileta Cleopatra Cedeño Chumo, Río Mariano Tutumbe. Manuel de Jesús Arias Véliz, Cañaveral. Manuel José Manzaba, Bijahual. María Solórzano, Santa Clara. Melchor Santiago Vera Martínez, La Laguna. Miguel Ángel Zambrano Saldarriaga, Río Mariano San Pablo (Las Piedras). Miguel Antonio Moreira Moreira, San Isidro. Ramona Liduvina Salvatierra Rivas, San Isidro. Raúl Inocencio Vergara Zambrano, Muchique tres. Rosa Colombia Castro, San Lorenzo. Sandra Cevallos y Santiago Giler, Chonta dos. Santo Emilio Ramírez Mite, Mata de Plátano. Teófilo Wilfrido Velázquez Palacios, Río Mariano Tutumbe. Teonilde Eulalia Mendoza Mendoza, La Mocora. Tula Paz Saldarriaga, Periquiame. Vilma Vélez, Piquigua. Sonia Domita Vélez Farías y Flérida del Carmen Vélez Farías, El Progreso, Tarcila Mera Intriago, Santa Clara).

Palo Santo

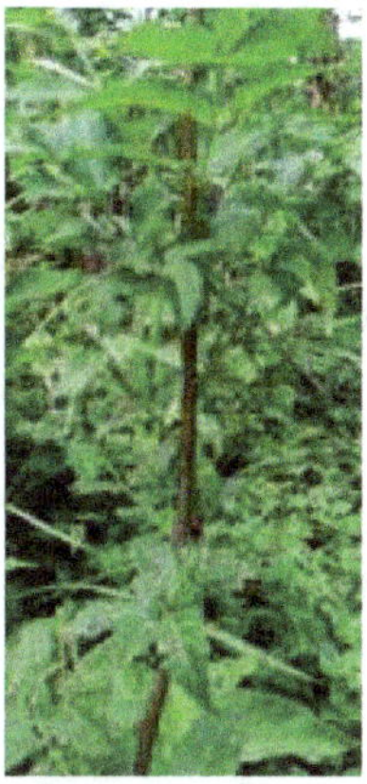

Palo santo. Comunidad de Piquigua, San Isidro, 9 junio 2023

Nombre científico: Bursera graveolens.

Descripción de la planta: Árbol de hoja caduca, de hasta 12 m de alto. Fuste cilíndrico ramificado desde 2 m del suelo. Copa redondeada. Corteza externa lisa. Partes vegetativas muy olorosas, debido a la presencia de glándulas resiníferas que exudan una resina con olor alcanforado o incienso. Hojas compuestas agrupadas al final de las ramitas. Flores pequeñas, blanco-lila. Fruto drupa abayada, verde rojizo. Semilla angulosa, marrón. Se propaga por semillas. Presente en los bosques secos de todo Ecuador, también en San Isidro, en las zonas de sequedad.

Partes de la planta que se ocupan: Madera y resina.

Otros usos: Los sahumadores se hacían de bejuco de pava, de caña, de latillas; se hacían para calentar a los recién nacidos y para sahumar sus pañales; se sahumaba sobre todo con madera de palo santo.

Propiedades medicinales generales:

- Analgésica, dolores
- Cólicos, calambres, espasmos
- Mitológica-cultural, limpias a ojeados, para el mal aire
- Pasmo, tétanos
- Reumatismo, artritis, dolor y calambres en las piernas y en los huesos
- Repelente de insectos

RECETAS

Artritis, reumatismo, dolor a los huesos, calambres en las piernas: En un botellón se pone palo santo con diésel, y eso se dan friegas para todo el que tiene artritis, reumatismo, dolor a los huesos, calambres, se da unas friegas y listo (Vicenta Isabel Vélez Chumo, Piquigua).

Dolores en las articulaciones, etc.: Se pone palo santo desmigado en aceite de comer, con ajo y se dan friegas (Vicenta Isabel Vélez Chumo, Piquigua).

Niños enfermos: A los niños no más ahí con cualquier agüita, uno se guindaba a su muchachito, con agüita de ruda con canime, le echaba ahí, se le daba, se le sahumaba con ese palo santo, con eso se le ponía (Haydee Maria Barre Vara y Floriselda Vite Cagua, Sto Domingo Chiquito).

Pasmo, tétanos: Otro niño también, ése de ocho días de nacido, voy para allá, llego a la casa de la señora buscando montes y ese niño ni fuerza tenía ya para llorar, digo: ¿qué le pasa al niño? Ya no tengo vida con mi hijo, ya he estado con todos los médicos y nada; me subo de curiosa, y le digo: pero señora, este niño tiene pasmo, está pasmado, el que le llamamos mal de siete días, y lo cogí, le hice una toma de ruda de gallinazo, de ruda de castilla, de monte de ovo, y le hice un sahumazo, con esas plantas más palo santo y alucema, y ahí le cogí café tostado y un poquito de azúcar, y con kerex (ahora sería diésel), y con eso le hice el sahumazo, le machuqué también la esencia del espanto con ruda y demás, y le hice tragar, si traga, le decía, se puede salvar, y a su madre le dije: si se muere no me eche la culpa a mí, ese pobrecito, ya estaba moradito por la boca; le di la toma y le hice el sahumazo, y le dije: si el niño se queda quedito, déjelo que duerma; y todo le hice a ella y al muchachito, un solo, la toma y el sahumazo, oiga el niño se queda dormido desde las seis de la tarde hasta la una de la mañana, pero eso sí, ese niño botaba agua sin destino, sudaba bastantísimo, y yo ya le dije: si suda el niño no lo desbarate, quítele la ropita no más y déjelo tranquilo; al otro día me mandaron a ver un ratito, y yo dije: murió el niño, porque estaba más muerto que vivo; me voy y me dice, vea al niño, mírelo, ya está vivito, desde la una de la mañana el niño mamó; para el sahumazo pone uno brasas de candela en una olla y le va tirando encima de las brasas los montes para que se haga humo, y se sahúman ambos, la mamá con el niño está recibiendo el humo, y esa señora me agradeció mucho, nunca he sido pagada, ha sido gratis, siempre, por servir, esas han sido las ideas que yo he dado, eso lleva aguardiente en el botellón, también sirve para el mal aire y para el ojo, la colonia del caballito, le da un olor fuerte. Sahumado con palo santo, canime, lucema, el café tostado, la azúcar (Vicenta Isabel Vélez Chumo, Piquigua).

(Personas de San Isidro y sus comunidades que han aportado sus saberes a esta ficha: María Obaldina Barre Cagua, Sto Domingo Chiquito. Rosa de los Santos Hidalgo Hidalgo, Nueve de Octubre. Elvia Edita Piloso Chila, La Providencia. Blanca Nieves Góngora, La Laguna. Mario Camilo Ortiz Solórzano, La Florida-Pechichal. Genaro Figueroa y María Domínguez, La Chicha. Carmen Cecilia Alcívar Talledo, Chimborazo. Pablo Antonio Rizo Vélez y Estrella Alegría Saldarriaga Bermúdez, El Progreso. Haydee María Barre Vara y Floriselda Vite Cagua, Sto Domingo Chiquito. Luisa Chila, Río Grande. Humboldt Aníbal Farías Ortiz, El Progreso. Vicenta Isabel Vélez Chumo, Piquigua).

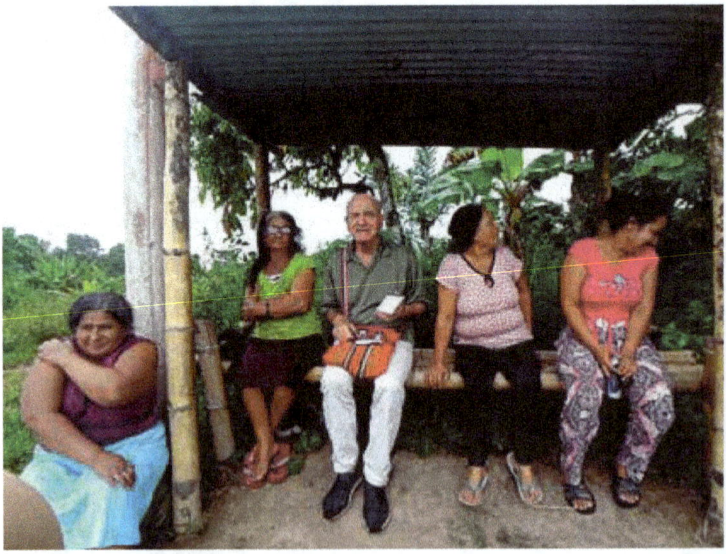

Gladys Ramirez, (la señora de lentes), de El Palmar, nos ha dado información de oreganón; conversar, juntarse para ello, es parte fundamental del día a día manaba, y base de nuestra tradición oral.

Rosa del Muerto

Nombre científico: Tagetes erecta, tagetes patula y variedades.

Descripción de la planta: Familia: Compuestas. Alcanza hasta medio metro de altura. Hojas opuestas, divididas, aromáticas. Flores dispuestas en cabezuelas sencillas o con múltiple número de pétalos, dos variedades en San Isidro: amarilla y mostaza. De olor muy penetrante, aquenios negros. Presente en muchos patios de San Isidro, en caminos, potreros, esteros.

Partes de la planta que se ocupan: Hojas y flores.

Propiedades medicinales generales:

Alergias, comezón aguda, picores, ronchas

Mitológica-cultural, limpias, ojeados, si a usted le sigue el muerto, mal de muerto

Ronquera, afonía

RECETAS

Alergias: Con la infusión de rosa del muerto se baña a las personas alérgicas; también se les soba por la parte afectada la hoja calentada (Vilma Vélez, Piquigua).

Ojo, mal ojo: Con la rosa de muerto, se hace un baño para el mal ojo (Francisca Zambrano Farías, Las Mercedes).

Para el mal de muerto: Con la rosa de muerto, se hacen baños (Francisca Zambrano Farías, Las Mercedes).

Ronquera, afonía: Ahorita que ando así afónico, hago una agüita de rosa de muerto, eso es bueno para la roncación, y el agua de

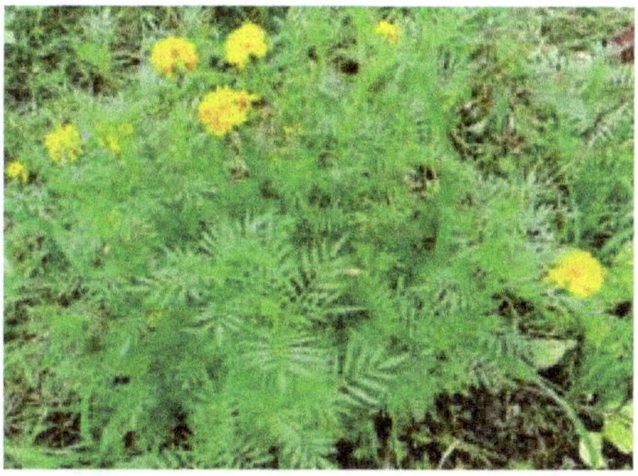

Rosa del muerto. Huerto medicinal. Finca de la Fundación Raíces y Sueños de San Isidro, 2 marzo 2023

limón. (Antonio Crispín Moreira Alcívar, Chonta uno).

Si a usted le sigue el muerto: Baños de rosa del muerto con achiote del que usan los colorados en Santo Domingo, "achiote mi compadre" le dicen, del rojo, ese es el bueno. Por si acaso a usted le sigue el muerto. ¿Y cuándo sabe uno cuando el muerto le sigue?: Uno siente resfrío, frialdad, no puede dormir, usted está en letargo no más, y no duerme porque algo le anda molestando, y tiene que curarse de esa frialdad, de esas cosas malas que andan, para poder dormir tranquilo, sin que nadie le moleste. Si el muerto está allá cerca de usted, usted siente la frialdad, el muerto anda frío. Ya no puede dormir, usted amanece que la vista le duele, entonces usted tiene que bañarse con la rosa del muerto, se hace baños con una cantidad de agua suficiente para que se bañe usted todo el cuerpo, tres baños y ya está. A la comadre Dolores de aquí de la cancha le dio fuerte, y con tres baños la curé (Ánter Solis, Periquiame).

(Personas de San Isidro y sus comunidades que han aportado sus saberes a esta ficha: Vilma Vélez, Piquigua. Francisca Zambrano Farías, Las Mercedes. Ánter Solis, Periquiame. Antonio Crispín Moreira Alcívar, Chonta uno).

Ruda de Castilla

Nombre científico: Ruta graveolens y ruta chapelensis.

Descripción de la planta: Familia: Rutáceas. Planta arbustiva perenne, siempre verde. Raíz leñosa con un tallo que engrosa año a año y del que salen todos los años nuevos vástagos que alcanzan hasta 1 metro de alto. Tallo y ramas inferiores leñosas, las superiores cilíndricas y herbáceas. Hojas algo carnosas, alternas. Flores pequeñas agrupadas en corimbos apicales o panículas terminales, amarillo-verdosas. El fruto es cápsula con semillas reniformes negras, olor fuerte desagradable. Cultivada en muchos patios de San Isidro.

Partes de la planta que se ocupan: Hojas, cogollos, flores.

Propiedades medicinales generales:

Ácido úrico, artritis, artrosis, dolor de huesos, reumatismo

Analgésica, dolores

Anticancerosa

Antidiarreica, diarreas

Bazo, cálculos, hígado, metabolismo, páncreas, vesícula

Bronquitis, dificultad de respirar, neumonía, pulmón, pulmonía, tos, vías respiratorias

Colerín, cólera

Cólicos menstruales, menstruación regula

Digestiones malas, dolor de barriga

Dolor y enfermedades de oído

Enfriamientos, frío

Espasmos, calambres, cólicos, pasmo, mal de los siete días

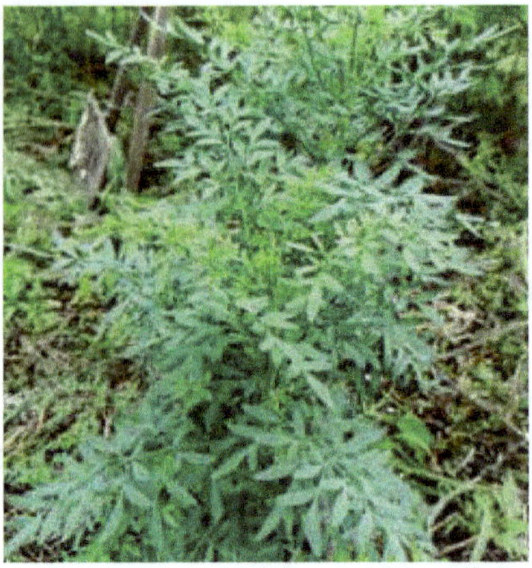

Ruda de castilla. Huerto medicinal. Finca de la Fundación Raíces y Sueños de San Isidro, 2 marzo 2023

Gases

Fiebre, paludismo, Covid 19

Insomnio, dolores musculares

Mareos, náuseas, vértigo, vómito

Mitológica-cultural, limpias, ojeados, mal aire, malas energías, susto

Pérdida de olfato por Covid 19

Picadura o mordedura de culebras

Posparto, sobreparto, entuertos, recién paridas

Purgante

RECETAS

Aire, mal aire: Cogen la ruda, calientan las hojas, las estrujan y con alcohol le soban el cuerpo y con eso le quita. El mal aire es un aire que a veces le entra a uno (Arnaldo Antonio Obando Demera, Santa Rosa).

Cólico menstrual: Molía la ruda de castilla y se tomaba el jugo con una dolorina (Rosa Colombia Castro, San Lorenzo). Agua de ruda, tomar como agua de tiempo (Ramona Liduvina Salvatierra Rivas, San Isidro).

Cólicos, mucho dolor: Una cucharada de extracto de ruda de castilla y ruda de gallinazo, bien tibiecito, se toma por tres días, depende el cólico cómo sea (Virgilio Intriago, San Lorenzo). Se coge dos ramitas de ruda de castilla o de ruda de gallinazo, las lava y las pone en agüita, las hierve y ahí viene y se las toma (Francisco Antolo Velez, Pechichal). Para el dolor, tiene cólico, se pone a hervir ruda, se toma la agüita, y eso es basta (Hermacia Guadalupe Soledispa Zambrano, El Tope). Agua de ruda, del ajo y tomar, hervían el ajo junto con la ruda, eso se tomaba para el cólico; si no, si había aguardiente, lo cogían, lo quemaban y caliente lo tomaban para los cólicos (Teodora Bernardina Cedeño Zambrano: La Humedad de Río Mariano).

Dolores: Gloriadito de ruda (Débora Teotista Zambrano Cedeño, Las Mercedes. Enrique Manuel Reyes Arteaga y Maruja Arteaga, Palmar). Hacemos gloriado de ruda, un té, o tiramos en aguardiente y ahí nos tomamos un traguito (Eulalia Margarita Alcívar Talledo, El Tope).

Dolor de barriga: Hacer agüita de hojas de ruda y beber; se le soba la barriga con un poquito de mentol (Gloria Isabel Solórzano, La Felicidad. Auxiliadora Pinargote, El Relleno. Yessenia Rodríguez, Boca de Piquigua. Agustina Guillermina Zambrano Bermúdez, Río Mariano en Medio. Carmen Estrella Vera Vélez, La Sierra. Benilda Beneranda Santander Saldarriaga, Piquigua. María Lourdes Concepción "Conchita" Andrade Solórzano, San Isidro).

Insomnio: La ruda le hace muy bien, la ruda sí sirve cuando usted está así, que no duerme la noche, que está así, pensando, que no puede dormir, se le desvela el sueño. Usted coge dos hojitas de ruda, las pone en el pocillito de agua que se va a tomar, se la toma, ya usted se siente bien (Úrsula Vásquez, Palmar).

Malas vibraciones: El chico tenía malas vibraciones, mala energía en su cuerpo y eso había que sacarle con ruda, esa es la que es buena para curar, tiene olor, ahorita que sale le coge y tiene un olor, para que le cure el ojo, y la planta mire usted puede tomársela si es posible todos los días por una semana y no le hace daño, niña, ni mata a ninguna, como es los glóbulos rojos e igual sigue, antes le da hierro, estas energías al cuerpo (Divina Esperanza Vera Vélez y Arcemi Feliciano Intriago Pazmino, Palmar).

Niños enfermos: A los niños no más ahí con cualquier agüita, uno se guindaba a su muchachito, con agüita de ruda con canime, le echaba ahí, se le daba, se le sahumaba con ese palo santo, con eso se le ponía (Haydee María Barre Vara y Floriselda Vite Cagua, Sto Domingo Chiquito).

Oídos dolor: Se soasan las hojitas de ruda y se ponen en el oído cuando le duelen (Manuel Estenio Santana Hidalgo, Muchique tres). Calentar una ramita de ruda en una tacita y colocársela por fuera del oído (Agustina Basurto, Piquigua). La ruda para el dolor de oído, cuando tenía dolor de oído pues íbamos, se machacaba, se calentaba en la brasa que era antes el horno, se sacaba el jugo y se tiraba en el oído, el juguito, bien calientito, con un algodoncito. Le quitaba el dolor (Miguel Angel Zambrano Saldarriaga, Río Mariano San Pablo (Las Piedras). Arrancábamos esa hojita de ruda y con aguardiente se pone unas gotas en el oído (Amable Eduardo Vera Moreira, El Zapote). Calentamos la ruda en una brasita, y ahí nos ponemos bien calientita en una botellita para que sirva, eso es buenísimo para el dolor de oído (Eulalia Margarita Alcívar Talledo, El Tope).

Ojo seco: Ruda de castilla y gallinazo, ruda de muerto, montes de ojo, espantos, agua del Carmen, hierbabuena, alcohol, ella molía y le daba con un poquito de aguardiente a lo que avanzaba. Ojo seco, niños flaquititos que venían para morir, ella los curaba, les sobaba con el aguardiente, aguaflorida, agua de colonia y agua del Carmen, con una oración que era lo que ayudaba a curar, en el nombre de Dios nuestro Señor Jesús y eso ayudaba a curar (Rosa Colombia Castro, San Lorenzo).

Ojo, mal ojo: Ponemos no más en un recipiente el alcohol de menta, la hierbabuena, espanto, la ruda con aguardiente, se tapa todas las hierbas con el aguardiente, ahí se van macerando, se conserva macerado durante tiempo. El recipiente puede ser de vidrio o de plástico, no hay problema. Cuando hay un ojeado, con esa mezcla se le soba en todo el cuerpo a la persona, normalmente son niños, pero también a los mayores nos ojean. Antes de eso se pasa el huevo, se soba, y se rompe para ver si es ojo o no. Se vierte en medio vaso de vidrio con agua, y si salen unas cosas blancas para arriba eso es ojo. Si tiene diarreas o así, se les da además un agua de oreganón o de oreganito, y se le pone una cucharadita de la mezcla, y eso damos a tomar (Agustina Basurto, Piquigua). Ruda, espanto, albahaca, ajo, paico, menticol, árcale, todo se machuca y se pone al currincho -trago-, eso se tiene días macerando, cuantos más días mejor. Cuando llega un paciente se le frota todo el cuerpo con el currincho, siempre reconociendo que no es uno el que hace las cosas sino encomendándose a Dios, diciendo: con las manos del Señor, tu poder que has dado, que ayude a que esta persona se cure, se sane, siempre buscando a Dios, y ahí a los dos días ya se puede dar un baño con otros montes: hojas de naranja, de limón, de mandarina, escoba de monte, ruda de Castilla, ruda de gallinazo, el cojojo, agua bendita, y exprimirle unos tres limones, hervir esa agua unos tres litros, y se baña esa persona con esa agua, se siente aliviada la persona, y se mejora del ojo. Un día le hace la cura, deja un día descansar, y al siguiente se da ese baño con la mezcla de esas plantas, el espanto no va en esa agua de baño (Ana del Jesús Ureta García, Piquigua). La ruda de Castilla, para uno que está ojeado se hacen baños (Francisca Zambrano Farías, Las Mercedes). Sí creíamos en el mal de ojo, lo curaban con los montes de ojo, ruda, hierbabuena y otras plantas, se desmenuzaba y ahí le tiraban aguardiente creo que era. Y ahí lo curaban, y ya con eso le pasaba (Margarita Monserrate Talledo Miranda, El Tope). Yo sabía curar ojo, aprendí con mi suegra, ella curaba ojeado. Se conoce a una persona que

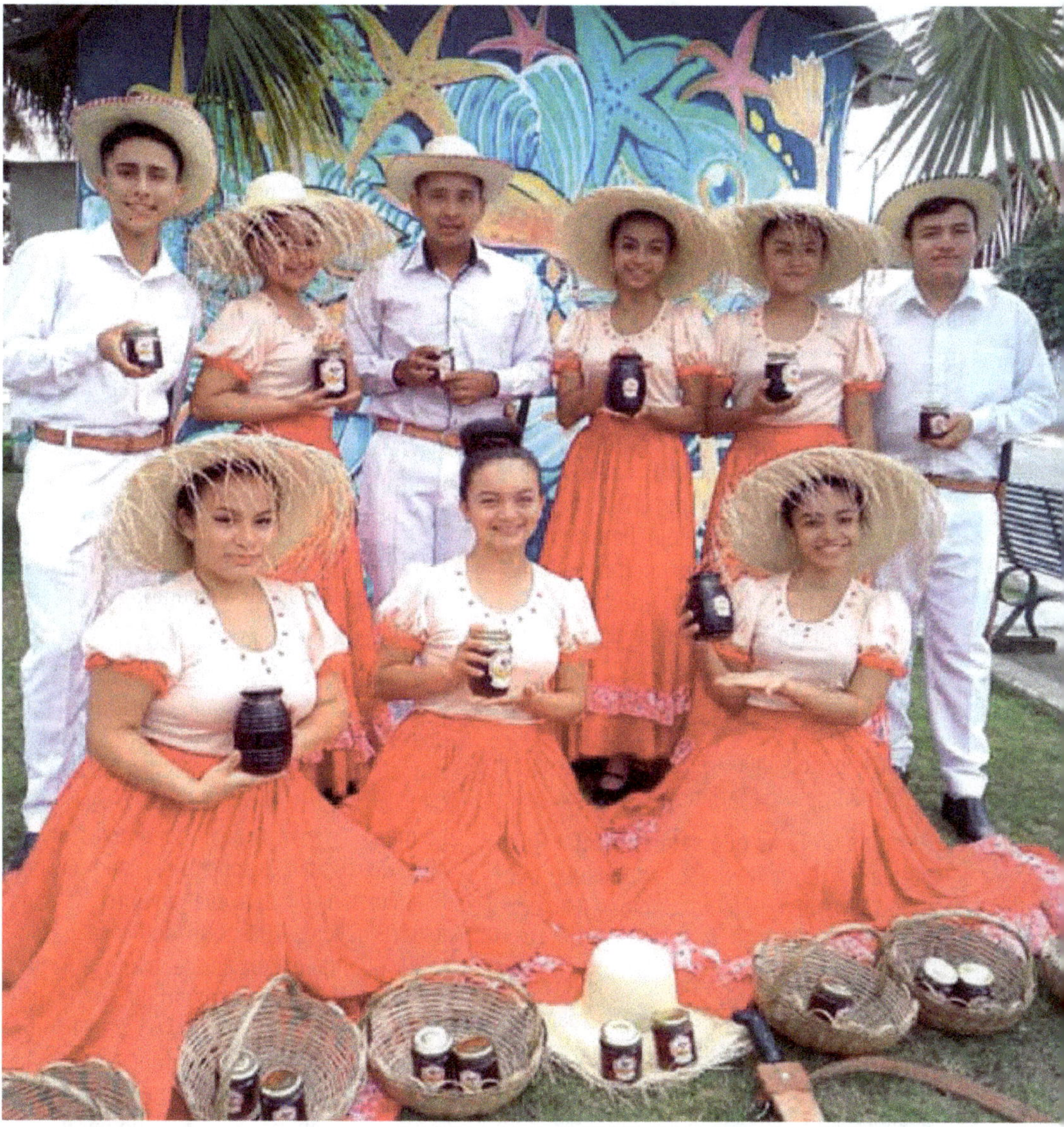

Jóvenes danzantes de Raíces y Sueños de San Isidro ofreciendo miel. Las Escuelas de Arte de San Isidro y Piquigua nos emocionan porque vemos a los jóvenes abiertos a un horizonte amplio, ilusionante, enriquecedor, los vemos integrados en la comunidad, protagonistas de su presente y futuro, semillas de una patria nueva.

tiene ojo, que está ojeada, porque se le soba una postura, en todo el cuerpo se le soba una postura hecho cruz y cuando ya termina de sobar, se parte esa postura en un medio vaso de agua y ahí se ve todas las personas que están y es ojeado, cuando no es ojeado no sale nadie. Si es fiebre que tiene nomas se ve que es fiebre que tiene. Los síntomas que debe tener la persona para sobarle el huevo es que le duele la cabeza, le duelen todos los huesos, que le duele el cuerpo, le dan náuseas de vomitar y así, esos son los síntomas. Hay personas que no creen en ojo. Después de que se descubre que esa persona está ojeada hay que curarla, se hace una toma, se le pone congona, hierba de espanto, ruda, tantas cosas de monte de ojo, pero se cogen toditos los montes, se machucan bien machucaditos en un plato o lo que sea y ahí ya le pone el aguardiente. Ahora sí, tibio, no más para curarlo, pero después usted lo envasa en un envase, y a la primera cura que usted le pega ya al otro día amanece bien, tres curas yo le pego (Julia Divina Carreño Mejía, La Humedad de Río Mariano).

Para las mujeres que salen encinta: Ruda para aliñar aguardiente, se toman eso quemado (Manuel Estenio Santana Hidalgo, Muchique tres).

Pasmo en bebés: Si un niño se enfermaba de pasmo, ese ombliguito se alzaba. Margarita tenía el de un niño de ella, ella me lo prestaba o me lo cambiaba, eso se tostaba en una cosita, brincaba, había que tostarlo tapadito, una vez que estuviera tostadito, se molía bien molidito, se cernía, y eso les daba con agüita de ruda (Pablo Antonio Rizo Vélez y Estrella Alegria Saldarriaga Bermúdez, El Progreso). Ruda, para el pasmo, en agüita, para darles sahumazo (Haida Delgado y Simón Panta, San Francisco). Agüita de ruda y se le daba a tomar (Vicenta Isabel Vélez Chumo -historia de vida-, Piquigua).

Pérdida de olfato por Covid 19: Yo estuve tres días así con el Covid 19, usted no huele nada porque se le tapona la nariz. Me hice un vapor con mentol, ruda de Castilla y ruda de gallinazo, y me sudó la cara, ya, al rato, soplé por la nariz, y me entró por la nariz el vapor, es que ha sabido ser que se le tapona a usted, por eso usted pierde el olfato. El que pierde el olfato tiene Covid, yo me tiraba agua de limón a la nariz y a mí no me ardía, y el limón es fuertísimo (Ánter Solis, Periquiame).

Purgante: Nos daba agua de ruda (Flor Hidalia Loor Intriago, Cañaveral).

Recién paridas: Antes, cuando yo daba a luz, me daban pura esta agua de ruda, yo era ocho días tomando esta agua, echándole muchas hojitas sí se hace agria, pero de ahí no mucho (Jorge Burgos y Mercedes Moreira, Cadialitos). La ruda se prepara con sebo y ajo, se machuca y se pone en un emplasto y se pone una fundita, lo ponen en la candela y nos lo aplican, es efectivo cuando uno está dada a luz (Riquilda del Pilar Intriago Piloso, La Florida). Cuando estaba parida, a uno le hacían zumo de ruda para el pasmo decían, le molían, le sacaban la esencia y hacían el zumo de ruda con esa flor de azufre (Zeneida Lucas Chumo y José Felix Lucas Chumo, Piquigua). Canime, en ruda, uno paraba un agua, ponía y ya le daba, se le pasaba eso (Haydee María Barre Vara y Floriselda Vite Cagua, Sto Domingo Chiquito). Esa ruda, cuando nosotros dábamos a luz, a los 3 días de parida, sacábamos la esencia de la ruda y tomábamos, de las dos rudas, de la de castilla, y la de gallinazo, eso mi mamá nos daba, para evitar el pasmo, el dolor, el cólico. Yo tuve todos mis hijos, 11 niños, y a mí nunca me dio pasmo y hasta la vez sufro de pasmo (Bella Ángela Farías Paladines, Cinco de Junio). Se agarran las raíces de ruda y se hace un gloriado para el pasmo. Se toma el gloriado cuando una mujer tuvo parto (Ketty Genith Muñoz Loor, Las Margaritas). Agua de ruda, tomar como agua de tiempo, con eso se le desaparecían los cólicos cuando yo daba a luz a mis hijos (Ramona Liduvina Salvatierra Rivas, San Isidro).

Tos y dolor en el pecho: Infusión de ruda (Ramón Antonio Zambrano Montalvo, San Lorenzo). La ruda, la miel de abeja, limón, eso sí es santo remedio (Josefa Santillán y Ángel Santillán, La Laguna).

(Personas de San Isidro y sus comunidades que han aportado sus saberes a esta ficha: Agustina Basurto, Piquigua. Agustina Guillermina Zambrano Bermúdez, Río Mariano en Medio. Agustín Zacarías Mala Miranda y Delia Lara Barre, La Medianía. Arminda Loor Saldarriaga y Colón Enrique Cedeño Toala, Las Margaritas. Alida Ondina Farías Solís, Piquigua. Amable Antonio Rodríguez Rivero, Piquigua. Amable Eduardo Vera Moreira, El Zapote. Amira Cayetana Delgado, Mata de Plátano. Ana del Jesús Ureta García, Piquigua. Ana Floridalba Cedeño Zambrano, El Tope. Ángela Guillermina Ponce Cedeño, La Felicidad. Ánter Solis, Periquiame. Antonio Mera y Carmen Muñoz, El Relleno. Arnaldo Antonio Obando Demera, Santa Rosa. Auxiliadora Pinargote, El Relleno. Bella Ángela Farías Paladines, Cinco de Junio. Candelaria Intriago Arteaga, San Lorenzo. Carmen Farías Vélez, El Progreso. Carmen Estrella Vera Vélez, La Sierra. Carmen Intriago, San Lorenzo. Carmen Vélez, El Relleno. Carmen Mejía Cedeño, El Tope. Carmen Victoria Basurto Piloso, La Florida. Darío Mendoza, Pechichal. Débora Teotista Zambrano Cedeño, Las Mercedes. Divina Esperanza Vera Vélez y Arcemi Feliciano Intriago Pazmiño, Palmar. Edita Colombia Lucas Quiroz, El Zapote. Enrique Manuel Reyes Arteaga y Maruja Arteaga, Palmar. Erasmo Polibio Zambrano Cuzme y Jacinta Betsabé Betancourt Muñoz, Cañaveral. Esperanza Bernardina Cevallos Delgado, Mata de Plátano. Eufrasia Sinforosa Cusme Cusme, Bijahual. Eulalia Margarita Alcívar Talledo, El Tope. Flor Hidalia Loor Intriago, Cañaveral. Francisca Zambrano Farías, Las Mercedes. Francisco Antolo Vélez, Pechichal. Genaro Figueroa y María Domínguez, La Chicha. Gilma Belinda Hortensia Muñoz Loor y Ulbio Daniel Mera Macías, Las Margaritas. Gladys Ramírez Zambrano y Alberto Zambrano, Palmar. Gloria Isabel Solórzano, La Felicidad. Gualberta Cagua Obando, Chimborazo. Haida Delgado y Simón Panta, San Francisco. Haydee María Barre Vara y Floriselda Vite Cagua, Sto Domingo Chiquito. Hermacia Guadalupe Soledispa Zambrano, El Tope. Holanda Napa, Piquigua. Hortensia Hermelinda Betancourt Muñoz - Luis Cuadros, Las Brisas. Humberto Esteban Zambrano Paz, Periquiame. Humboldt Aníbal Farías Ortiz, El Progreso. Italia Margarita Valencia Intriago, El Zapote. Jacinta Antonia Cedeño Zambrano, La Humedad de Río Mariano. Jacinta Concepción Basurto Mendoza, Cinco de Junio. Jaime Zambrano Márquez, Río Mariano en Medio. Jorge Burgos y Mercedes Moreira, Cadialitos. Jorge Santos Solórzano Cevallos y Haida Trinidad Cedeño Loor, Dominguillo. José Bartolo Quevedo Salvatierra, Juan Vázquez. Josefa Santillán y Ángel Santillán, La Laguna. Juana Evangelina Zambrano Zambrano, Mata de Plátano. Juana Liria Loor y Pedro Alcívar, Chonta dos. Ketty Genith Muñoz Loor, Las Margaritas. Manuel Estenio Santana Hidalgo, Muchique tres. Manuel José Manzaba, Bijahual. María Artilda Zambrano Alcívar, Nueve de Octubre. Margarita Monserrate Talledo Miranda, El Tope. Mary del Carmen Zambrano, Cadialitos. Miguel Ángel Zambrano Saldarriaga, Río Mariano San Pablo (Las Pie-

dras). NoemíAvelina Intriago Mendoza, La Florida. Pablo Antonio Rizo Vélez y Estrella Alegría Saldarriaga Bermúdez, El Progreso. Querida Mejía, Jejenal. Ramón Antonio Zambrano Montalvo, San Lorenzo. Ramón Vera-Freya-Beki-Abel, Chonta dos. Ramona Elena Moreira Jama, La Florida. Ramona Ganchoso, San Lorenzo. Ramona Liduvina Salvatierra Rivas, San Isidro. Riquilda del Pilar Intriago Piloso, La Florida. Rosa Colombia Castro, San Lorenzo. Rosario Trinidad Hidalgo Loor y Jorge Luis Cedeño Cevallos, Dominguillo. Teodora Bernardina Cedeño Zambrano, La Humedad de Río Mariano. Teonilde Eulalia Mendoza Mendoza, La Mocora. Úrsula Vásquez, Palmar. Vicenta Isabel Vélez Chumo, Piquigua. Vidal Intriago Arteaga, San Lorenzo. Vilma Vélez, Piquigua. Virgilio Intriago, San Lorenzo. Yessenia Rodríguez, Boca de Piquigua. Zeneida Lucas Chumo y José Félix Lucas Chumo, Piquigua. Margarita Monserrate Talledo Miranda, El Tope. Ulbio Antonio Moreira Zambrano, El Tope. Líbida Trinidad Moreira Vega, Chonta uno. Antonio Crispín Moreira Alcívar, Chonta uno. Julia Divina Carreño Mejía, La Humedad de Río Mariano. Italia Margarita Valencia Intriago, El Zapote. María Lourdes Concepción "Conchita" Andrade Solórzano, San Isidro).

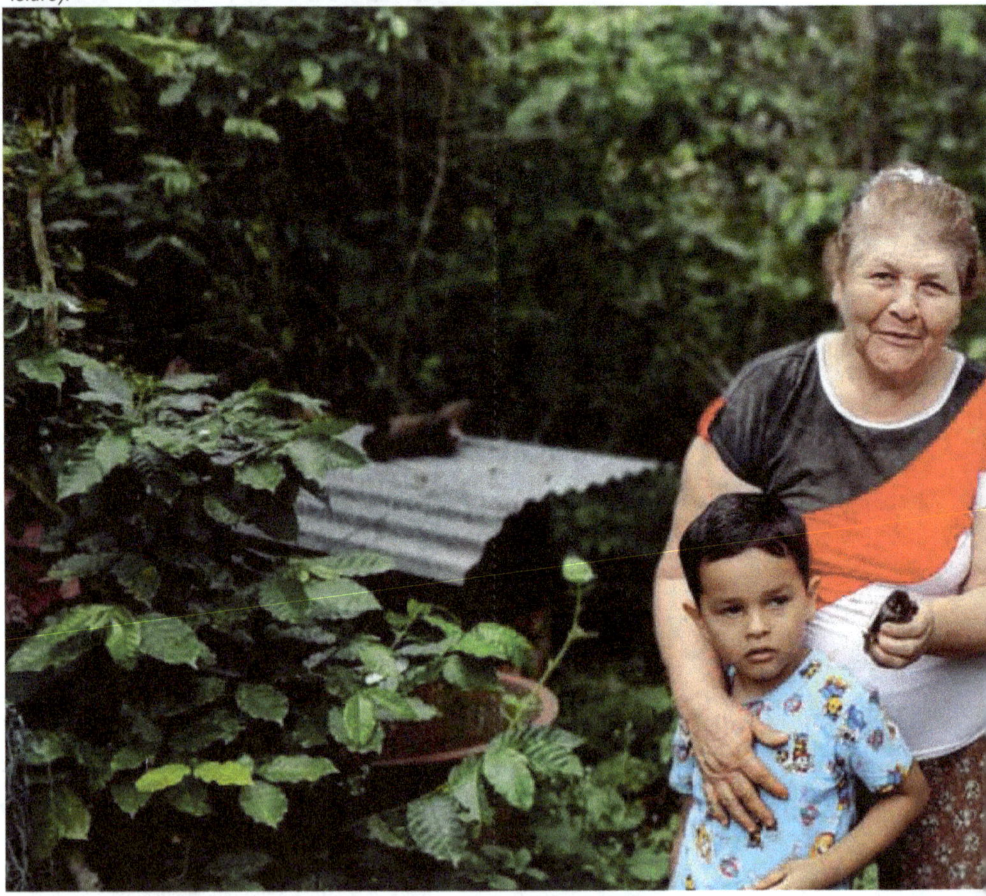

Gloria Solórzano, de La Mocora, nos ha dado información de valeriana y agua del Carmen; la sabiduría

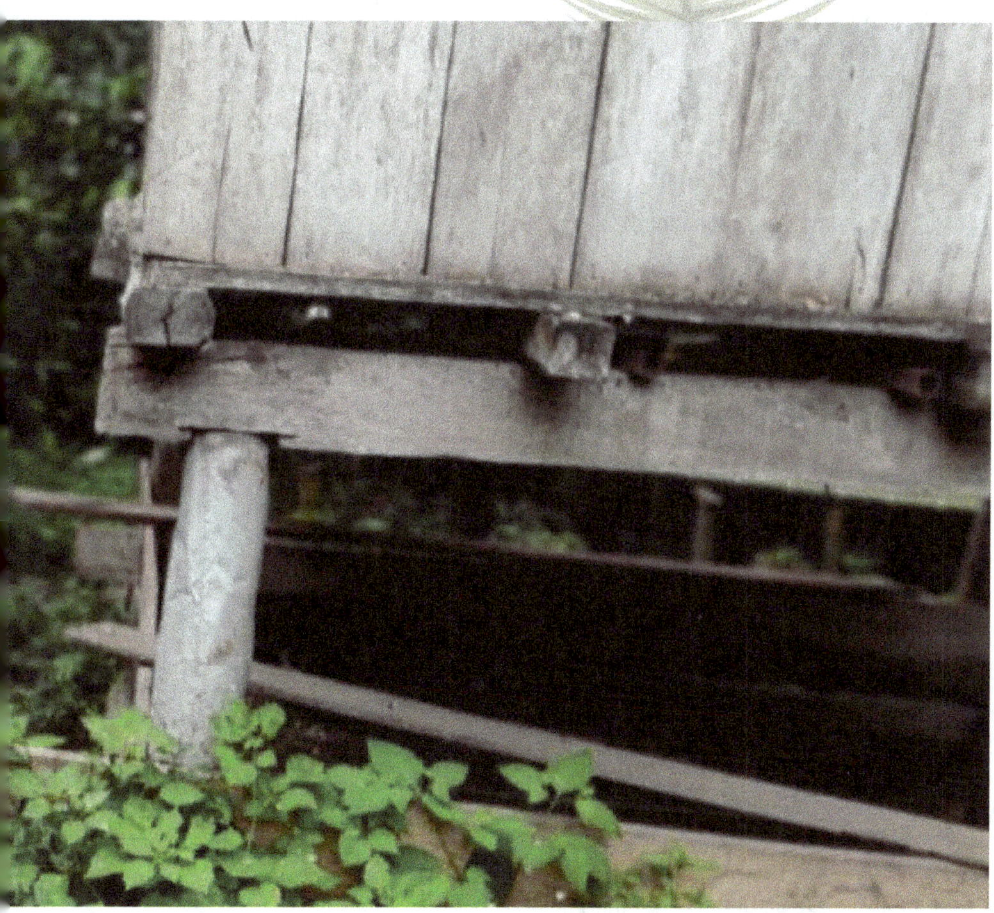

se va trasmitiendo de una generación a otra y a veces salta a la siguiente.

Ruda de gallinazo

Nombre científico: Porophyllum ellipticum.

Descripción de la planta: Familia Asteráceas. Hierba de hasta 1 metro de alta. Hojas alternas con dientes redondeados en el borde, envés y tallo blanquecino. Las semillas se esparcen con el viento, son plumosas en un extremo. Flores axilares y terminales blanco amarillentas. Toda la planta despide un fuerte olor desagradable, uno la consigue así por las orillas del río y de los caminos, en San Isidro; la ruda de Castilla es la casera, es caliente.

Partes de la planta que se ocupan: La planta, tallos y hojas.

Propiedades medicinales generales:

Ácido úrico, artritis, artrosis, dolor de huesos, reumatismo
Analgésica, dolores
Espasmos, calambres, cólicos
Mitológica-cultural, limpias, ojeados
Parto ayuda, nacimiento acelera
Pasmo, tétanos
Posparto, recaídas, entuertos

RECETAS

Ojo, mal ojo: La ruda de gallinazo es buena para uno que está ojeado, se hacen baños (Francisca Zambrano Farías, Las Mercedes).

Para tener fuerza en el parto: Cuando una mujer estaba para dar a luz, cogían la ruda de gallinazo, la machucaban, cogían acá otra cosa y eso pues ya le daban, se la tomaba con aguardiente, para que la persona que iba a dar a luz tuviera fuerza (Esperanza Bernardina Cevallos Delgado, Mata de Plátano).

Posparto: La ruda de gallinazo con aguardiente (Agustín Zacarías Mala Miranda y Delia Lara Barre, La Medianía).

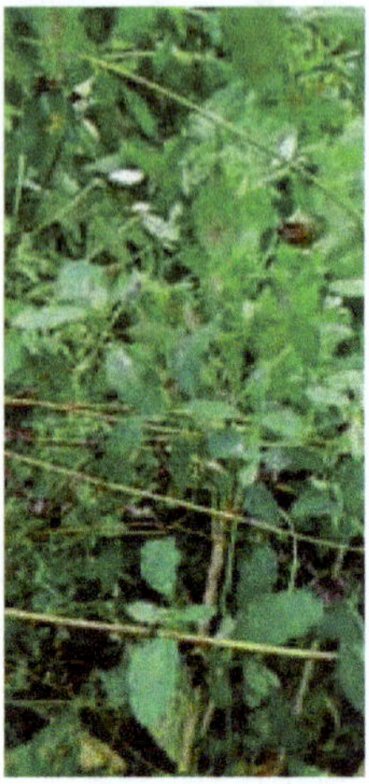

Ruda de gallinazo. Comunidad de Piquigua, San Isidro, 9 junio 2023

(Personas de San Isidro y sus comunidades que han aportado sus saberes a esta ficha: Esperanza Bernardina Cevallos Delgado, Mata de Plátano. Bella Ángela Farías Paladines, Cinco de Junio. Francisco Antolo Vélez, Pechichal. Humboldt Aníbal Farías Ortiz, El Progreso. Ángela Guillermina Ponce Cedeño, La Felicidad. Holanda Napa, Piquigua. Vicenta Isabel Vélez Chumo, Piquigua. Virgilio Intriago, San Lorenzo. Vilma Vélez, Piquigua. Rosa Colombia Castro, San Lorenzo. Manuel José Manzaba, Bijahual. Francisca Zambrano Farías, Las Mercedes. Ana del Jesús Ureta García, Piquigua. Agustín Zacarías Mala Miranda y Delia Lara Barre, La Medianía. Ana Floridalba Cedeño Zambrano, El Tope).

Sábila

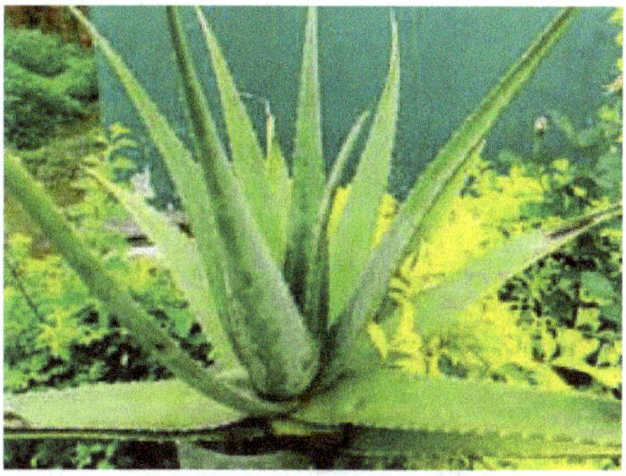

Sábila. Casa parroquial, San Isidro, 5 marzo 2023

Nombre científico: Aloe vera y variedades.

Descripción de la planta: Existen más de 300 variedades. Familia Asfodeláceas. Planta perenne, suculenta, la raíz fuerte y fibrosa produce una roseta de hojas basales más pequeñas que las de cabuya. Sin púa terminal. Hojas carnosas, angostas y lanceoladas son de hasta 60 cm de largas, verde-blanquecinas en ambos lados, dientes picudos en los márgenes, con gel o cristal mucilaginoso amargo. Flores tubulosas, moradas o amarillentas. Cultivada en las casas de San Isidro.

Partes de la planta que se ocupan: Gel o cristal, a veces también la piel sin las espinas.

Otros usos: Protectora de la casa, de las malas energías, para cuando llega una visita a la casa y no sabemos cómo viene, eso le protege a uno mucho mucho en su casa. En la Sierra la tienen guindada en la puerta de casa, verdecita. Es un remedio para cualquier enfermedad. Para hacer gárgaras, el cristal sirve para todo, le refresca, le arregla.

Propiedades medicinales generales:

- Alergias, comezón aguda, picores, ronchas
- Analgésica, dolores
- Antibiótica, infecciones
- Bazo, cálculos, hígado, metabolismo, vesícula
- Cara inflamada
- Colesterol, arterioesclerosis, hiperlipidemias
- Colitis, gases, intestino inflamado, tifoidea
- Digestiones malas
- Edemas, próstata, riñón, vejiga, vías urinarias
- Enfermedades de la piel, eczemas, erupciones cutáneas
- Erisipela
- Heridas, cortes, llagas, gangrena, granos, quemaduras, úlceras, golpes
- Infección vaginal
- Inflamaciones
- Mitológica-cultural, limpias, ojeados, susto-espanto
- Ojos inflamados, conjuntivitis, patada china
- Purgante
- Purifica la sangre
- Refrescante

RECETAS

Alergias: Pasarse el gel de sábila por la piel, refresca mucho (Agustina Basurto, Piquigua).

Arenillas y piedras en la vesícula: Se le quitan a la sábila las espinas de fuera y se puede licuar el gel con piel y todo, con infusión de manzanilla, es bien amarga, le pongo miel de tierra, y se le agrega medio vaso de whisky, y si le toca comerse una gallina no comerse la piel porque ese es el veneno, sobre todo si es pollo de granja, tiene demasiada grasa, se le acumula dentro la grasa y se va haciendo piedra (Humberto Esteban Zambrano Paz, Periquiame).

Colesterol: El gel de la sábila lo licúan cuando tiene colesterol (María Lourdes Concepción "Conchita" Andrade Solórzano, San Isidro).

Colon, para desinfectarlo: Una sábila, el cristal en agua, al día siguiente lo trocea, con panela, lo toma, pone el colon desinfectado (Virgilio Intriago, San Lorenzo).

Cortes: Ponerse gel de sábila (María Esperanza Andrade Vergara, Muchique tres; Hermacia Guadalupe Soledispa Zambrano, El Tope).

Dolor de estómago: Agüita de gel de sábila (Sonia Domita Vélez Farías y Flérida del Carmen Vélez Farías, El Progreso).

Erisipela: Ponerse gel de sábila (María Esperanza Andrade Vergara, Muchique tres).

Estómago inflamado: Beber gel de sábila licuada en agua, recuerde que mientras más amarga esté es mejor (María Esperanza Andrade Vergara, Muchique tres).

Granos: Ponerse gel de sábila (María Esperanza Andrade Vergara, Muchique tres).

Hígado inflamado: Sábila partida, plancha enserenada y de mañanita se ponía encima del hígado y del bazo, ahí se curaban (Rosa Colombia Castro, San Lorenzo). Usted corta una penca, con el gel lo hace un jugo y eso se toma (Gloria Idelina Márquez Napa, Río Mariano en Medio).

Infección ojos: Se aplica unas gotitas de gel de sábila (Ana del Jesús Ureta García, Piquigua).

Infecciones a las vías urinarias: Tomar un batido del gel de sábila (Agustina Basurto, Piquigua).

Ojo, mal ojo: Uno coge la cascarita de la sábila y se frota (Enrique Manuel Reyes Arteaga y Maruja Arteaga, Palmar).

Purgante: La hoja de sábila se parte a la mitad. Se raya y se deja enserenando. Al otro día se lo toma en ayunas (Grimaldo Antonio Bone Valdés, Muchique tres).

Vaginal: Óvulo vaginal de sábila, se lo aplica en la noche, y le saca toda la infección vaginal (Ana del Jesús Ureta García, Piquigua).

(Personas de San Isidro y sus comunidades que han aportado sus saberes a esta ficha: María Esperanza Andrade Vergara, Muchique tres. Jacinta Concepción Basurto Mendoza, Cinco de Junio. Manuel de Jesús Arias Véliz, Cañaveral. Agustina Basurto, Piquigua. Vilma Vélez, Piquigua. Virgilio Intriago, San Lorenzo. Ana del Jesús Ureta García, Piquigua. Rosa Colombia Castro, San Lorenzo. Humberto Esteban Zambrano Paz, Periquiame. Ramona Liduvina Salvatierra Rivas, San Isidro. Pedro Antonio Rivadeneira Ansurio, Río Mariano en Medio. Enrique Manuel Reyes Arteaga y Maruja Arteaga, Palmar. Grimaldo Antonio Bone Valdés, Muchique tres. Liborio Raúl Zambrano Minaya, Río Mariano en Medio. Dolores Vicenta Párraga Zambrano, Muchique uno. Hermacia Guadalupe Soledispa Zambrano, El Tope. Mariana del Jesús Muñoz Zambrano, La Uña. Gloria Idelina Márquez Napa, Río Mariano en Medio. María Lourdes Concepción "Conchita" Andrade Solórzano, San Isidro. Sonia Domita Vélez Farías y Flérida del Carmen Vélez Farías, El Progreso).

Teatina

Nombre científico: Scoparia dulcis.

Descripción de la planta: Familia Escrofulariáceas. Hierba de hasta 40 cm de alta, muy ramificada, flores blancas, solitarias, agrupadas en el ápice, frutos espinosos, cápsula con varias semillas pequeñas de color café. Tallo carnoso, cuadrático, de color verde, glabro. Hojas simples, opuestas, pecioladas, amarillo-verdosas. Cultivada en los patios de las casas de San Isidro.

Partes de la planta que se ocupan: Cogollos, hojas, tallos, la planta.

Propiedades medicinales generales:

- Analgésica, dolores
- Antibiótica, infecciones
- Antidiarreica en niños
- Erisipela
- Heridas, cortes, llagas, llagas enconadas, eczemas, gangrena, granos, quemaduras, úlceras
- Infección del intestino, cólera
- Inflamaciones

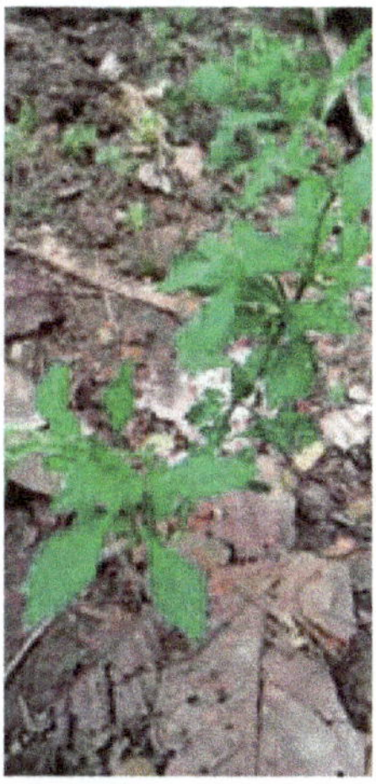

Teatina. Comunidad de Piquigua, San Isidro, 9 junio 2023

RECETAS

Charras: Con teatina mi mamá hacía un agua y lavaba las charras con esa agua y se sanaban (Miguel Antonio Moreira Moreira, San Isidro).

Cólera, infección del intestino: Se mezclan 3 cogollos de teatina con 3 cogollos de guayaba, 3 de anona, 3 de tamarindo. Se hacen hervir por 10 minutos, se cierne y se pone medio limón y se da al paciente poco a poco (Vilma Vélez, Piquigua).

Cortes: Mire, si se cortaban, aruñaban con la clara de huevo, el huevo no tiene una cascarita, eso se ponía, sí. La leche de piñón, cogíamos la leche de piñón y con eso era que se curaba, se molía la teatina, que era un montecito y eso se tostaba en el sol, y se molía y se colaba y eso se ponía, así era la vida de antes y yo creo que ya ahora nadie quiere tener esa vida, sí, porque era duro, duro (Aclis Dioselina Moncayo Gutierrez, San Isidro). Cogían la teatina, la tostaban, la molían y ese polvito le ponían en la herida en cualquier corte; para un corte siempre ellos la cogían, la ponían a tostar y la molían. Ese era un remedio, pero bueno. Para sanar las heridas, los cortes de alambres, de machete, de todas esas cosas (Antonio Hermenegildo Cedeño Márquez, La Uña). Todo tipo de corte: para lavarlo, se hierve el agua con teatina, eso le desinflama, sí (Tarcila Mera Intriago, Santa Clara).

Diarrea: Se hierven los cogollos de teatina y se da a tomar en forma de suero oral (Vilma Vélez, Piquigua).

Heridas: Se utiliza toda la planta de teatina, se lava bien, se hierve, se enfría, se lava la zona afectada (Vilma Vélez, Piquigua).

Piernas hinchadas, inflamadas: Uno se daña la pierna, se le hincha, usted se hace lavar con malacapa, con teatina, con matico (Francisco Antolo Veléz, Pechichal).

(Personas de San Isidro y sus comunidades que han aportado sus saberes a esta ficha: Vilma Vélez, Piquigua. Josefa Santillán y Ángel Santillán, La Laguna. Aclis Dioselina Moncayo Gutierrez, San Isidro. Francisco Antolo Vélez, Pechichal. Josefa Santillán y Ángel Santillán, La Laguna. Miguel Antonio Moreira Moreira, San Isidro. Dolores Vicenta Párraga Zambrano, Muchique uno. Antonio Hermenegildo Cedeño Márquez, La Uña. Tarcila Mera Intriago, Santa Clara).

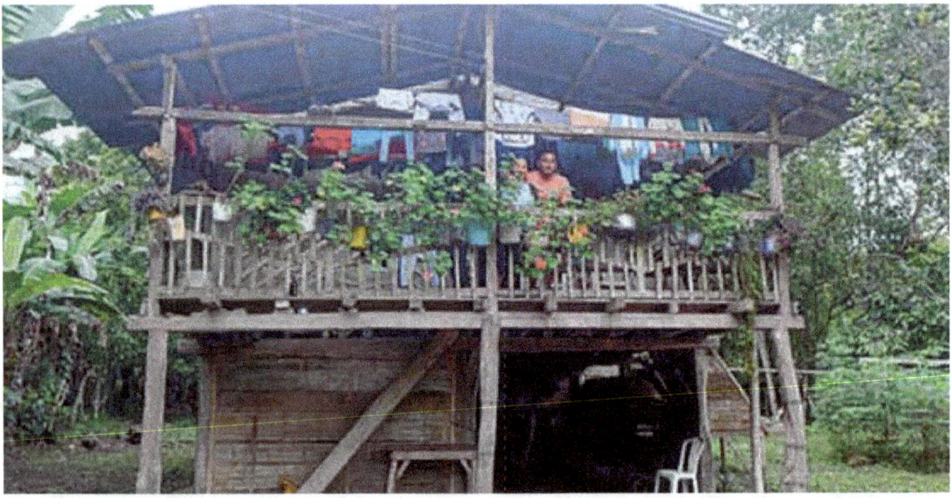

El Tope, casa de la partera María Vargas. Las mamás tenían 6, 10, 14, 18, hasta 22 partos. Hay parteras en San Isidro que han atendido mil partos. Ellas han prestado un servicio imprescindible, fundamental en la vida de los sanisidrenses. Desde aquí, por ellas, nos quitamos el sombrero y les rendimos homenaje.

Tres puntas

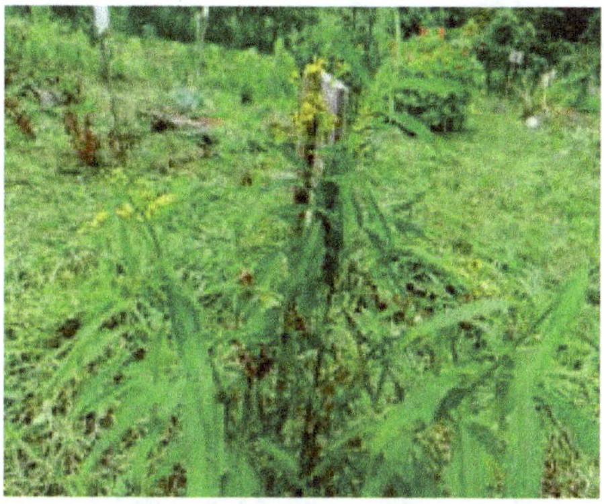

Tres puntas. Huerto medicinal. Finca de la Fundación Raíces y Sueños, San Isidro, 2 marzo 2023

Nombre científico: Neurolaena lobata.

Descripción de la planta: Familia: Asteráceas. Arbusto de 2 metros de alto, ramas estriadas, hojas aovadas a oblongo lanceoladas, capítulos amarillos, aquenios glabros. Hay que dejar que germine la semilla, y se planta en funditas, luego se trasplanta, en estaquitas no le prende. Cultivada en los patios y chacras de las casas de San Isidro.

Partes de la planta que se ocupan: Hojas.

Propiedades medicinales generales:

Ácido úrico, artritis, artrosis, dolor de huesos, reumatismo

Fiebre, paludismo, Covid 19

Sistema inmunitario tonifica, aumenta

RECETAS

Covid 19: Se toma la planta de tres puntas o bien hervidita, o se le saca el extracto. Si le saca el extracto, no más toma lo que cabe dentro de una tapita de cola, no es tanto. Tomó hoy día, mañana no tome, ni pasado. A los tres días vuelve y toma, pasando tres días siempre. Y toma no más unas tres o cuatro veces, porque no tiene que tomar demasiado del extracto. En cambio si es en infusión, puede estar tomando todo el día como agua del tiempo, se ponen tres hojitas a hacer té, no ponga más. Para el extracto si se va a tomar una media tapita de cola si tiene que machucar unas seis o siete hojitas. En la montaña me dio el dengue, para Dogola, estuve 17 días, como a los doce días me dio una fiebre que no aguantaba, escalofrío, no había pastillas, no había nada, me acordé que un señor me había hablado de la chicha amarga, del tres puntas. Como pude me levanté con fiebre, y me fui hasta un rastrojo, me dijo que tenía tres puntas, ya me quedé viendo la hoja, cogí tres cogollos y las puse a hervir, y ya como con las últimas, me tomé un vaso y me quedo dormido como dos horas. Cuando me recuerdo, sudadito, pero ya con ánimo de comer, hice un caldo de guineo caliente, me tomé otro vaso y al otro día ya estaba yo parado. Ha sabido ser buenísimo para eso, la fiebre. El Covid a usted la fiebre le deja desfuerzado, y ¿si no come?, usted tiene que comer. Si deja de comer una persona que esté anciana, olvídese que se muere porque se muere, porque las defensas se van al suelo del viaje, -mi madre en cinco días se fue-. Cuando me pegó el Covid hice un gran esfuerzo por comer, yo me tomaba el caldo calientísimo, pero yo no sentía que el caldo estaba caliente, bien caliente, yo no lo sentía, pero me hacía sudar y yo sentía un alivio de lo que me hacía sudar. Y es que hay que tomar todo caliente y tomar montes, las tres puntas con aguardiente. El problema es que si uno se acostó, y se queda ahí y va buscando ese mismo puesto a cada ratito, ahí se acaba, es como el cuerpo cuando se apesta, el cuerpo se calienta y coge infección, es mejor cambiar de puesto para dormir, pero si vuelta se acuesta ahí, y otra vez, y vuelta se acuesta ahí es buscar la sepultura. También hay que bañarse siempre con agua caliente cuando tiene el Covid, no buscar el agua fría ni las cosas frías, yo andaba bueno, hace daño el agua fría, y si toma agua helada también es la misma pendejada, tiene que ser agua bien cocinadita, hervida si es posible, tiene que ser agua hervida, así esté algo fría, pero hervida, agua helada no, ni tampoco dulce, no tomar las cosas muy dulces, porque esta cosa necesita cosas amargas, si le pone dulce como que el bicho se alimenta de nuevo, en cambio huye con las cosas amargas (Ánter Solis, Periquiame). Se hace gloriado y se toma, solo que es amarguísima, muchas personas le tenían fe (Víctor Manuel Reyes Arteaga, Palmar).

Fiebre: Agüita de tres puntas (Sonia Domita Vélez Farías y Flérida del Carmen Vélez Farías, El Progreso).

(Personas de San Isidro y sus comunidades que han aportado sus saberes a esta ficha: Vilma Vélez, Piquigua. Humberto Esteban Zambrano Paz, Periquiame. Ánter Solis, Periquiame. Ovidio Alberto Marquínez García, La Industria. Sonia Domita Vélez Farías y Flérida del Carmen Vélez Farías, El Progreso. Víctor Manuel Reyes Arteaga, Palmar).

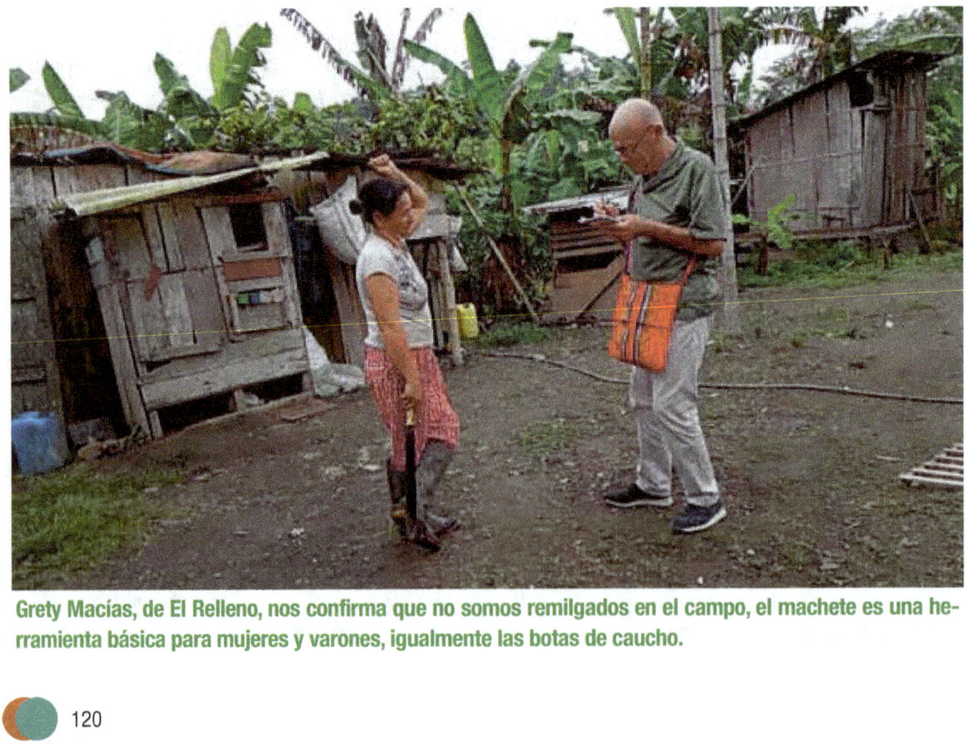

Grety Macías, de El Relleno, nos confirma que no somos remilgados en el campo, el machete es una herramienta básica para mujeres y varones, igualmente las botas de caucho.

Valeriana

Nombre científico: Valeriana officinalis y variedades.

Otros nombres: Espanto, espanto de hoja redonda, espanto grande, mata dolor, alivia dolor.

Descripción de la planta: Familia: Valerianáceas. Herbácea perenne, de tallo erguido, simple, fistuloso, lampiño, con surcos muy marcados en su superficie; hojas anchas, pinnadas, opuestas, de bordes aserrados; flores pequeñas, rosa-pálidas o rojas, de corola tubulosa; corto rizoma y numerosas raíces fasciculadas en el interior hueco, raíz parda en el exterior y blanca en el interior, al desecarla adquiere un olor muy desagradable y característico. Cultivada en los patios de las casas de San Isidro.

Partes de la planta que se ocupan: Raíz, hojas, tallo, flores.

Propiedades medicinales generales:

- Analgésica, dolores
- Cabeza trastornos, cabeza atormentada, pesada
- Corazón
- Digestiones malas
- Espasmos, calambres, cólicos
- Fiebre, paludismo, Covid 19
- Gases, cólicos y calambres intestinales
- Insomnio, dolores musculares
- Mitológica-cultural, limpias, ojeados, para conseguir novio, susto-espanto
- Nervios, estrés, ansiedad, sedante
- Reduce la presión arterial
- Tónica

RECETAS

Dolores: Infusión de valeriana (Tula Paz Saldarriaga, Periquiame).

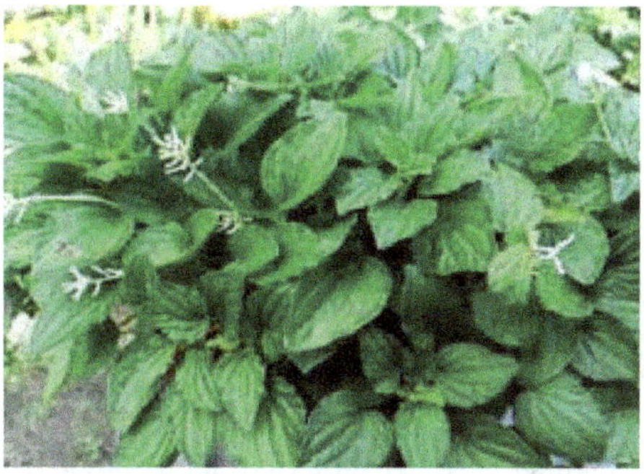

Valeriana. Casa de Vilma Vélez, Piquigua, San Isidro, 4 marzo 2023

Dolor de barriga, dolor de estómago: Agüitas de valeriana (Holanda Napa, Piquigua).

Nervios: Infusión de valeriana, tomarla a soplos, calentita. Si tiene extracto de valeriana, añádale unas gotitas (Vicenta Isabel Vélez Chumo, Piquigua). Se usa la raíz y las partes aéreas de valeriana (Vilma Vélez, Piquigua). Se agarra el fruto y se machuca lo que da un gloriado, se toma el gloriado para los nervios (Ketty Genith Muñoz Loor, Las Margaritas).

Niños que lloran: Niños que lloran porque quieren seno, pero no hay leche, les dan una agüita de alivia dolor-valeriana y les hace muy bien (Ramona Liduvina Salvatierra Rivas, San Isidro).

Susto, espanto: Infusión de valeriana (Carmen Farías Vélez, El Progreso).

(Personas de San Isidro y sus comunidades que han aportado sus saberes a esta ficha: Gualberta Cagua Obando, Chimborazo. María Solórzano, Santa Clara. Jacinta Concepción Basurto Mendoza, Cinco de Junio. Amable Eduardo Vera Moreira, El Zapote. Vilma Vélez, Piquigua. Rosa Colombia Castro, San Lorenzo. Ánter Solis, Periquiame. Vicenta Isabel Vélez Chumo, Piquigua. Ramona Liduvina Salvatierra Rivas, San Isidro. Ketty Genith Muñoz Loor, Las Margaritas. Jorge Burgos y Mercedes Moreira, Cadialitos. Carmen Farías Vélez, El Progreso. Teonilde Eulalia Mendoza Mendoza, La Mocora. Gloria Solórzano, La Mocora. Candelaria Intriago Arteaga, San Lorenzo. Ana del Jesús Ureta García, Piquigua. Tula Paz Saldarriaga, Periquiame. Holanda Napa, Piquigua. Mariana del Jesús Muñoz Zambrano, La Uña).

Verbena

Nombre científico: Verbena litoralis y variedades.

Descripción de la planta: Es muy amarga. Familia Verbenáceas. Hierba que crece hasta un metro de alta. Tallo erecto, cuadrangular, ramificado, marcado por dos surcos longitudinales. Hojas opuestas, pecioladas, rudas, pinnadas, lanceoladas; las flores se agrupan en espigas axilares y terminales. La corola tiene forma de embudo. El fruto es una cápsula con cuatro semillas. Cultivada en los patios de las casas de San Isidro.

Partes de la planta que se ocupan: Toda la planta, hojas y tallos.

Propiedades medicinales generales:

Analgésica, dolores

Colesterol, arterioesclerosis, hiperlipidemias

Digestiones malas

Espasmos, calambres, cólicos

Fiebre, paludismo, Covid 19

Gripe, tos, dolor de garganta

Heridas, cortes, llagas, eczemas, gangrena, granos, quemaduras, úlceras

Mareos, náuseas, vértigo, vómito

Mitológica-cultural, susto, espanto

Purifica la sangre

Tónica

RECETAS

Colesterol: Se toma el jugo de verbena, eso le ayuda a regular el colesterol (Miguel Ángel Zambrano Saldarriaga, Río Mariano San Pablo (Las Piedras).

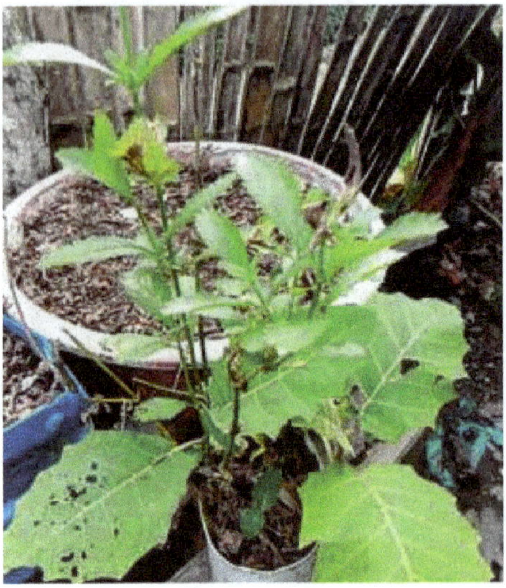

Verbena. Comunidad El Progreso, San Isidro, 5 abril 2023

Cortes, en el campo nos cortábamos: Nosotros nos curábamos por ahí, con esas plantitas de montecitos, la verbena, el paico, le sacábamos el jugo, lo machucábamos y nos lo poníamos (Manuel de Jesús Arias Véliz, Cañaveral).

Covid 19: Tiene que ser buena la verbena para el Covid 19 (Rosa Colombia Castro, San Lorenzo). Fiebre, Covid 19 , paludismo: se hace el extracto de verbena, se toma con escalofríos, fiebre, si estás con paludismo; lo que es la calaguala, la zaragoza, todo eso se mezcla, yo tengo por aquí esas cosas, lo tomo con aguardiente (Rosendo Isaac Mendoza Mendoza, La Mocora).

Dolor de garganta: A usted le duele la garganta, exprime un limón, pica 3 hojitas de verbena, las hace como una ensaladita, usted se las come con el jugo del limón, se le cura el dolor de garganta (Hermacia Guadalupe Soledispa Zambrano, El Tope).

Fiebre: Infusión de verbena (María Otilia Mendoza, Mata de Plátano). Tres hojitas de verbena póngalas a hervir y tome, se le quita la fiebre (Rosa Colombia Castro, San Lorenzo). La verbena es amarguita, si estábamos con dolor de cabeza, con escalofríos, veníamos nosotros o al vecino le llevábamos, le machacábamos también, a esa le sacábamos puro jugo, una cuchara, ¡tan!, arreglado (Miguel Ángel Zambrano Saldarriaga, Río Mariano San Pablo (Las Piedras). Para la fiebre se usan unos olores de verbena (Ángela Rosa Zambrano Zambrano, Río Mariano en Medio).

Gripe, tos, fiebre: Uno se hacía por ahí su gloriadito, para la gripe, para la tos, para la fiebre (Teresa Trinidad Talledo Miranda, El Tope).

Paludismo: Le molían verbena y le daban una cucharada para el paludismo, eso es amarguísimo, usted tomaba dos, tres veces, y se componía. Y si usted le coge fe a una mata de escoba, eso le cura (Luis Gonzaga Mieles Basurto y Mercedes Leopoldina Muñoz Basurto, Río Mariano Tutumbe). Me tapé con una colcha, con dos colchas, hasta que un día en San Vicente no tenía casa arrendada, tuve que arrendar una casa donde Roque Guayumo, una planta baja, hacía un calor, un bochorno, pero yo no

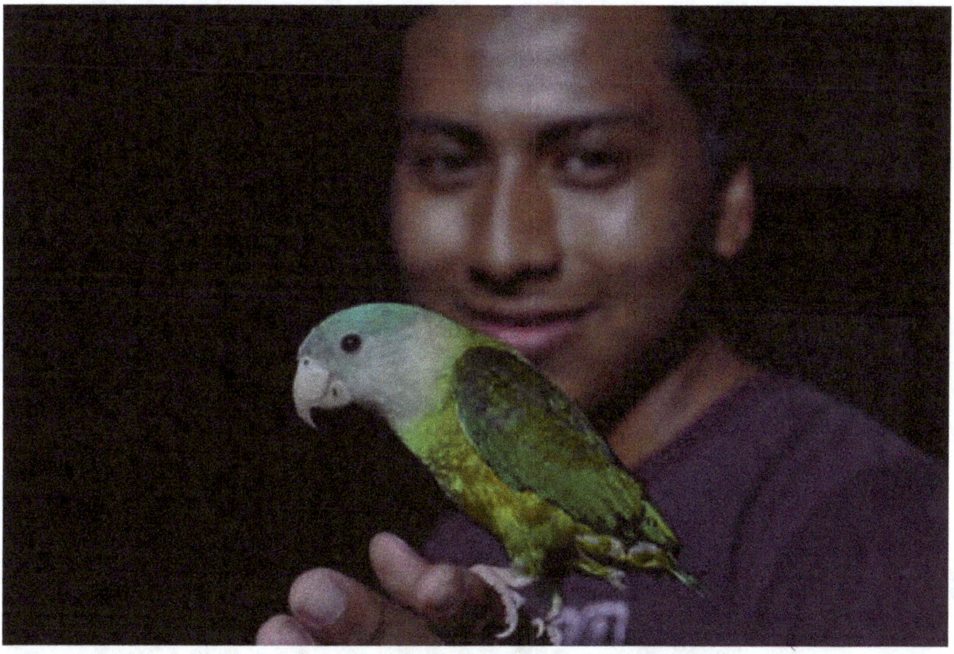

Loro. La riqueza de nuestra fauna ha sido inmensa: monos, guacharacas, armadillos, tigrillos, zainos, venados, pavas de monte, ardillas, guantas, guatusas, conejos, cheques, cuchuchos, gallos de montaña, tortugas, quinquiguas, mantejas, gatillo, vaca de monte, zorro, tejón, aves como el gavilán, tucán, Dios te dé, carpinteros, distintos tipos de palomas, la cerdeña, la frijolera, tijeretas, perdiz, perdizón, pollo de monte, valdivia. La lista es grande.

sentía calor, sino era frío, helado con esas colchas. Chuta le digo a la finada mi mujer, le digo, señora, de antes esto se curaba con verbena le digo, y yo tenía verbena aquí, me vine aquí, me tomé, eso era amarguisisísimo, como hiel de animal, un poquito así nomás, 3 noches, me arropé con una colcha, que sudaba, como que estuviera trabajando en un solazo, y me compuse mire (Nolberto Alejando Zambrano Bermúdez, Río Mariano en Medio).

Posparto: Antes no había tanto remedio para las paridoras, machuque esa verbena y arrecuéstese, y denle que ya está (Delia María Ormaza Zambrano, San Isidro).

(Personas de San Isidro y sus comunidades que han aportado sus saberes a esta ficha: María Otilia Mendoza, Mata de Plátano. Italia Margarita Valencia Intriago, El Zapote. Raúl Inocencio Vergara Zambrano, Muchique tres. Rosa de los Santos Hidalgo Hidalgo, Nueve de Octubre. Flavio Intriago, Pechichal. Miguel Ángel Zambrano Saldarriaga, Río Mariano San Pablo (Las Piedras). Luis Gonzaga Mieles Basurto y Mercedes Leopoldina Muñoz Basurto, Río Mariano Tutumbe. María Solórzano, Santa Clara. Ángela Rosa Zambrano Zambrano, Río Mariano en Medio. Rosa Colombia Castro, San Lorenzo. Alida Ondina Farías Solís, Piquigua. Flor Hidalia Loor Intriago, Cañaveral. Haida Delgado y Simón Panta, San Francisco. Manuel de Jesús Arias Véliz, Cañaveral. Delia María Ormaza Zambrano, San Isidro. Sebastiana Margarita Ponce Cedeño y Victor Hugo Párraga Zambrano, Muchique uno. Hermacia Guadalupe Soledispa Zambrano, El Tope. Teresa Trinidad Talledo Miranda, El Tope. Nolberto Alejando Zambrano Bermúdez, Río Mariano en Medio. Rosendo Isaac Mendoza Mendoza, La Mocora).

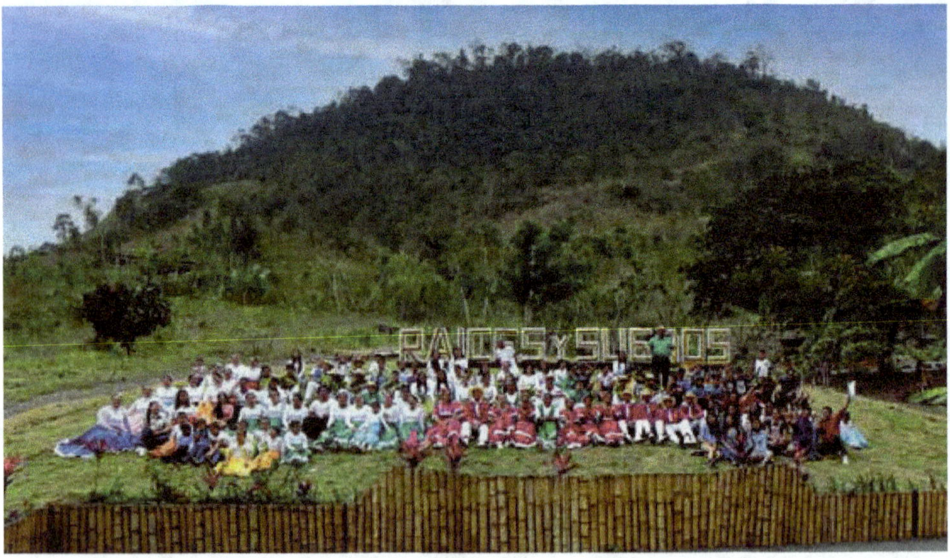

La finca de la Fundación Raíces y Sueños de San Isidro llega hasta arriba, donde hay más de una hectárea de bosque primario; ahora estamos datando con precisión su flora y fauna. Paciencia. Vamos avanzando muy despacio. Pero avanzamos.

Yuca de ratón

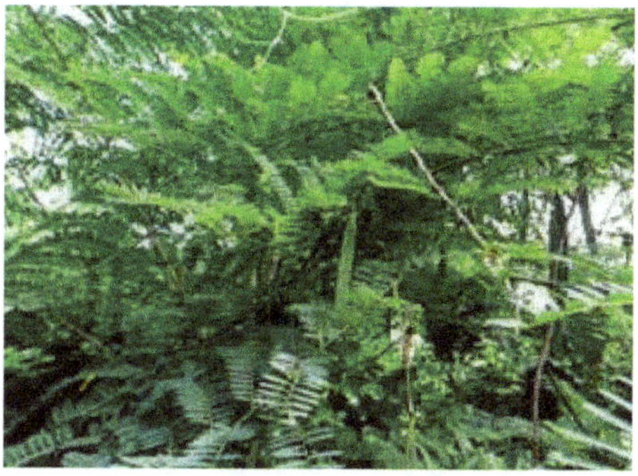

Yuca de ratón. Comunidad El Progreso, San Isidro, 28 marzo 2023

Nombre científico: Gliricidia sepium.

Descripción de la planta: Familia: Leguminosas. Árbol de hasta 4 metros de alto, se ramifica desde cerca de la base, hojas alternas de 7-9 foliolos, lilas, blancas, o rosadas. Legumbre comprimida. Hojas, ramas y frutos tienen un olor semejante al fréjol verde. En San Isidro, la utilizan en los cercos de las fincas para delimitar.

Partes de la planta que se ocupan: Hojas.

Propiedades medicinales generales:

Fiebre, paludismo, Covid 19

Sistema inmunitario tonifica, aumenta

RECETAS

Covid 19: Se saca el extracto a bastantes hojas de yuca de ratón y las hojas de tres puntas. Y ese extracto usted lo toma tibio por copitas. Se pone en la licuadora bastantes hojitas de yuca de ratón y hojas de tres puntas, que es silvestre, es un arbusto, es amargo; yo estuve a los 18 años en las montañas de Dógola, y ahí me daban este extracto para el paludismo. Yo aquí he tenido en currincho ese extracto y la gente viene a pedirme: dame un trago. Es una especie de microdosis, es bueno tomar como preventivo, para aumentar las defensas y estar preparado por si usted se infecta. A mi hija le detectaron el Covid y esa misma noche le di este extracto, ella ni siquiera lo notó amargo, había perdido el gusto. Pero al día siguiente le volví a dar y ya lo notó amarguísimo, es bien amargo (Humberto Esteban Zambrano Paz, Periquiame). Era positiva en Covid, sentía cansancio, me ahogaba al caminar, le dije a mi papi, él me hizo tomar en ayunas el extracto de bastantes hojas de yuca de ratón y las hojas de tres puntas. El primer día no sentí el sabor, luego me pareció muy amargo, un traguito durante siete días. Luego tomé el trago, el currincho, me acosté y me dio como desmayo. Me hacía dormir envuelta en hojas de yuca de ratón, a las dos de la mañana me daba mucho frío, son unos montes bien fresquecitos, y hasta ahorita me sigo dando baños con agua caliente de yuca de ratón porque hay días que a veces me duele el pecho, me tomo una medicina y ya, sí. Eso fue todo lo que mi papá me hizo. Tomaba té de jengibre, eso fue todo. Sólo tomé paracetamol para el dolor de cabeza y una inyección. Para el dolor de pecho me dijo una compañera que ya había pasado el Covid que tomara aspirina de niño (Lourdes Lorena Zambrano Demera, Periquiame).

Fiebre: Una persona que esté en la cama con fiebre, le saca la ropa, alrededor de la piel se le envuelve con puras hojas de yuca de ratón, en quince minutos le rebaja la fiebre, le desaparece y de ahí no le pega más la fiebre, y se baña con agua hervida de esta yuca de ratón (Humberto Esteban Zambrano Paz, Periquiame). Para bajar la fiebre, la gente se envuelve en las hojas de yuca de ratón y se pasa la fiebre (José Gualberto Pinargote Vélez, Piquigua).

(Personas de San Isidro y sus comunidades que han aportado sus saberes a esta ficha: Lourdes Lorena Zambrano Demera, Periquiame. Humberto Esteban Zambrano Paz, Periquiame. José Gualberto Pinargote Vélez, Piquigua).

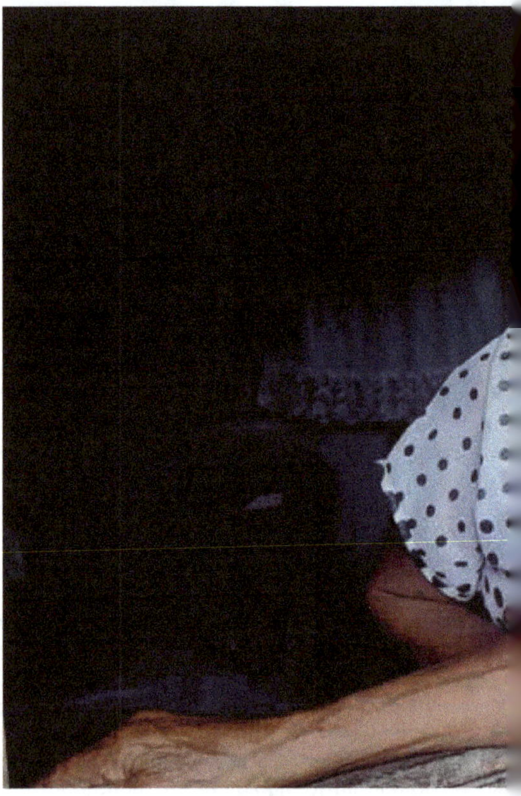

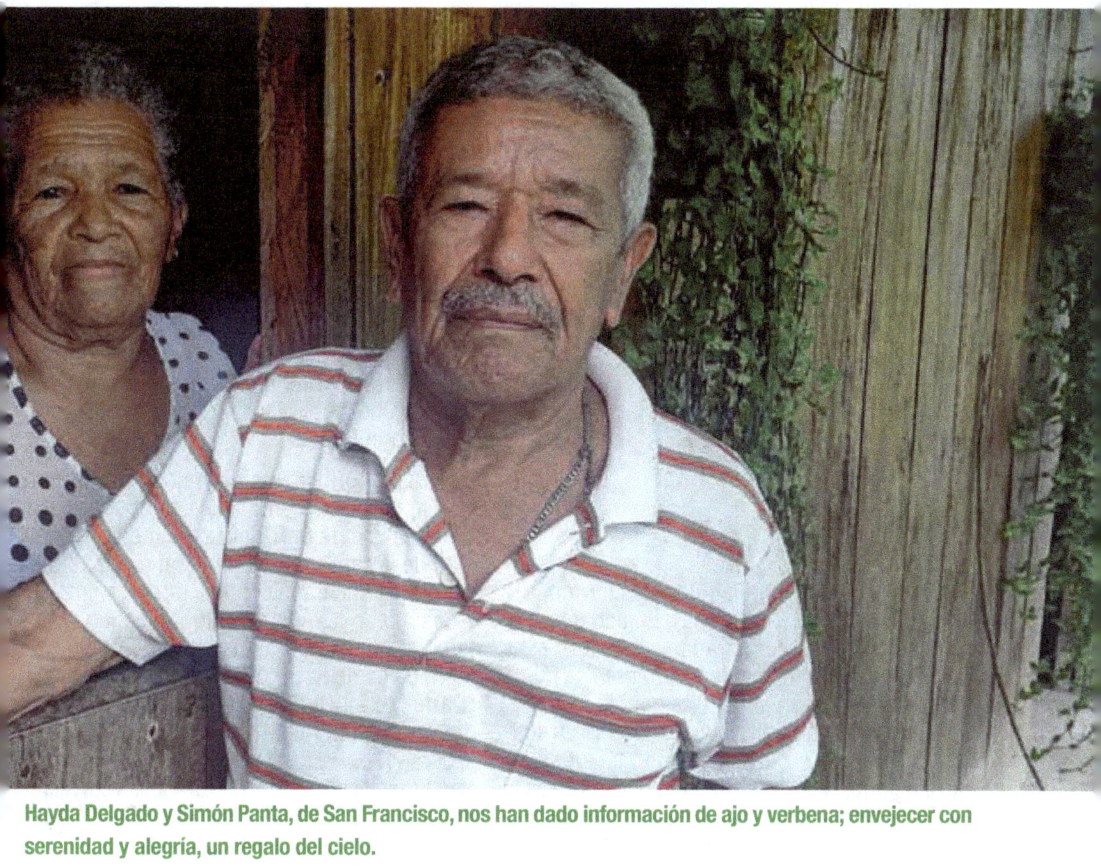

Hayda Delgado y Simón Panta, de San Francisco, nos han dado información de ajo y verbena; envejecer con serenidad y alegría, un regalo del cielo.

Zaragoza

Nombre científico: Aristolochia sp. y variedades.

Descripción de la planta: Planta rastrera, bejuco, de particular aroma, hojas cordadas, acuminadas. Crece en los patios de las casas de San Isidro.

Partes de la planta que se ocupan: Bejuco, corteza, tallo, raíz.

Propiedades medicinales generales:

Analgésica, dolores
Antibiótica, infecciones
Antidiarreica, diarreas
Colerín
Digestiones malas, dolores de estómago
Espasmos, calambres, cólicos
Fiebre, paludismo, Covid 19
Gripe, catarro, resfriado, enfriamientos
Mordedura de conga
Mordedura de culebras
Purgante

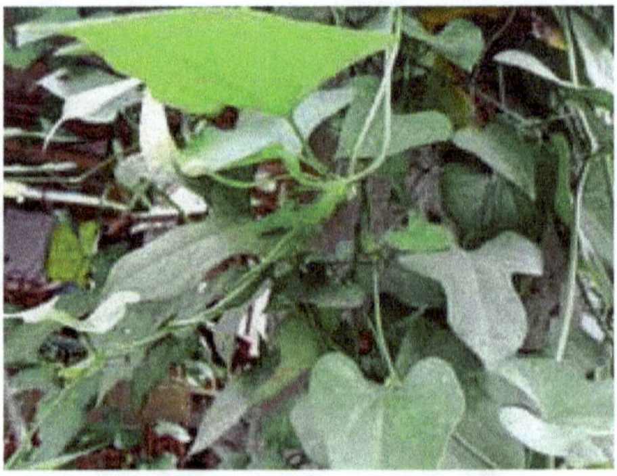

Zaragoza. Casa de Vilma Vélez, Piquigua, San Isidro, 4 marzo 2023

RECETAS

Cólicos: Tomar una agüita de zaragoza (Agustina Basurto, Piquigua). Bejuco de zaragoza, tiene un olor agradable, el sabor es amargo, lo utilizaban para los dolores de cólicos que le daban antes a la gente, cogían un pedazo y se hacía una infusión o un té como llamamos ahora, lo calentaba en una taza de agua y se tomaban eso y le aliviaba el dolor, cualquier dolor que usted tuviera le aliviaba con eso que se tomaba (Winston Aníbal Vélez Lucas, Piquigua). Había un dolor, hacía su agüita de zaragoza, se la tomaba y se le quitaba (Clemente Delgado y Deysi Rodríguez, Las Mercedes). La zaragoza es muy fuerte, un dolor que usted tenga, tómese un bocadito de zaragoza, es muy buena, le calman esos cólicos (Amable Eduardo Vera Moreira, El Zapote).

Cualquier enfermedad: Un gloriadito de zaragoza (Obdulio Silvino Márquez Caicedo, Río Mariano en Medio).

Diarrea y cólico: Una diarrea es peligroso que se desarrolle, entonces uno acude a los remedios; yo tengo aquí casualmente el bejuco de la zaragoza, yo hago mi gloriado de zaragoza y me tomo con una tapita de limón, y basta, eso le quita el dolor, el cólico, y le tapa la diarrea. Con el cogollo de guayaba también es de hacer gloriado para la diarrea (Darío Mendoza, Pechichal). Para plantar la diarrea, el vómito: se ponía a hervir en agua la zaragoza (Haida Delgado y Simón Panta, San Francisco). Agüita de zaragoza (Carmen Mariana Bermúdez Ortiz, Piquigua. Corina Napa, Río Mariano en Medio).

Dolor de estómago: Infusión de zaragoza (Olmedo Gongora, La Laguna. Agustín Zambrano-Mariana Solórzano, Mata de Plátano. Jesús Bernardina Intriago Vázquez y Úrsula Maximina Vázquez Zambrano, Palmar. Antonio Hermenegildo Cedeño Márquez, La Uña. Corina Napa, Río Mariano en Medio). Bejuco de zaragoza, cuando le duele el estómago a uno, tres pedacitos, tres tiritas de estas y le pongo canelita, le pongo aguardiente un poquito, de todo aliño, con eso se cura el dolor de estómago (Jacinta Chávez, Las Mercedes). Gloriadito de zaragoza, para el dolor de barriga cuando uno está como con dañación de estómago, eso se tomaba (Débora Teotista Zambrano Cedeño, Las Mercedes). Se hierve 10 cm de bejuco de zaragoza en un litro de agua hasta reducir a medio litro, se cierne y se toma medio vaso en la mañana y tarde (Vilma Vélez, Piquigua). A usted le dolió el estómago, se toma una agüita de zaragoza y ya está (Liborio Raúl Zambrano Minaya, Río Mariano en Medio). Anterior no había casi médico, entonces no había doctor, no había subcentro, nada, cuando yo me crié, no; ahí, mi mamá, si los niños, nosotros, caíamos con dolor de barriga, si caíamos, un muchacho, un niño, que caía enfermo, mi mamá hacía agüita de zaragoza con cascarita de mandarina y el orégano del grande, esos eran los remedios de nosotros, cuando caíamos así con dolor de barriga, eso hacía mi mamá. Para los ojeados eran esos montecitos de ojo, el espanto (Bella Ángela Farías Paladines, Cinco de Junio). Agüita del bejuco de zaragoza, y le soba en la barriga un poco de mentol (María Lourdes Concepción "Conchita" Andrade Solórzano, San Isidro).

Fiebre, paludismo, Covid 19: Un gloriadito del bejuco de zaragoza (Agustina Basurto, Piquigua). Se hierve 10 cm de bejuco de zaragoza en un litro de agua hasta reducir a medio litro, se cierne y se toma medio vaso en la mañana y tarde (Vilma Vélez, Piquigua). Se hace el extracto de zaragoza, se toma con escalofríos, fiebre, si estás con paludismo. Lo que es la calaguala, la zaragoza, todo eso se mezcla, yo tengo por aquí esas cosas, lo tomo con aguardiente. (Rosendo Isaac Mendoza Mendoza, La Mocora).

Gripe: Agüita de zaragoza (Corina Napa, Río Mariano en Medio). Cojo una puñada de ese bejuco de zaragoza, lo pongo a hervir, le echo unas gotitas de miel de abeja, si tengo limón o si no un chorrito de aguardiente. Oiga, y me pasa el malestar, eso es amargo amargo, pero es una gran cosa, eso es fresco (Alida Ondina Farías Solís, Piquigua).

Infladora: Yo a las vacas, a los chivos, les doy zaragoza cuando están inflados, yo les doy a los chivos eso, en una botellita, les pongo a cocinar en agua, como té, les pongo canela, les pongo de todo (Jesús Bernardina Intriago Vázquez y Úrsula Maximina Vázquez Zambrano, Palmar).

Mordedura de conga: Se hierven 10 cm de bejuco de zaragoza en un litro de agua hasta reducir a medio litro, se cierne y se toma medio vaso en la mañana y tarde (Vilma Vélez, Piquigua).

Mordedura de serpiente: Se hierven 10 cm. de bejuco de zaragoza en un litro de agua hasta reducir a medio litro, se cierne y se toma medio vaso en la mañana y tarde, teniendo en cuenta que en la mordedura de serpiente solo retrasa el avance del veneno, por lo que debe acudir al centro de salud más cercano (Vilma Vélez, Piquigua).

Pasmo: El pasmo, los curados se hacían antes, el aguardiente se curaba y se le daba quemado con la zaragoza, tomaba y se le quitaba (Estrella Margarita Chávez Delgado, Río Mariano Tutumbe).

Purgante: Le trancaban el orégano, la zaragoza, ajo, la cebolla paiteña, ruda, paico, le machucaban esos montes y trague, lo daban en ayunas, un purgante malísimo, le escondían toditos los overoles de comida para que no comiera, nos tenían todo el día sin comer, no le daban comida hasta que le hiciera el purgante, si no le hace el purgante ahí estaba sin comer, hijuelamadre (Carmen Mejía Cedeño, El Tope).

(Personas de San Isidro y sus comunidades que han aportado sus saberes a esta ficha: Agustina Basurto, Piquigua. Bella Ángela Farías Paladines, Cinco de Junio. Genaro Figueroa y María Domínguez, La Chicha. Olmedo Góngora, La Laguna. Clemente Delgado y Deysi Rodríguez, Las Mercedes. Jacinta Chávez, Las Mercedes. Débora Teotista Zambrano Cedeño, Las Mercedes. Agustín Zambrano-Mariana Solórzano, Mata de Plátano. Raúl Inocencio Vergara Zambrano, Muchique tres. Darío Mendoza, Pechichal. Estrella Margarita Chávez Delgado, Río Mariano Tutumbe. Josefa Antonia Saldarriaga Rodríguez, San Isidro. Amable Eduardo Vera Moreira, El Zapote. Liborio Raúl Zambrano Minaya, Río Mariano en Medio. Vilma Vélez, Piquigua. Haida Delgado y Simón Panta, San Francisco. Nilo Macías y Gloria Vega, Chonta dos. Alida Ondina Farías Solís, Piquigua. Jesús Bernardina Intriago Vázquez y Úrsula Maximina Vázquez Zambrano, Palmar. Carmen Mejía Cedeño, El Tope. Antonio Hermenegildo Cedeño Márquez, La Uña. Carmen Mariana Bermúdez Ortiz, Piquigua. María Lourdes Concepción "Conchita" Andrade Solórzano, San Isidro. Corina Napa, Río Mariano en Medio. Obdulio Silvino Márquez Caicedo, Río Mariano en Medio. Rosendo Isaac Mendoza Mendoza, La Mocora).

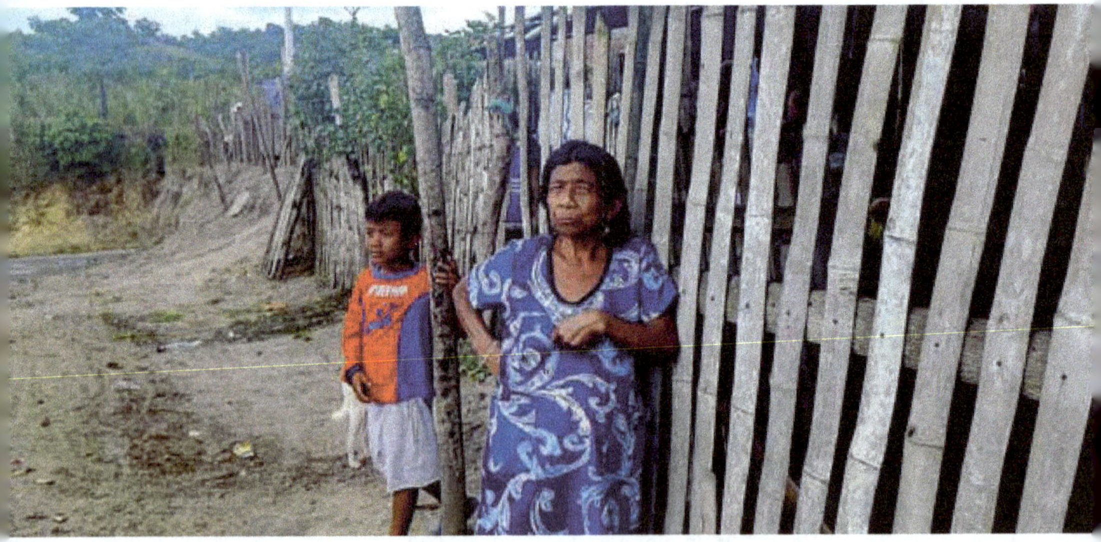

Haydée Barre, de Santo Domingo Chiquito, nos ha dado información de palo santo y ruda; las arrugas confieren dignidad y mucha sabiduría.

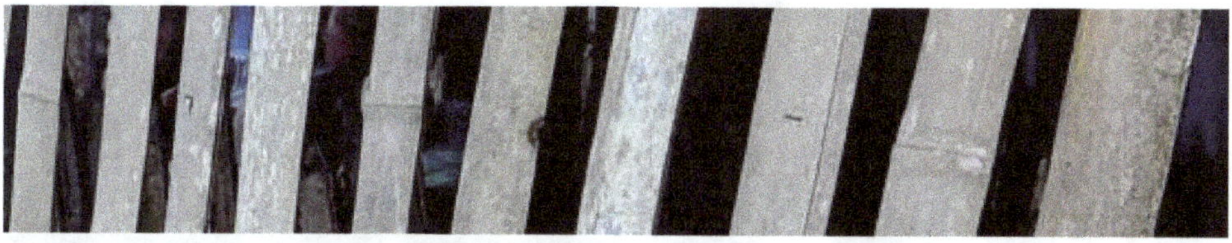

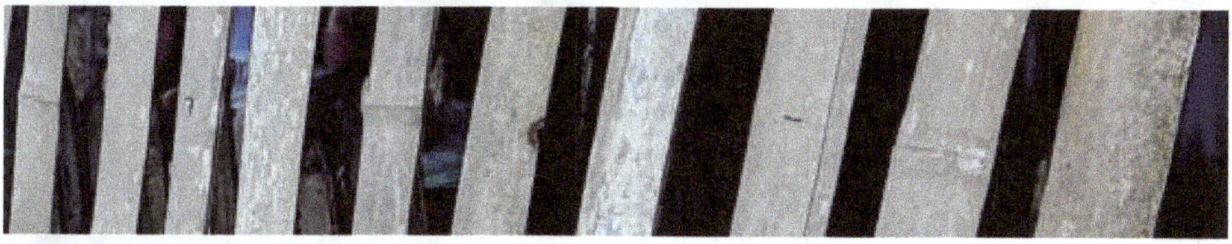

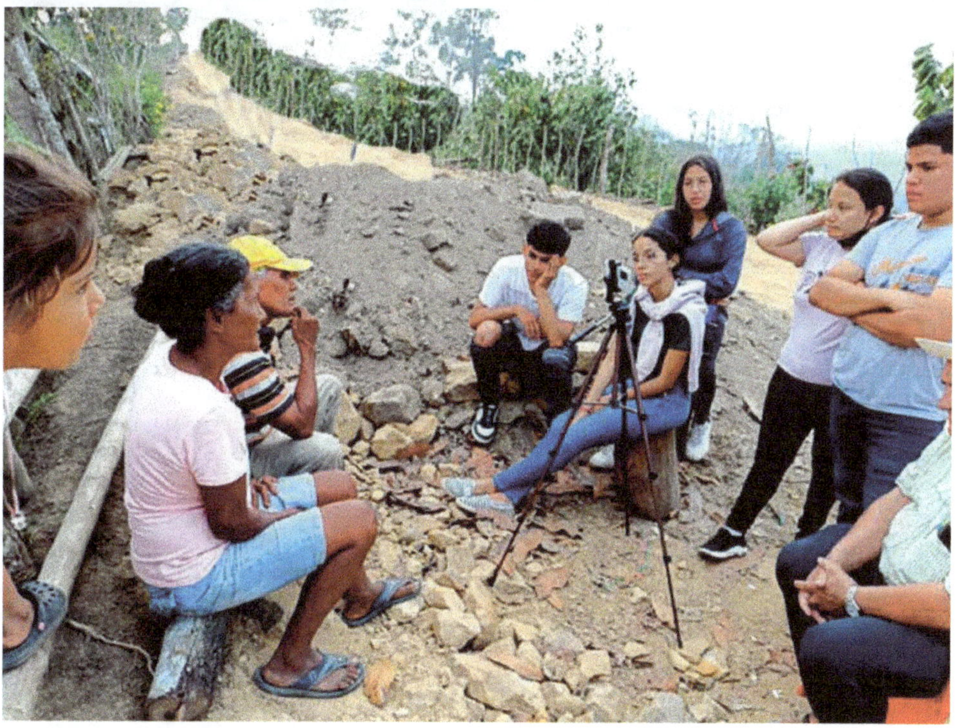

Comunidad de Calada, San Isidro, jóvenes de la Fundación haciendo entrevista a Gladys Santillán y esposo, diciembre 2022. La Fundación de Raíces y Sueños hemos hecho ya más de 600 entrevistas a adultos, con la ayuda imprescindible de los jóvenes. Veteranos y jóvenes, son nuestra base. Ellos se implican para llevar adelante este rescate de nuestra cultura ancestral montubia. Nuestro principal objetivo, su implicación.

Zorrilla

Nombre científico: Capparis cordata y variedades.

Descripción de la planta: Familia: Caparidáceas. Arbusto de hasta 2,5 m de alto. Ramitas terminales cilíndricas, densamente pubescentes. Hojas simples, alternas. Flores en racimos o corimbos axilares. Cultivada en patios de casas de San Isidro.

Partes de la planta que se ocupan: Raíz, hojas.

Propiedades medicinales generales:

Cáncer

Digestiones malas, bacteria helicobacter pylori, gastritis

Para toda enfermedad

RECETAS

Bacteria helicobacter pylori: Siete hojitas de zorrilla, media naranja y tres zanahorias, se pelan, se hace extracto, se cierne, y se toma (Virgilio Intriago, San Lorenzo).

Cáncer de próstata: Aparte de la radioterapia, hervía la raíz de la zorrilla y tomaba por agua de tiempo (Bella Esperanza Pazmiño Zambrano y Edgar Osmán Castro Cevallos, Cinco de Junio).

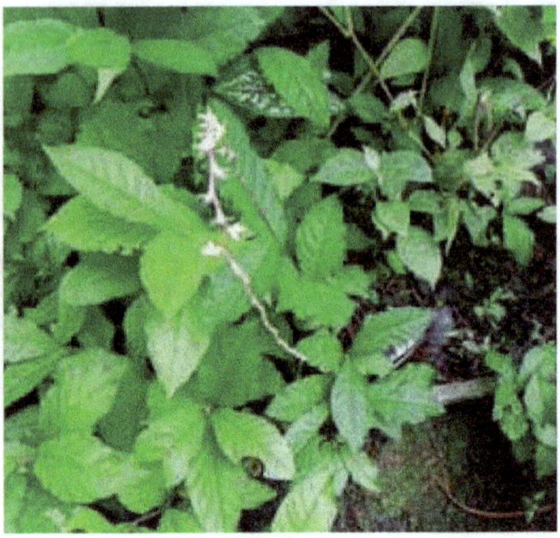

Zorrilla. Casa de Vilma Vélez, Piquigua, San Isidro, 4 marzo 2023

(Personas de San Isidro y sus comunidades que han aportado sus saberes a esta ficha: Bella Esperanza Pazmiño Zambrano y Edgar Osmán Castro Cevallos, Cinco de Junio. Virgilio Intriago, San Lorenzo).

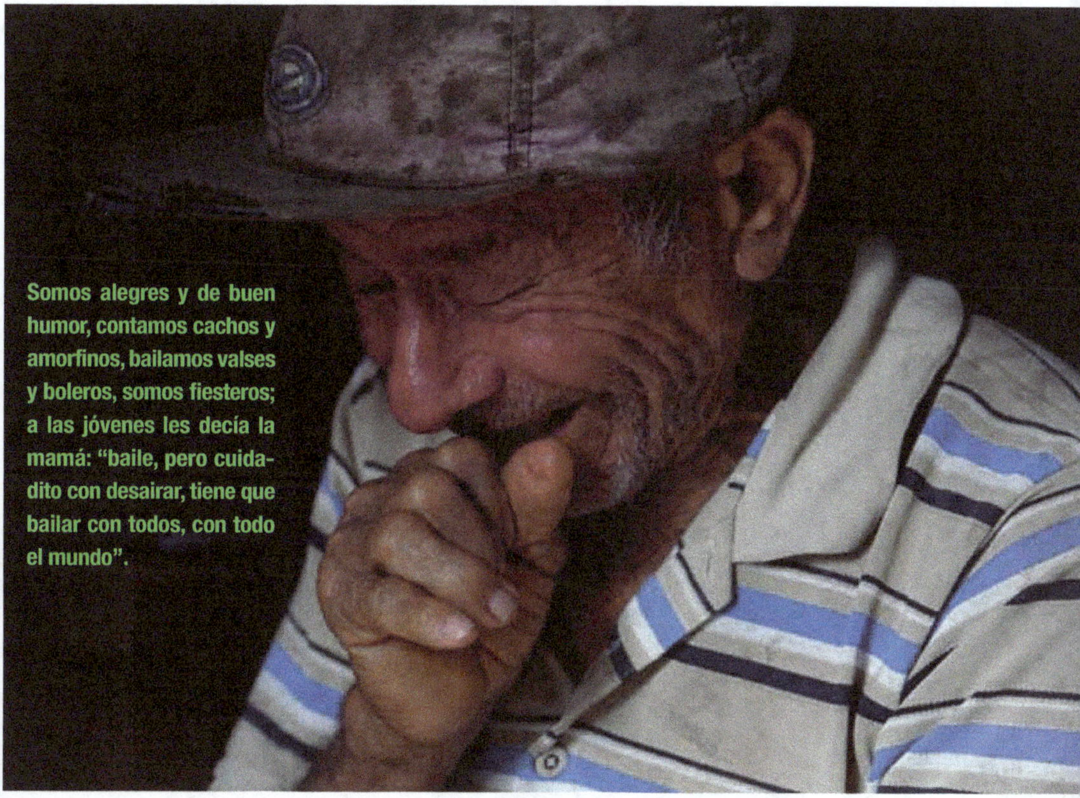

Somos alegres y de buen humor, contamos cachos y amorfinos, bailamos valses y boleros, somos fiesteros; a las jóvenes les decía la mamá: "baile, pero cuidadito con desairar, tiene que bailar con todos, con todo el mundo".

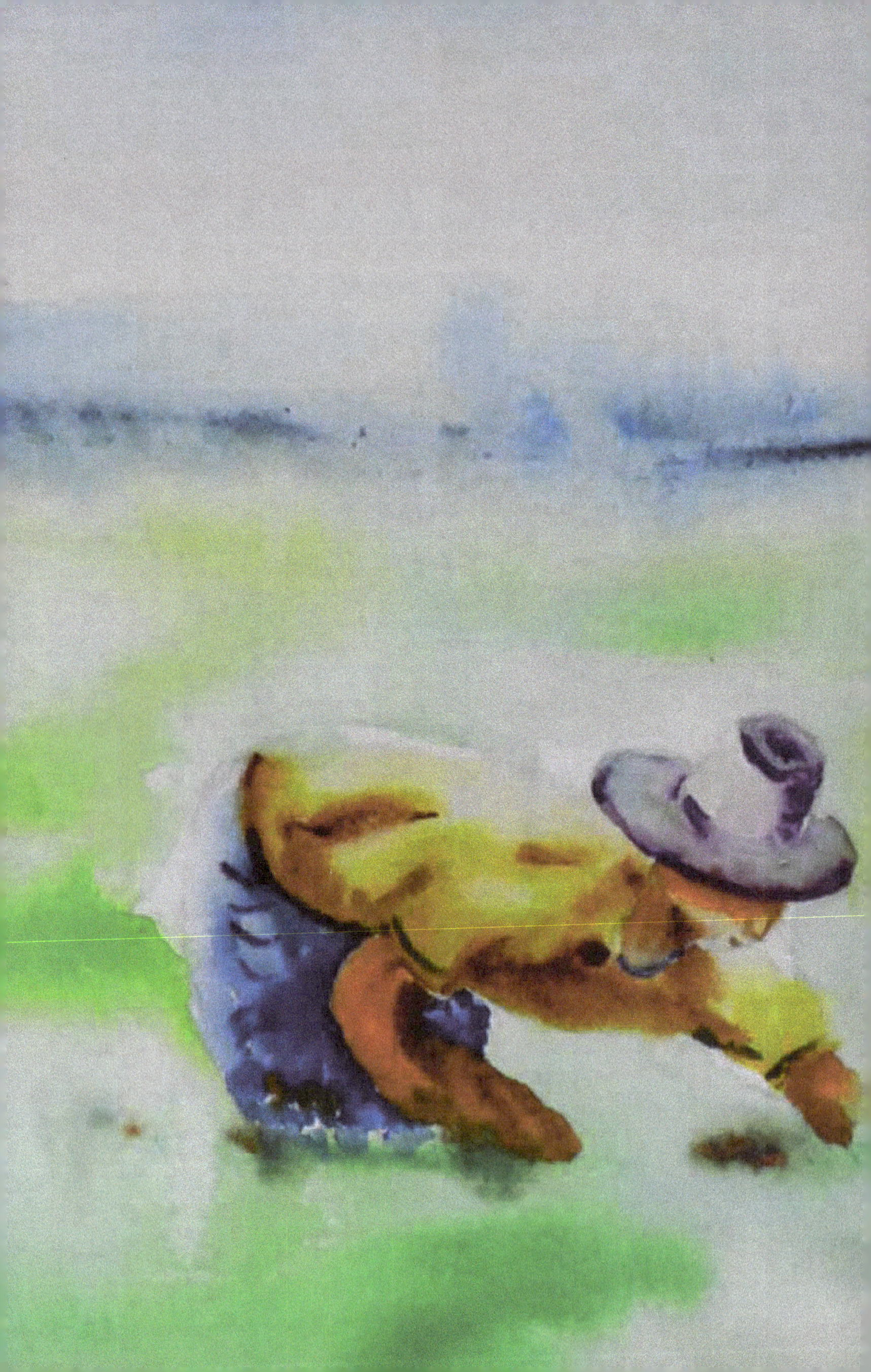

OTRAS PLANTAS MEDICINALES USADAS EN San Isidro

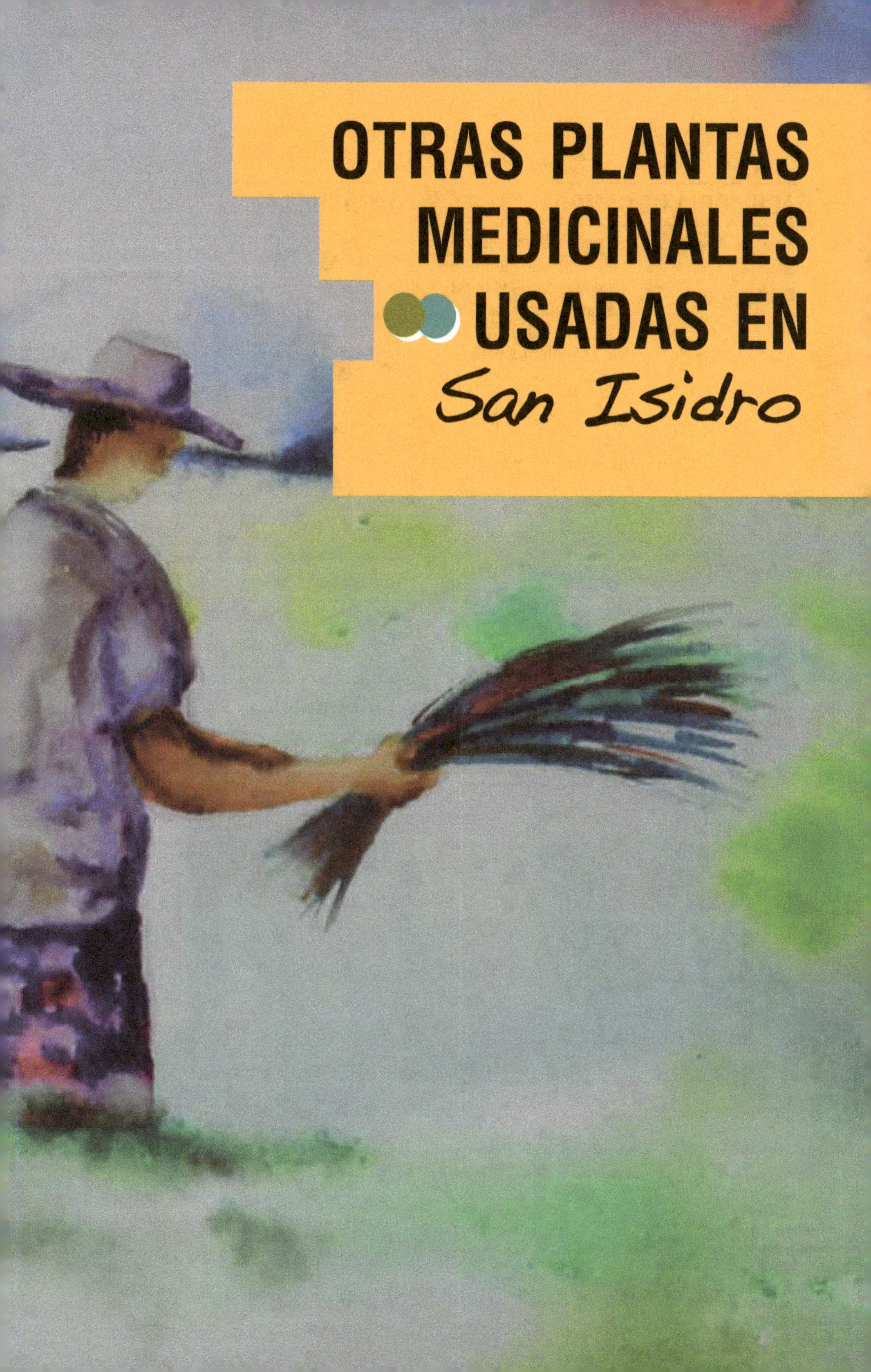

ACHICORIA DE CAMPO

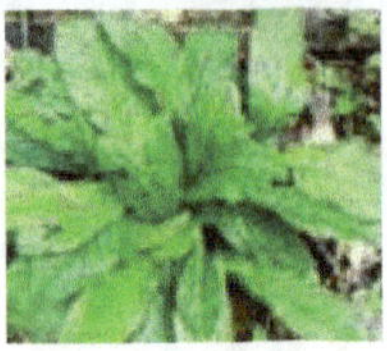

Achicoria, casa de Vilma Vélez, Piquigua, San Isidro, 4 marzo 2023

Se ocupa la raíz y las partes aéreas. Para enfermedades de las **vías urinarias**, infusión de raíz y partes aéreas. También para el **dolor de estómago**.

Informantes: *Virgilio Intriago, San Lorenzo y Ánter Solís, Periquiame.*

ACHOCHILLA

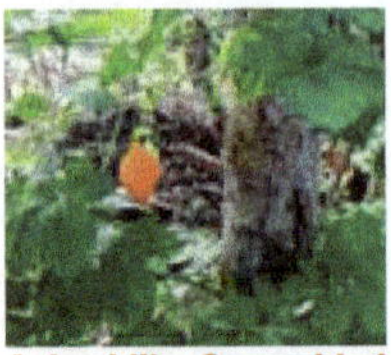

Achochilla, Comunidad El Progreso, San Isidro, 28 marzo 2023

Para la **diabetes**: la hoja de la achochilla, con la flor amarilla y el bejuco, se pone en la licuadora, con infusión de manzanilla; se toma una sola vez; es amarga.

Informante: *Humberto Esteban Zambrano Paz, Periquiame.*

ACHIOTE

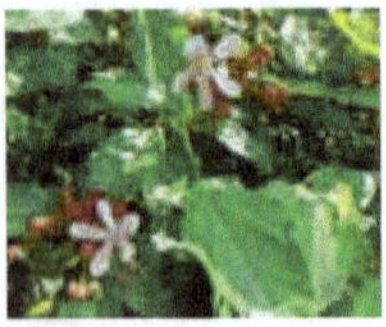

Achiote, Comunidad El Progreso, San Isidro, 28 marzo 2023

Para **quemaduras:** el achiote de cocinar, ese se pone en cuanto se quema uno y no se levanta la piel, no se irrita nada, se pasa enseguida.

Informante: *Rosa Colombia Castro, San Lorenzo.*

AGUARDIENTE DEL MONTE

Para limpias, **ojeados**.

Informante: *Ramona Elena Moreira Jama, La Florida.*

AJO (árbol)

Insecticida: Lo utilizan como repelente natural para hacer insecticidas.

Informante: *José Gualberto Pinargote Vélez, Piquigua*

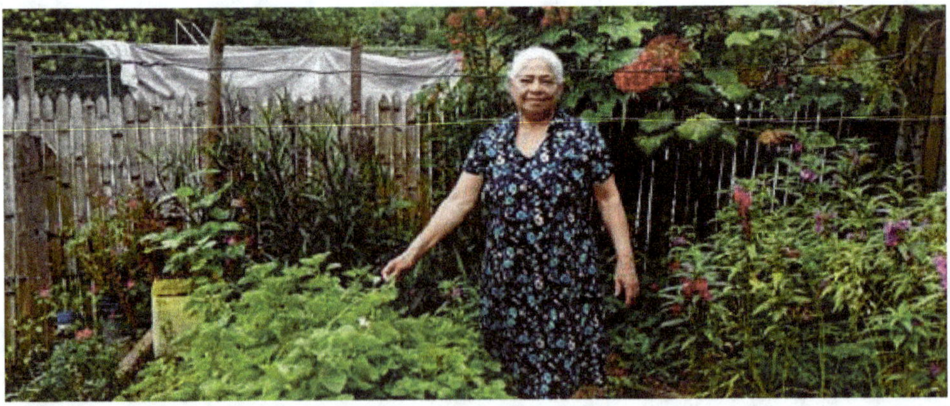

Holanda Napa, de Piquigua nos ha dado información de aguacate y guanábana. Risueña entre sus plantas, el corazón se expande, las preocupaciones huyen.

ALCANFOR

Para tener fuerzas **para dar a luz**: Cuando a una ya le faltaban las fuerzas, le batían una clara de huevo y le echaban unas gotitas de ese aguardiente alcanforado y se la daban a tomar a uno; después ya hubo inyección de alcanfor, le aplicaban a uno en el brazo.

Fiebre: Mi mami también compraba aguardiente de contrabando y le ponía una planchita de alcanfor, eso sabía tener ella, para cuando estábamos con fiebre nos ponía en la cabecita.

Calentura en las partes de delante, calentura y dolor en los riñones: En los sitios afectados usted se pone pañitos de alcanfor macerado en aguardiente, y eso le afloja bastante el dolor.

Informantes: *Vicenta Isabel Vélez Chumo, Piquigua. Hortensia Hermelinda Betancourt Muñoz - Luis Cuadros, Las Brisas. Ramona Benita Solórzano Intriago, San Isidro.*

ALGARROBO

Cálculos: Para botarlos, una ramita de algarrobo de seis centímetros en tres litros de agua, que hierva por diez minutos, lo apaga, le pone una cucharada de bicarbonato, lo hace a la tarde y lo deja enserenando hasta el día siguiente; ese día va tomándose esa agua hasta la noche, sin tomar agua ni otra clase de jugos, ni sandia, sino solo esa agua de algarrobo; si tiene sed, esa agua, hasta las seis de la tarde se toma todo, al otro día bota cálculos de riñón y de vesícula, arenillas.

Informantes: *Ana del Jesús Ureta García, Piquigua. Eneida del Jesús Rizo Rodríguez y Alfredo Agustín Demera Rosales, Piquigua.*

ALGODÓN

Hemorragias, cortes: Tintura de yodo con algodón, eso se quemaba y se aplastaba contra el corte y ya paraba la hemorragia.

Informante: *Vicenta Isabel Vélez Chumo, Piquigua.*

ALMENDRO

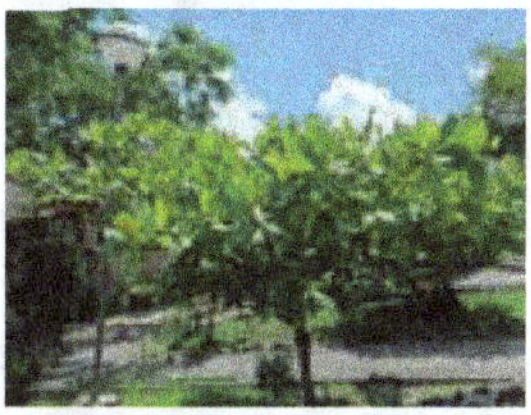

Almendro, Casa de retiros, Hermanas Oblatas, Montecristi, Manabí, 20 marzo 2023

Purgante: Antes para purgarse, eran unas cápsulas. Y el aceite de ricino, el aceite de almendra, la leche de magnesia, la sal inglesa.

Dolor de huesos: Se ponen en la parte afectada hojas de almendro, sin calentarlas, por capitas, por planchas.

Garganta inflamada: Hacer gárgaras con la infusión de hojas de almendro; también se puede tomar un poquito de la infusión.

Informantes: *Gloria Isabel Solórzano, La Felicidad. Blanca Navidad Saldarriaga Chumbo, Río Mariano San Pablo (Las Piedras). Marina Mejía, San Roque.*

ALTAMISA

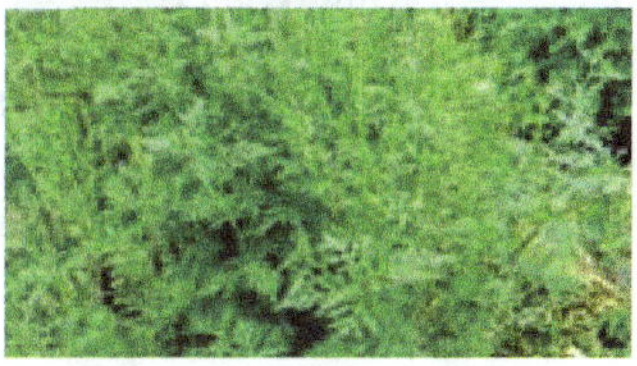

Altamisa, Huerto Medicinal, Fundación Raíces y Sueños de San Isidro, 2 marzo 2023

Baños para que le desaparezcan los **calambres, espasmos, cólicos**.
Apropiada para **la tercera edad**.
Ácido úrico, artritis, artrosis, dolor de huesos, **reumatismo**.

Informante: *Ramona Liduvina Salvatierra Rivas, San Isidro.*

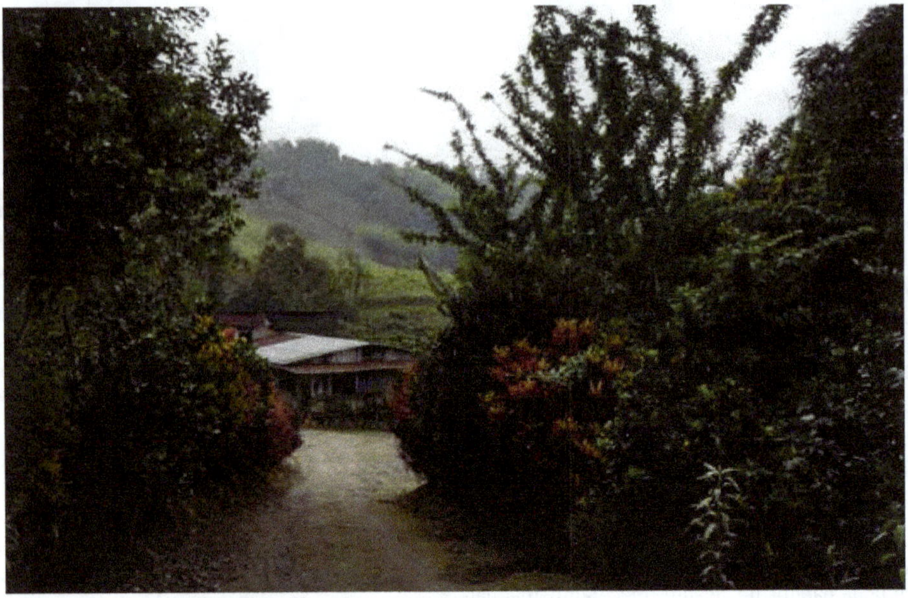

Nuestro paisaje es único; en misiones y catequesis, estos caminos los han transitado nuestras amigas y amigos, compañeros muy recordados: Sra. Enriqueta Salvatierra, D. Milagro Zambrano, D. Bolívar Mite, D. Joel Intriago, Dª Elena Bravo, D. Lino Intriago.

AMANCAY

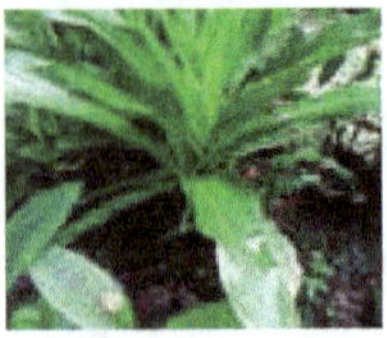

Amancay, casa de Vilma Vélez, Piquigua, San Isidro, 4 marzo 2023

Dolor de cabeza: Cogía el amancay, lo lavaba, lo ponía a calentar, le ponía mentol y se lo ponía en la cabeza; sudaba bastantísimo y le pasaba el dolor de cabeza.

Informantes*:* *Rosa Colombia Castro, San Lorenzo. Gregoria de Jesús Párraga Chávez, La Humedad de Río Mariano.*

AMARGO

Heridas, para lavarlas, desinfectarlas: Ponían cáscara de amargo; se pone para lavar las heridas, o para cuando **usted se cae y se golpea**; se le hace un agua, ahí se le pone con las demás plantas en una sola olla.

Diabetes: Sacan la cáscara, la corteza del amargo y hacen una plantilla que se pone debajo de los pies, en la planta del pie, para la diabetes; se pone por encima un calcetín y toda la noche usted tiene ahí esa cáscara.

Informantes*:* *Vidal Intriago Arteaga, San Lorenzo. Eneida del Jesús Rizo Rodríguez y Alfredo Agustín Demera Rosales, Piquigua. José Gualberto Pinargote Vélez, Piquigua*

ANÍS

El anís de siempre y el anís de aquí, de casa, sirve para los **dolores, diarreas, mareos, náuseas, vómitos, gases, cólicos, calambres, espasmos y malas digestiones**. También para hacer aguas aromáticas y dormir bien.

Posparto: Al recién nacido se le daba seno y agüita de anís.

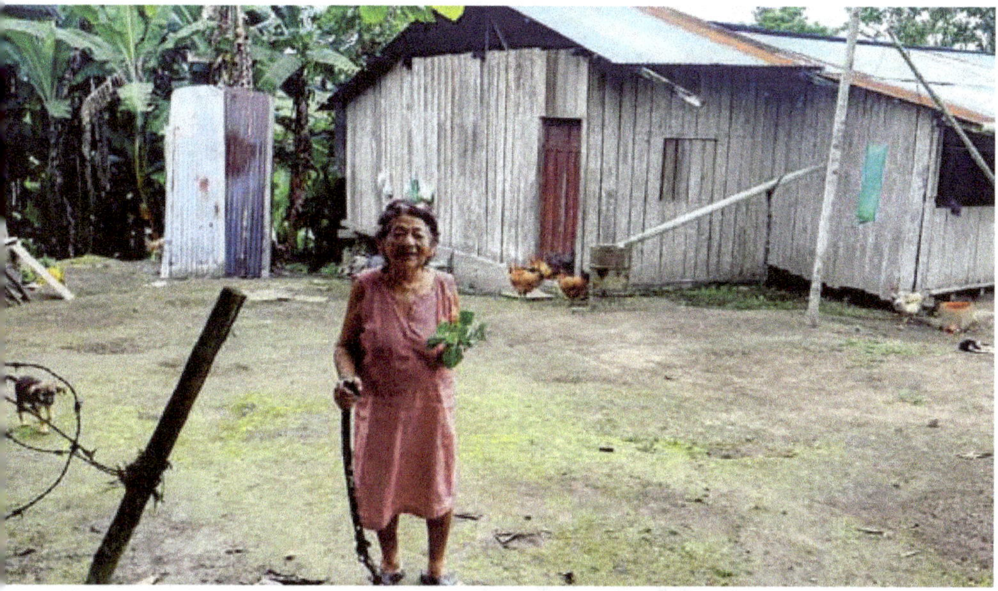

Jacinta Chávez, de Las Mercedes, nos ha dado información del bejuco de zaragoza. Una sonrisa en el rostro, un bastón en una mano, una plantita en la otra. El ranchito, el perrito, las gallinas. ¿Alguien da más?

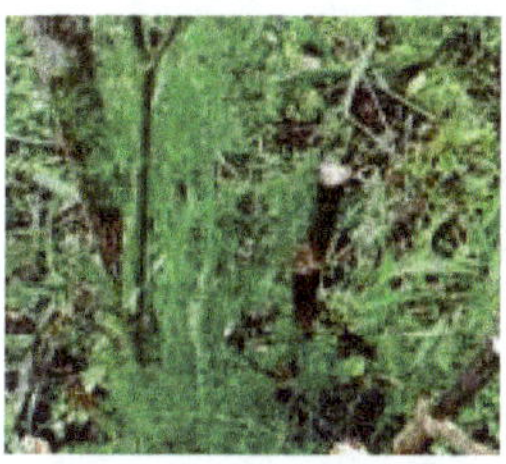

Anís, Huerto Medicinal, Fundación Raíces y Sueños de San Isidro, 2 marzo 2023

Dolor de barriga: Hacer agüita de anís y beber.

Informantes: *Gloria Isabel Solórzano, La Felicidad. Hortensia Hermelinda Betancourt Muñoz. Luis Cuadros, Las Brisas. Ánter Solís, Periquiame. Virgilio Intriago, San Lorenzo. Rosa de los Santos Hidalgo Hidalgo, Nueve de Octubre. Antonio Miguel Cedeño Argandoña, El Palmar.*

ANONA

Para la **gripe, catarro, resfriado, enfriamientos**.

Informante: Rosa Colombia Castro, San Lorenzo.

APIO

Reduce la **presión arterial**. Sirve para la **diabetes** y el **colesterol.**

Informante: *Divina Esperanza Vera Vélez y Arcemi Feliciano Intriago Pazmiño, El Palmar.*

ARÁNDANO

Es un arbolito, crece aquí en San Isidro, cuando está frío el ambiente, ahí se desarrolla. Y ahí están las vecinas cogiendo fruta riquísima para **hacer mermeladas**, queda como una mermelada de mora.

Informante: *Afranio Álava Cronfle, Las Mercedes.*

ARAZÁ

La fruta de arazá **es como la manzana**, es muy dulce, da mucho olor.

***Informante**: Ramona Liduvina Salvatierra Rivas, San Isidro.*

ASAFÉTIDA

Sirve para los **dolores** y para curar el **susto**, espanto.

***Informante**: Carmen Farías Vélez, El Progreso.*

ASPIRINA

Sirve para los **dolores, cólicos, calambres**.

***Informante**: Claudio Felipe Cedeño Loor, Dominguillo.*

BELDACO

El que sufre de la presión no puede tomar el agua de beldaco.

Hígado, riñón, bazo: La cáscara del beldaco la pone en agua y toma por agua de tiempo.

Próstata: Cáscara de beldaco, esa agua usted la hierve y queda rosadita como un agua de canela, y usted está tomando dos litros diarios. Se coge un trozo de cáscara de beldaco de alrededor de 30 cm, se pela, ese trozo se pone a hervir; se coge una penca de cabuya, se hacen dos o tres pedazos, y la ponen revuelta con la cáscara de beldaco, lo ponen en 1 galón y usted está tomando por agua de tiempo, puede estar inflamada la próstata, puede estar estilándole el orín, eso le planta, pero cuando está recién empezando, cuando ya está crónica ya no.

Cáncer de próstata: Aparte de la radioterapia, hervía la cáscara de beldaco y tomaba por agua de tiempo.

***Informantes**: Bella Esperanza Pazmiño Zambrano y Edgar Osmán Castro Cevallos, Cinco de Junio. Teófilo Wilfrido Velázquez Palacios, Río Mariano Tutumbe. José Gualberto Pinargote Talledo, Piquigua. Lauro Agapito Obando Valencia, Santo Domingo Chiquito.*

BERRO

Combate la **anemia**, se puede comer en ensalada.

Purifica la **sangre**. Buena para el **riñón, vejiga, vías urinarias**.

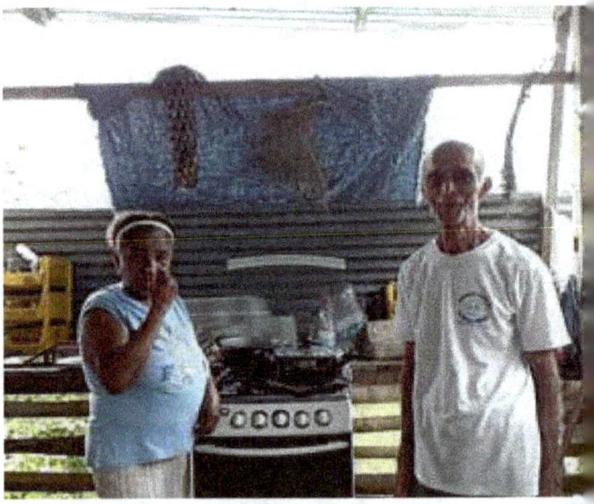

Jacinto Chumo y Rosa Valencia, de El Zapote. Nos han dado información de albahaca y espanto. La convivencia se apuntala en la cocina.

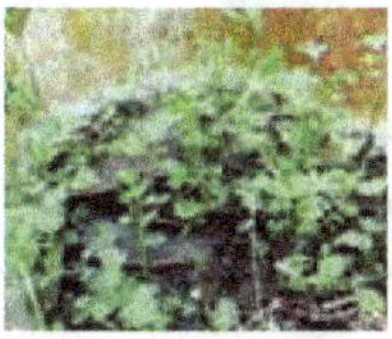

Berro, casa de Vilma Vélez, Piquigua, San Isidro, 4 marzo 2023

Gripe y otras enfermedades: El berro lo comían, hacían una salsa con limón y se lo comían, como ensalada.

Informantes: *Vilma Vélez, Piquigua. Ana del Jesús Ureta García, Piquigua. Antonio Hermenegildo Cedeño Márquez, La Uña.*

BORRAPENSAMIENTOS, AMANSATODO

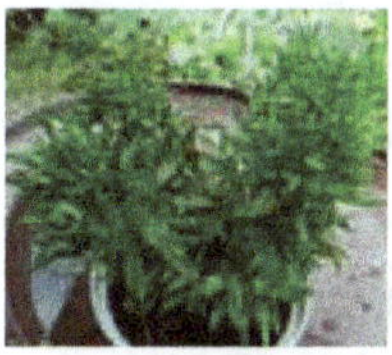

Borrapensamientos-amansatodo, casa de Vilma Vélez, Piquigua, San Isidro, 4 marzo 2023

Insomnio: La planta de borrapensamientos se pone verdecita en la almohada, no se toma, ayuda a dormir, se pone por dentro de la almohada.

Informantes: *Vicenta Isabel Vélez Chumo y Vilma Vélez, Piquigua.*

BUENAS TARDES

Tos: La flor de buenas tardes se toma en té. Para las limpias de los ojeados.

Informantes: *Rosa Colombia Castro, San Lorenzo. Ramona Liduvina Salvatierra Rivas, San Isidro.*

CABUYA

Para la **próstata**.

Informante: *Teófilo Wilfrido Velázquez Palacios, Río Mariano Tutumbe.*

CADE-TAGUA

Cálculos: Raíz del cade, de la tagua.

Informante: Dolores Vicenta Párraga Zambrano, Muchique uno.

CALAGUALA

Para las **malas digestiones, fiebre**.

Dolor de estómago: Beber infusión de calaguala, es amarga.

Informantes: Ederma del Carmen Briones Navarrete, Cadialitos. Beatriz Mera y Fermin Vélez, El Relleno.

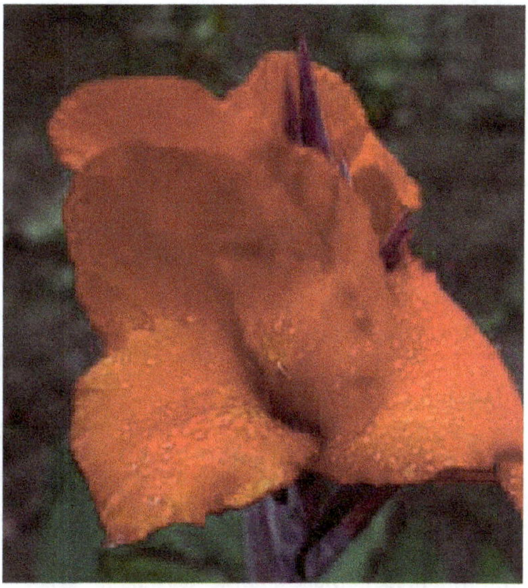

Flor de platanillo. Decoramos los altares en la casa, sobre todo en las fiestas de los santos, en los finados, para Navidad, en los San Pablos. Siempre nos gusta arreglar la capillita con nuestras flores. Le tenemos mucha devoción a la Virgencita, le llevamos las flores más bonitas.

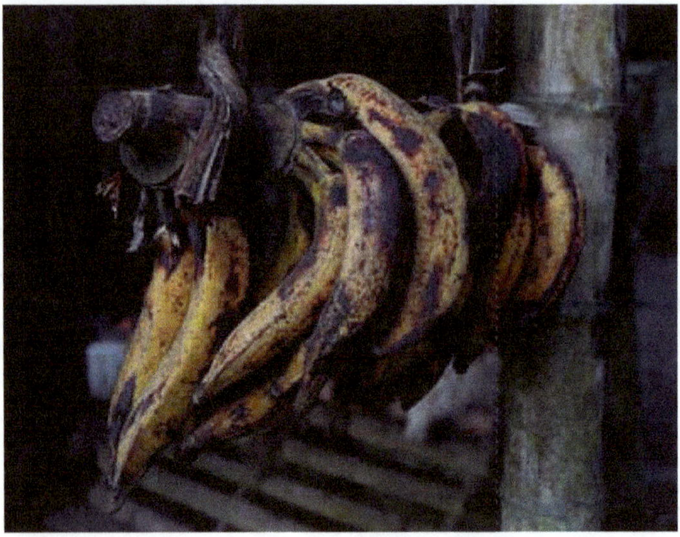

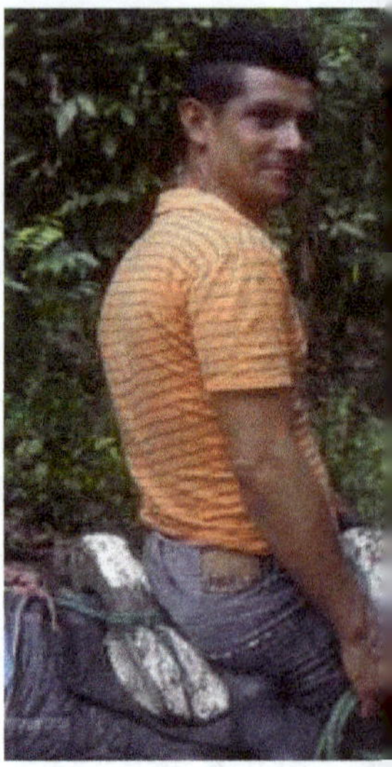

Maní, yuca, plátano, son la base de nuestra gastronomía. En el campo no tenemos problemas para producir lo que consumimos. Cada día somos más conscientes de que los químicos nos están matando y además destruyen el planeta. Hay que intentar recuperar nuestra tierra desterrando los químicos; y alimentarnos mejor.

CAMPANA

Campana: **No se puede tomar**, pero externamente sí se usa.

Erisipela: Lavarse con infusión de campana.

Picadura de culebra: La campana de flor blanca, la cogía, la calentaba, la ponía en la picadura, en la herida.

Insomnio: Se ponen tres hojas tiernas de campana roja bajo la almohada.

Cortes: Cuando uno se cortaba, me acuerdo que mi papá mandaba ir a por unas hojas de campana: "hagan un agua y lávenle la herida".

***Informantes**: Ramona Liduvina Salvatierra Rivas, San Isidro. Candelaria Intriago Arteaga, San Lorenzo. Cecilia Estefanía Castillo Obando, Boca de Piquigua.*

CHILINCHE, CANELA, ALBAHACA

Insomnio: Beber infusión de chilinche, canela, albahaca.

Nervios: Beber infusión de chilinche, canela, albahaca.

Niños que están como **secos:** Para bañar a los niños cuando están como secos, se usa la chilinche, canela, albahaca.

Enfermedades: Gloriado de chilinche, canela, albahaca para tomar también uno cuando está así enferma, **enfermita** pues.

***Informantes**: Virgilio Intriago, San Lorenzo. Rosa Julia Chila Jama, La Industria.*

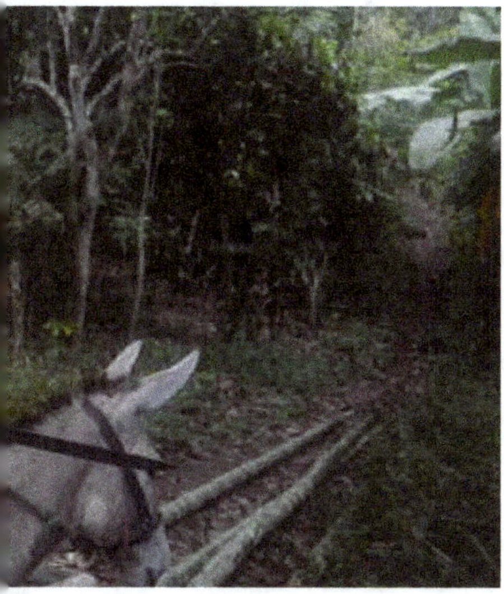

CARACUCHA

Hay rosadito, morado, blanco.

Tos y gripe: Se ponen a hervir las flores del caracucho, se toma el agüita con miel.

Espasmos, calambres, cólicos, gases, gripe, tos. Para **aguas aromáticas.**

Informantes: *Cecilia Estefanía Castillo Obando, Boca de Piquigua. Virgilio Intriago, San Lorenzo.*

CAUCHO

Paludismo: Tres cogollos de caucho y tres hojitas de verbena, amarguísimo, tomar hasta que le quite la fiebre.

Picadura de culebra: El caucho lo picaban y lo ponían en la mordida de culebra.

Informantes: *Rosa Colombia Castro, San Lorenzo. Teófilo Wilfrido Velázquez Palacios, Río Mariano Tutumbe.*

CEBOLLA

Niños enfermos: Cebolla, hierbabuena, se hace infusión y se bebe.

Tos: En cuatro pedazos se trocea una cebolla paiteña, y de ahí con ajo, panela, miel de abeja, naranja, todo va picadito y se pone a hervir y se hace como una mermelada, como un jarabe para tomar a cucharadas; o se parte una cebolla, y con azúcar se pone de noche al lado de la cama; otros la ponen en rodajas en la planta del pie, con medias, y amanece mejor.

Tos muy concentrada: Hierve cebolla con ajo, le pone miel de abeja, y lo bebe, para que vaya sacando la flema.

Purifica la sangre, buena para el **chuchaqui**.

Purgante.
Informantes: *Vicenta Isabel Vélez Chumo, Piquigua. Ana del Jesús Ureta García, Piquigua. Balbina Saltos Álava, Pechichal. Carmen Mejía Cedeño, El Tope. Teresa Trinidad Talledo Miranda, El Tope.*

CIGARRO PERUANO O BODOQUERA

Se usaba **para lavar platos.**

Informante: *Virgilio Intriago, San Lorenzo.*

CIRUELO-OVO

Tónica: Unas hojitas de ovo tiernas, se las mete en el botecito, en la jarra, y usted está tomando como agua de tiempo, eso le hace una buena salud.

Para limpiar a los **ojeados** y para el **pasmo** y el **tétanos.**

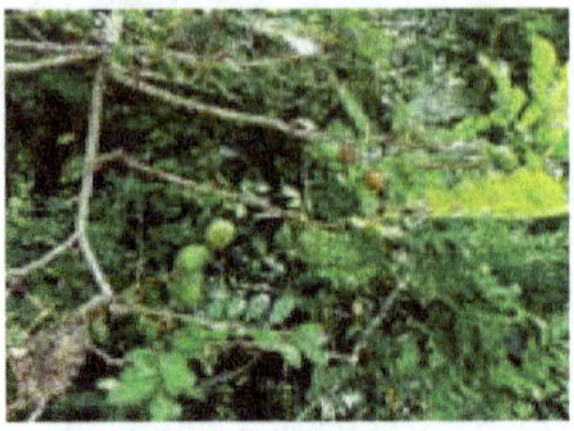

Ciruelo-ovo, Finca de la Fundación Raíces y Sueños de San Isidro, 19 marzo 2023

***Informantes**: Vicenta Isabel Vélez Chumo, Piquigua. Úrsula Vásquez, Palmar.*

CLAVEL

Cólico: Bañarse con infusión de clavel y tomar como agüita aromática.

***Informante**: Virgilio Intriago, San Lorenzo.*

CLAVO DE OLOR

Para los **dolores** y para no tener **recaídas**, entuertos, en el posparto.

***Informante**: Vicenta Isabel Vélez Chumo, Piquigua.*

COCO

Riñones: Beber agua de coco.

***Informante**: Dolores Vicenta Párraga Zambrano, Muchique uno.*

COJOJO

Hemorragia de corte: Cogollito de cojojo mascado en la boca, se pone en los cortes, con una oración, con fe, el que actúa es Dios a través de las plantas.

Para limpiar a los **ojeados** y para el **pasmo** y el **tétanos**. Para baños.

Estómago inflamado: Cojojo, malva y llantén, eso lo machucaban para cuando uno estaba inflamado del estómago, sufría de algo.

***Informantes**: Rosa Colombia Castro, San Lorenzo. Ana del Jesús Ureta García, Piquigua. Vicenta Isabel Vélez Chumo, Piquigua. Pablo Venus Intriago Rivadeneira, El Tormento.*

COLA DE CABALLO

Muy buena para **hemorragias.** Excelente para **edemas, próstata, riñón, vejiga, vías urinarias, hígado, bazo, vesícula**. Y para inflamaciones.

***Informantes**. Ramona Liduvina Salvatierra Rivas, San Isidro. Ánter Solís, Periquiame.*

COMIDA DE PUERCO

Cáncer: Infusión de comida de puerco.

Informante: Virgilio Intriago, San Lorenzo.

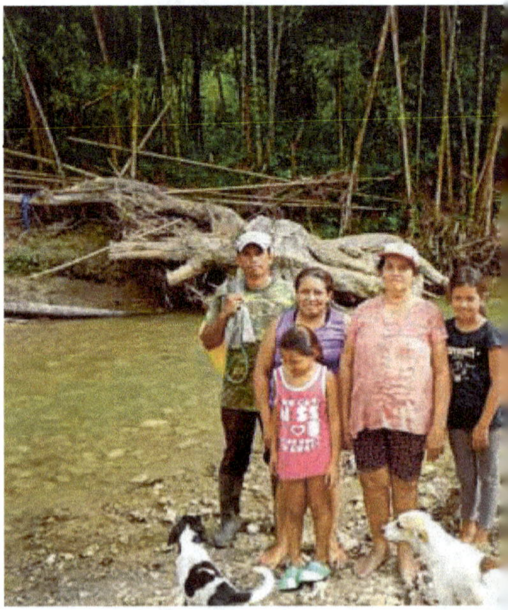

CULANTRILLO DE POZO

Tónica cerebral para personas mayores: Se les da a las personas mayores, con un huevito cocinado, en ayunas, se les pica el culantrillo de pozo, sin sal, para fortalecer el cerebro.

Estreñimiento, purgante: Cuando uno sufre mucho porque no puede ir al baño, infusión de raíz de culantrillo de pozo con hojas y tallo, en la raíz están todos los minerales.

Vías urinarias: 3 matas, con raíz y todo, de culantrillo de pozo, se ponen a hervir y se toma como agua de tiempo.

Gripe, tos, resfrío: Nos hacían los vahos de hojas de naranja, de guanábana, de cilantro de pozo, todo eso, nos hacían los vahos y eso era buenísimo para la tos, la gripe, para el resfrío, hervían un agua, hirviendo lo ponían aquí sentado en un tronco y ahí uno se arropaba con una colcha, todo el hervor uno recibía en el cuerpo, ahí uno salía como que se hubiera bañado, respiraba también el vaho, eso sí hacía bien para los resfríos, todo eso. Aún ahora se hace eso.

También para la diarrea, la anemia, gases, y para **purificar la sangre**.

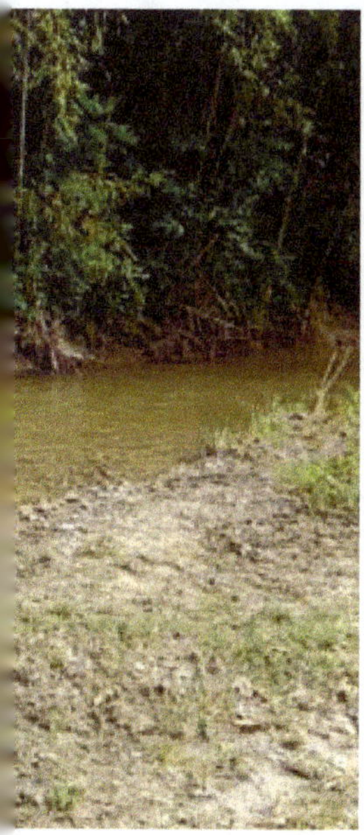

Mariana Marcillo, (con gorra, a la derecha), de San Roque. Nos ha dado información de alcohol de menta y hierbaluisa. El agua, un regalo para toda la familia, un alivio para toda planta. Atrás el cañaveral.

Informantes: *Florismunda Obando Valencia, Boca de Piquigua. Ana del Jesús Ureta García, Piquigua. Virgilio Intriago, San Lorenzo. Vilma Vélez, Piquigua. Alida Ondina Farías Solís, Piquigua. Teresa Trinidad Talledo Miranda, El Tope.*

CÚRCUMA

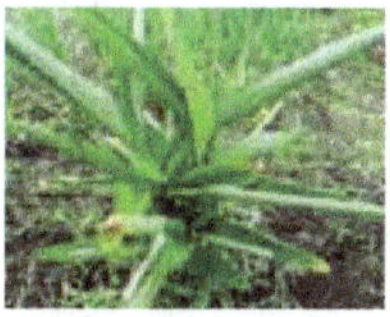

Cúrcuma, Huerto Medicinal, Fundación Raíces y Sueños de San Isidro, 2 marzo 2023

Covid: Té de tres puntas, es muy amargo, la gente lo ha utilizado mucho en la pandemia; del Covid más me curé con medicina natural. Y limón, ajo, jengibre, cúrcuma, es la mejor medicina. Y aumenta la inmunidad.

Informantes: *Vilma Vélez, Piquigua. Ovidio Alberto Marquínez García, La Industria.*

DALIA

Es **ornamental**, tiene como un pelito en las hojas, florece linda, amarillita. Tengo dalias, rosas, chavelitas; las dalias primero se secan y luego vuelven a brotar, es algo que muchas personas no saben.

Informantes: *Magdalena Ureta, San Lorenzo. Jorge Burgos y Mercedes Moreira, Cadialitos.*

DULCAMARA

Tumores externos: Se les aplica directamente el zumo de la hoja de dulcamara. A mi nieto le salieron unos bultos en los ganglios de la garganta, le recetaron que se ponga sábila, el gel, y con eso se curó, era una inflamación.

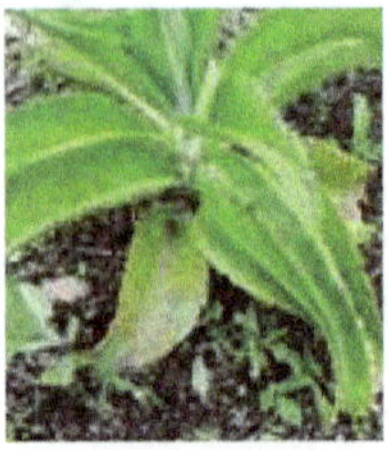

Dulcamara, Huerto Medicinal, Fundación Raíces y Sueños de San Isidro, 2 marzo 2023

Cáncer, hemorragias externas e internas, inflamaciones, heridas, cortes.

Informantes: *Bertha Intriago Pazmino, Palmar. Vilma Vélez, Piquigua.*

ESCANCEL

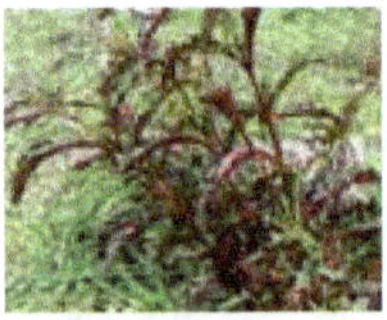

Escancel, Huerto Medicinal, Fundación Raíces y Sueños de San Isidro, 2 marzo 2023

Hígado graso: En la licuadora poner hojas de escancel morado, con infusión de manzanilla, en ayunas tomarse un vaso, durante ocho días.

Informante: *Humberto Esteban Zambrano Paz, Periquiame.*

ESPLIEGO alucema, lucema, leusema, almuchema...

En las brasas para **sahumar** los moros y los pañales, poníamos espliego, por ahí tengo unas matitas abajo, la flor se coge, se echa un machetazo para partir por la mitad, eso se coge y es bien olorosita y se guarda. A los recién nacidos los sahumaban un mes, lo poníamos con palo santo. De lejos se olía, se sahumaban para que no les diera el tétano.

Dolor de cabeza, para limpiar ojeados, para el pasmo, tétanos, cólicos.

Informantes: *Carmen Cecilia Alcívar Talledo, Chimborazo. Genaro Figueroa y María Domínguez, La Chicha. Pablo Antonio Rizo Vélez y Estrella Alegría Saldarriaga Bermúdez, El Progreso. Elvia Edita Piloso Chila, La Providencia. Vicenta Isabel Vélez Chumo, Piquigua.*

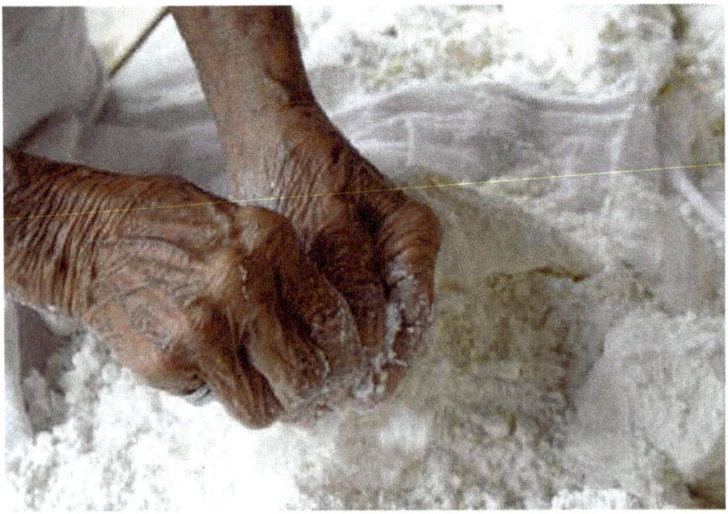

Haciendo almidón de la yuca. El almidón de yuca sirve por ejemplo para hacer los panes de almidón, tradicionales en Manabí. La yuca funciona como guarnición en guisos de carne, salteada con otros vegetales o en forma de puré.

Café tostado. El café en San Isidro ha servido para que nos mezclemos con otras gentes de la costa manabita, porque a las cosechas de café venían familias enteras de Charapotó, y otros lugares que padecían sequía o falta de trabajo en esos meses; esas familias o alguno de sus miembros se quedaban ya a vivir aquí, o se enamoraban y fundaban un hogar en nuestro medio.

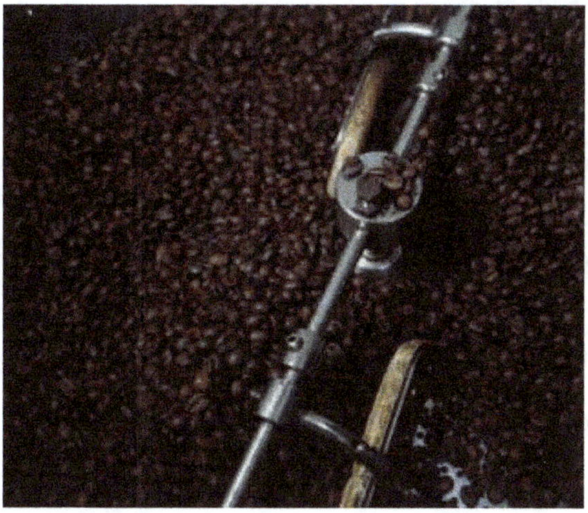

EUCALITA

Purifica el cuerpo después del parto: Las plantitas, las montañas que yo tenía de antes, la eucalita, era una montaña que había, mochaba un brote para arriba, cogía usted y eso era para las paridoras de antes, para que tomara ella por dentro, para que fuera saliéndole todo cuajaron de sangre que tenía y le limpiara.

Informante: *Delia María Ormaza Zambrano, San Isidro.*

EUCALIPTO

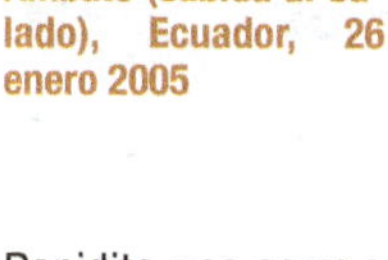

Eucalipto, Baños de Ambato (subida al Salado), Ecuador, 26 enero 2005

Gripe: Agüita de eucalipto para la gripe, con hojas de naranja.

Tos: Baños de vapor de eucalipto para las vías respiratorias, es muy bueno. Para **cortes** y heridas, para bajar la **fiebre**, también como **tónica** y para limpiar **ojeados**.

Inflamación de garganta: Rapidito uno corre a hacerle una agüita de eucalipto, a hacerle unas gargaritas de bicarbonato, a hacerle unas gargaritas de agüita de sal y eso te alivia la garganta; este Covid que es tan preocupante pero si uno tiene fe a algo, eso te hace, yo sí que le he cogido fe a esa hojita de eucalipto, le he cogido fe a esas gargaritas de bicarbonato.

Informantes: *Edita Colombia Lucas Quiroz, El Zapote. Victoria Zambrano, Río Mariano en Medio. Vicenta Isabel Vélez Chumo, Piquigua. Ramona Liduvina Salvatierra Rivas, San Isidro. Victoria Zambrano, Río Mariano en Medio. Pedro Pablo Parraga, La Felicidad. Antonio Miguel Cedeño Argandoña, Palmar. Ana Floridalba Cedeño Zambrano, El Tope. Seferina Dolores Mera Bravo, Chonta uno. Victoria Margarita Zambrano Bermúdez, Río Mariano en Medio.*

FLOR DE NIÑO

Gripe y tos: Yo les daba de esa flor de flor de niño, haciéndoles agüita con limón.

Reumatismo: Ponía a hervir flor de niño y ruda de gallinazo y se daban vaporizaciones, sudaban y se tomaban también la pastilla de dolorína y oca. También para las malas digestiones.

Informantes: *Rosa Colombia Castro, San Lorenzo. Rosa Ramona Alcívar Zambrano, San Isidro.*

FLOR DE TIERRA

Cortes, heridas: Cuando aquí nosotros nos pegábamos machetazos, nos amarraban la vena, el pie quedaba pintadito de sangre ahí. De ahí seguíamos trabajando, no pasaba nada. Sólo había una flor de tierra y eso le ponían. Bueno pues yo aquí me corté, esta vez me pegué la vena, así tengo cincuenta venas cortadas.

***Informantes**: Juan Salvador Basurto Cedeño y Ramona Asteria Alcivar Giler, La Felicidad.*

FRUTA DEL PAN, Panocha, lechosa

La fruta se come, se lava bien lavadita, se hierve con sal con toda la cascarita; si ya está blanda se puede comer; la cáscara hay que retirarla porque es dura.

Cáncer: Cuando el cáncer no está muy avanzado, sino en proceso inicial, la hoja del fruto del pan junto con la cúrcuma -es similar a la planta que hay en los esteros, igualita a la tapioca- y el jengibre, se toma un té como agua de tiempo.

Dolores: Uno pica el árbol de panocha para sacar la leche y ponerse un parche donde uno siente el dolor, para eso es bueno.

Heridas cicatriza: Al árbol de panocha se le puede hacer una heridita y ahí sale la lechecita, la savia, la recoge uno y se pone en las heridas para cicatrizarlas.

Hígado: Cuando sufrían las personas del hígado, le sacaban la savia a la panocha, y la ocupaban para ponerle parches en el hígado.

Huesos: Comer la fruta de panocha le da vitamina al hueso, se puede tomar cocinada, hasta la hoja se puede tomar en agüita.

Reumatismo, dolor de huesos, artritis: Al picar el árbol de panocha, bota un líquido blanco, la savia,

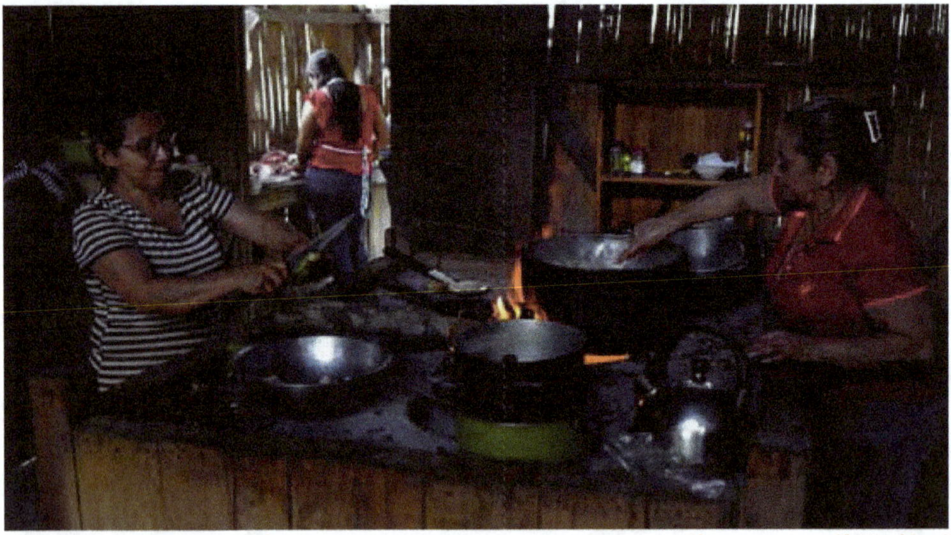

Horno tradicional, antes existía en todas las casas. Ideal para cocinar, asar plátano, tostar café. Ha sido el centro de la gastronomía montubia. Lo hemos recuperado en la Fundación de Raíces y Sueños. Contribuye a una vida sana.

se utiliza para los dolores de los huesos, para las rodillas, para los brazos, donde le duela, esa leche se pone en un pedazo de tela, se aplica al lugar donde le duelen los huesos, se lo deja pegado ahí como un parche hasta que se seca y solito se despega.

También para el **colesterol**, los **triglicéridos**, la **diabetes** (la hoja).

Informantes: *Ana del Jesús Ureta García, Piquigua. Humberto Esteban Zambrano Paz, Periquiame. Plutarco Jónez Solís Ureta y Holanda Napa, Piquigua. Néstor Samuel Zambrano Moncayo, Santa Clara. Winston Aníbal Vélez Lucas, Piquigua. Antonio Eriberto Mera Rosales, El Relleno.*

GRANADILLA

Diarrea, cólicos: La cascarita de la granadilla se pone a hervir y se bebe.

Colesterol: La fruta de granadilla se come para eliminar el colesterol, la pepita es agridulce; también hacer agüita con tres flores y tomar.

Informante: *Virgilio Intriago, San Lorenzo.*

GUARUMO

Cálculos: Gloriado de hoja de guarumo con una pepa de ajo, tomar como agua de tiempo.

Diabetes: Tengo un vecino que a él le hace daño todo, pero él viene, coge una hoja de guarumo, la hierve, se toma por agua de tiempo y pasa no más, tiene diabetes, y dice: yo no tengo ningún malestar tomándome eso.

Próstata inflamada: El árbol de guarumo tiene unos canalones, cogen el agua de ahí y ésa se la toman; hacen gloriado de la hoja de guarumo para tomar por agua de tiempo; se toma un día, pero hay gente que toma por más días porque a veces tienen problemas largos.

Informantes: *Eneida del Jesús Rizo Rodríguez y Alfredo Agustín Demera Rosales, Piquigua. José Gualberto Pinargote Vélez, Piquigua.*

GUASMO

Dolor a los huesos, calambres en las piernas: Las pepas de guasmo en aguardiente, se las tiene ahí macerando, y se dan friegas con el preparado, externamente, y se moja la cabeza.

Informante: *Vicenta Isabel Vélez Chumo, Piquigua.*

GUAYACÁN

Corazón: La flor del guayacán, o el cogollito de guayacán, 3 flores de guayacán, las pone a hervir por tres minutos, y toma por tres días, si quiere puede tomar usted un mes, entre más tiempo tome mejor.

Informante: *Lauro Agapito Obando Valencia, Santo Domingo Chiquito.*

HEMORRAGIA

Hay tres clases de planta, flores de distinto color.

Hemorragias: El extracto de la planta de hemorragia, con todo, hojas y ramas.

Informante: *Virgilio Intriago, San Lorenzo.*

Marina Mejía, de San Roque. Nos ha dado información de mate y guayaba. Los árboles nos han dado sus dones siempre, como alimento, sombra, combustible, construcción, medicina; es hora de ponernos a conocer mejor, rescatar y restaurar árboles y plantas ancestrales.

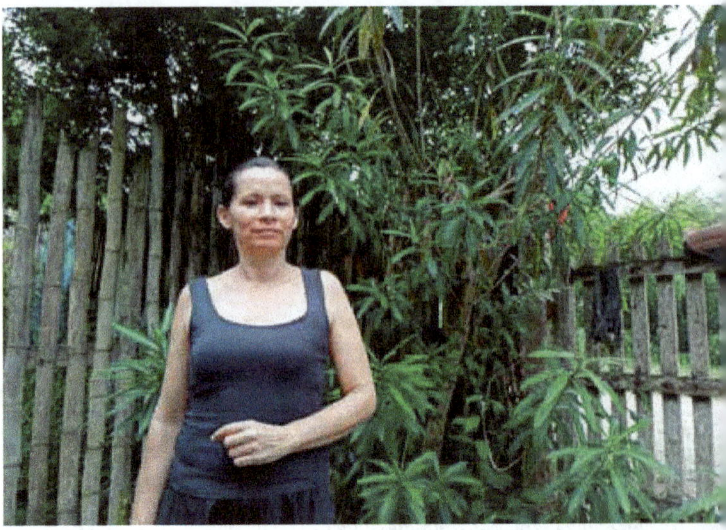

HIERBA DE CHIVO

Para bañar a las personas que tienen **ojo seco, malas energías, susto-espanto**: hacer gloriados de hierba de chivo y bañar al paciente.

***Informante**: Virgilio Intriago, San Lorenzo.*

HIERBA DE TORO

Niños que orinan sangre: Para cuando los niños orinan sangre, tres matitas de hierba de toro, con raíz; se hace infusión, y se toma como agua de tiempo.

***Informante**: Virgilio Intriago, San Lorenzo.*

HIGUERILLA, Ricino

Bichos: Nos daban de ese parasistol, de ese ricino, venían esas capsulas quinopodio, con eso nos purgaban a nosotros.

Para **acelerar el parto**: Siempre he atendido aquí a la señora Dolores Cedeño, cuando estaba dando a luz. Yo la atendí con esa hoja de higuerilla, hoja de guanábano, esos eran mis baños para que ella diera a luz; lo que le daba era una toma de guanábano para que rápido arrojara la criatura. Bañarse con hoja de higuerilla y huevo de tigre.

Purgante: A los tres días ya le hacía tomar un purgante, un aceite de ricino para que la parida botara todo. Antes, para purgarse eran esas cápsulas que eran así, usted ya no se ha de acordar. Y el aceite de ricino, el aceite de almendra, la leche de magnesia, la sal inglesa.

Purifica la sangre.

***Informantes**: Vicenta Isabel Vélez Chumo, Piquigua. Carmen Farías Vélez, El Progreso. Rodolfo Párraga Ponce, Muchique uno. Delia María Ormaza Zambrano, San Isidro. Estrella Margarita Chávez Delgado, Río Mariano Tutumbe. Blanca Navidad Saldarriaga Chumbo, Río Mariano San Pablo (Las Piedras).*

HOJA ANCHA DE SANTA MARÍA

Cara inflamada, golpe de aire: Se pone en la cara la hoja ancha de santa María, aguanta usted media hora con esa hoja, y ya le pasa.
Estómago inflamado.

Informante: Ánter Solís, Periquiame.

HUEVO DE TIGRE

Para tener fuerzas para el **parto**: Bañarse con hoja de higuerilla y huevo de tigre que le llamábamos; si hay esa planta, también se tomaba una agüita de tres cogollitos de huevo de tigre.

Informante*: Vicenta Isabel Vélez Chumo, Piquigua.*

INSULINA

Es amarguísima

Para la **diabetes**, páncreas.

Informante: Vilma Vélez, Piquigua.

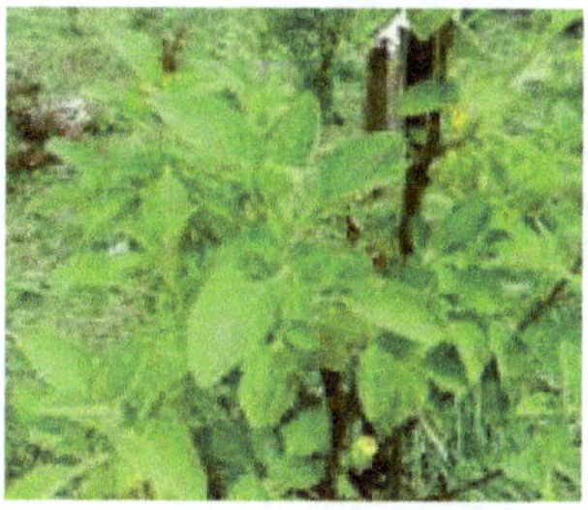

Insulina, Huerto Medicinal, Fundación Raíces y Sueños de San Isidro, 2 marzo 2023

JABONCILLO

Alergias, tiña. Antes es que nadie se enfermaba de esa picazón que hay ahora, la alergia, antes veían una cosa de esas y lo bañaban con jaboncillo. Te hacen bañarte con jaboncillo, sí, la tiña. Le ponían jaboncillo y venga. Sí, le plantaban eso, para la tiña, para todas las cosas. Y antes los viejos, esos eran los remedios de ellos.

Informante*: Rosendo Isaac Mendoza Mendoza, La Mocora.*

JAZMIN

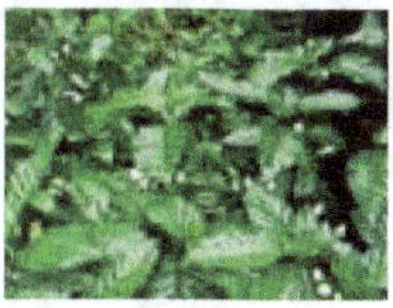

Jazmín, casa de Vilma Vélez, Piquigua, San Isidro, 4 marzo 2023

Se usan las flores.

Depresiones, nervios, insomnio, calambres, cólicos, heridas, cortes, reduce la presión arterial, tos, tónica circulatoria, promueve el flujo sanguíneo, dolor de cabeza.

Informante*: Vilma Vélez, Piquigua.*

JORRA MORADA

Hemorragias: Una cucharada de zumo de jorra morada.

Informante*: Virgilio Intriago, San Lorenzo.*

LECHUGA

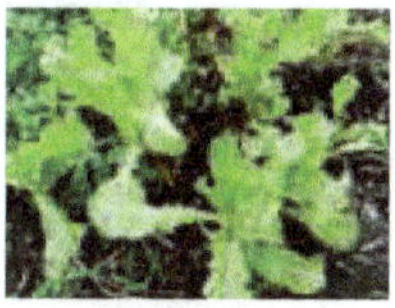

Lechugas, Huerto Medicinal, Fundación Raíces y Sueños de San Isidro, 2 marzo 2023

La lechuga criolla, la que crece grande.

Insomnio: La lechuga es buena para dormir a uno. Tres hojitas bien picaditas con juguito de limón y se las come, después de merendar, cuando vaya a dormir, se come eso. Cuando los niños no duermen, se les da una hojita de lechuga y duermen. Para dormir siempre la lechuga era que nos hacían, en ensalada, simplemente comiendo lechuga, sí, porque yo siempre he tenido ese problema, me desvelo, pero un señor una vez me dice: "come ensaladita de lechuga", y ya, si me desvelo me como una ensaladita unos dos, tres días y ya, duermo tranquila.

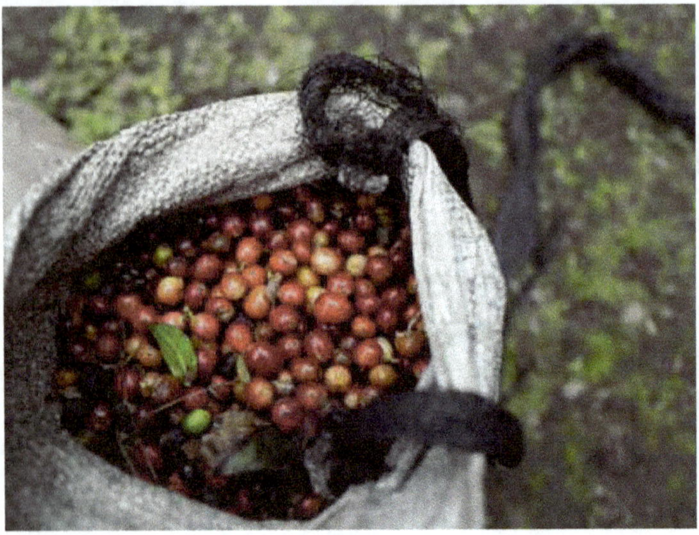

Café maduro. Fue producto estrella en nuestro medio hace cuarenta años, todo el mundo ganaba con el café, todos se hacían sus reales en las cosechas, juntando café. Si pudiéramos desterrar todo producto químico, sin duda recuperaríamos esta tierra hermosa tan productiva, exportaríamos plátano verde, café, cacao, maracuyá, lo que nos propongamos.

Informantes: *Vicenta Isabel Vélez Chumo, Piquigua. Ramona Liduvina Salvatierra Rivas, San Isidro. José María Hermenegildo Cedeño Mero, La Laguna. Ánter Solís, Periquiame. Teresa Trinidad Talledo Miranda, El Tope.*

LENTEJA

Sarampión (sarampión le da fiebre a uno y se le llena el cuerpo de puro como granitos): Agua de lenteja fue que me dieron.

Informante: *Mauro Francisco Anzules Párraga, El Tope.*

LIMONCILLO

Insomnio, dolores, diarrea, vómito.
Dolor de cabeza, diarrea, vómito: Un gloriadito de limoncillo.

Informantes: *Amira Cayetana Delgado, Mata de Plátano. Lida Antonia Bermúdez Cevallos, Río Mariano en Medio*

MALVA

Digestiones malas, estómago inflamado, dolores, ayuda al parto.

Informantes: *Delia María Ormaza Zambrano, San Isidro. Pablo Venus Intriago Rivadeneira, El Tormento.*

MAMEY

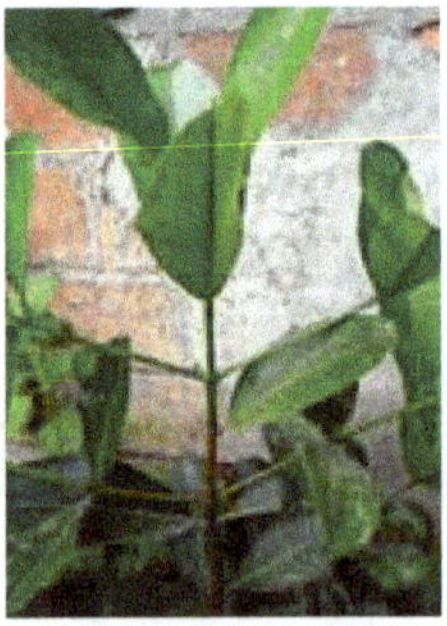

Mamey, patio de Manuel Rosales, Piquigua, San Isidro, 6 marzo 2021

Hojas

Cortes,heridas. Gripe.

Informante: Dolores Vicenta Párraga Zambrano, Muchique uno.

MANDARINA

Para baños, ojeados, para el dolor de barriga.

Tosferina: Agüita de hoja de mandarina.

***Informantes**: Ana del Jesús Ureta García, Piquigua. Bella Ángela Farías Paladines, Cinco de Junio. Nerón Montalván Lucas, Piquigua.*

MANGLE DE RÍO

Dolor de huesos: Se ponen en la parte afectada hojas de mangle de río, por capitas, por planchas; el árbol se llama mangle de río. La otra vez mi pie se me hinchaba, se me crecía, no podía caminar: me frotaba "mentol si kura", me fajaba esa hoja de mangle de río con una venda; al otro día la hoja amanecía sequita, cómo esas que están botadas de verde por ahí; las hojas chupan la inflamación, se siente heladito. Y la piel amanece bajita, ya no estaba hinchada, se le absorbía todo, la hojita se secaba cómo que estuviera seca de caída del suelo. Solo con poner en la pierna donde duele; ahora quiero ponerme en el estómago, dicen que tengo palpitación, quiero ponerme aquí, fajarme un poco y amarrarla con una tela para ver si se me para, es que me da por de pronto al mes dos veces el dolor.

***Informante**: Gloria Isabel Solórzano, La Felicidad.*

MANGO

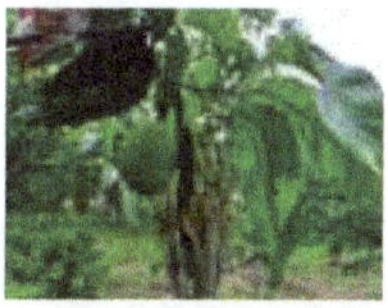

Mango, Casa de retiros, Hermanas Oblatas, Montecristi, Manabí, 20 marzo 2023

Colesterol: En tecito, los cogollitos de mango bajan el colesterol; uno coge, bebe los tecitos de eso.

Diabetes: Infusión de hoja de mango.

Tiroides: Es bueno el mango verde para la tiroides, pero sin sal, sin nada, no más purito mango, que este bien verdecito, que no esté ni pintón nada,

Gallinas, pollitos, patos, pavos, guineas, chanchos, burros, caballos, mulares, vaquitas: constituyen parte importante del paisaje diario y de la economía familiar. Un huevo criollo con la yema bien amarillota nos hace felices. Queremos que en los terrenos de la Fundación existan todas estas especies para recreo y solaz de todos nuestros visitantes, para que los niños de las ciudades se maravillen.

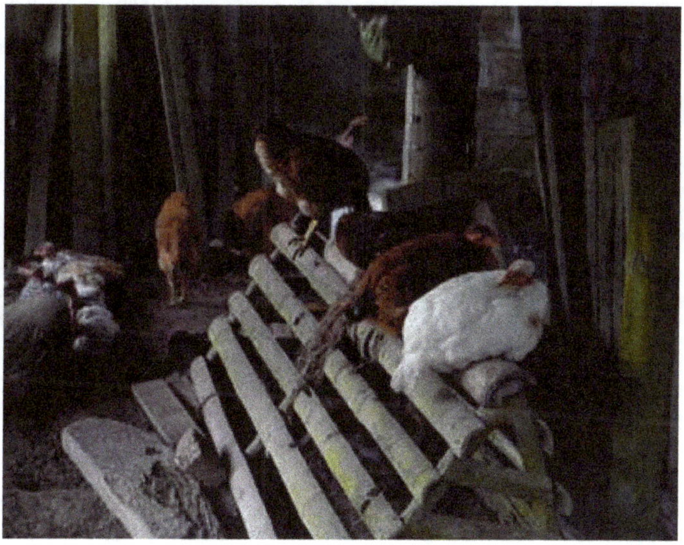

porque el mango verde tiene bastante fósforo y dice que la tiroides enferma viene de las defensas que están bajas de uno.

Reduce la **presión arterial**.

***Informantes**: Ángela Guillermina Ponce Cedeño, La Felicidad. Mercy Janeth Cedeño Párraga, Muchique uno. Ana del Jesús Ureta García, Piquigua.*

MANO DE DIOS, MANO PODEROSA, CHAYA

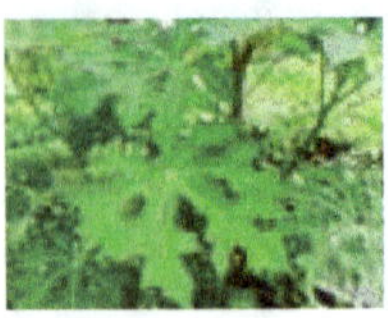

Chaya-mano de Dios, Huerto Medicinal, Fundación Raíces y Sueños de San Isidro, 2 marzo 2023

Cólicos de criaturas: Beber agüita aromática de mano de Dios; también lo baña con esa planta.

Desnutrición de niños: Beber agüita aromática de mano de Dios; también lo baña con esa planta.

***Informante**: Virgilio Intriago, San Lorenzo.*

MANZANILLA DE VACA

Para la hinchazón, inflamaciones, heridas, cortes, para **lavar los pies.**

Es buena para los animales.

***Informante**: Virgilio Intriago, San Lorenzo.*

MARAÑÓN

Gastritis, amígdalas: En los tiempos de mi abuelo para la gastritis, la garganta, para las amígdalas, cura un poco de enfermedades, en ese tiempo era certera, las enfermedades se curaban con el marañón.

***Informante**: Mauro Ismael Loor Cedeño, San Isidro.*

MARCO-ALTAMISA

Dolor de estómago: Te de marco-altamisa junto con manzanilla.

Gripe: Marco-altamisa en infusión.

También para la **garganta** infectada.

***Informante**: Vilma Vélez, Piquigua.*

MARIHUANA

Fríos, enfriamientos: Frotarse con la tintura de marihuana macerada en alcohol o en aguardiente.

Reumatismo: Se pone la planta de marihuana en aguardiente junto con tres puntas, usted se toma un traguito y después de diez minutos le va sacando algo de los huesos; externamente también hay que sobarse con ese líquido antes de dormir, y taparse bien.

Cáncer, tumores, dolores.

Gastronomía: Algunas personas utilizan la marihuana en **ceviches, en caldos de gallina**: no hay que ponerles mucho, con moderación, sin exagerar.

Informantes: Agustina Basurto, Piquigua. Humberto Esteban Zambrano Paz, Periquiame. Samuel Zambrano, Chimborazo. Amable Antonio Rodríguez Rivero, Piquigua.

MASTRANTE - Monte curso

Daño de estómago: Un gloriado de mastrante cuando uno está con la barriga blanda.

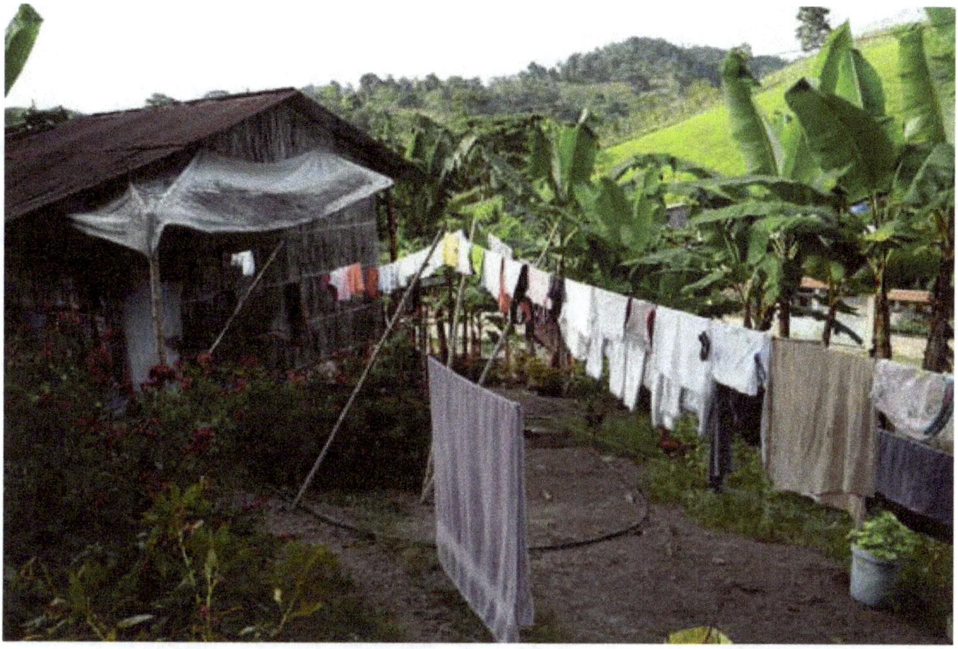

Toda una experiencia anteriormente: hacer jabón con jaboncillo, piñón y sello rojo, lavar la ropa sin cepillos, hervirla en agua, blanquearla, almidonarla, planchar. Todo eso subiendo y bajando al río varias veces. De lunes a viernes duraba el proceso. Y las telas de antes eran como de gabardina.

Informante: *Marina Elizabeth Mejía Zambrano, San Roque.*

MATICO Cordoncillo

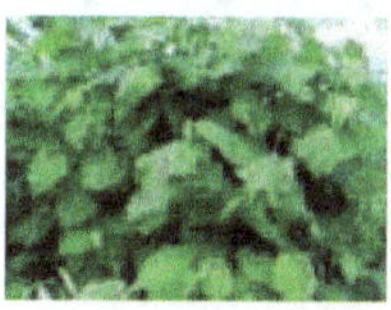

Matico o cordoncillo, Comunidad El Progreso, San Isidro, 28 marzo 2023

Piernas hinchadas, inflamadas: Uno se daña la pierna, se le hincha, usted se hace lavar con malacapa, con teatina, con matico.

Inflamaciones, gripe, enfriamientos, colesterol, diabetes, reduce la presión arterial.

Informantes: *Divina Esperanza Vera Vélez y Arcemi Feliciano Intriago Pazmino, El Palmar. Francisco Antolo Vélez, Pechichal. Vicenta Isabel Vélez Chumo, Piquigua.*

MENTOL

Dolor de huesos: Se ponen en la parte afectada hojas de mentol, por capitas, por planchas.

Neumonía, bronquitis: Emplasto de sebo de vaca, se ponía el sebo a hervir, se ponía con mentol, tintura de yodo, y se ponía en un trapito, ahí se le calentaba el pechito y acá tras la espalda.

Informantes: *Ramona Cecilia Vargas Romero, Bijahual. Gloria Isabel Solórzano, La Felicidad.*

MOCORA

Dolores, digestiones malas, dolor de estómago.

Informante: *Auxiliadora Pinargote, El Relleno.*

MONTE DE CHIVO

Ojo, mal ojo.

Informante: *Ulbio Antonio Moreira Zambrano, El Tope.*

MOTE DE OJO

Ojo, mal ojo: Un ojeado, si usted tiene mote de ojo que llaman, libra espanto, Santa María. Muele el mote, le soba en el cuerpo y le da un poco a comer. Tres días.

Informante: *Manuel Baltasar Loor Saldarriaga, Piquigua.*

MUÑECO

Se usa el látex, la leche.

Verrugas: Para curar verrugas, la leche del muñeco; picaba, se arrancaba y se ponía ahí.

Informante: *Benito Chumo, Piquigua.*

MUYUYO

Gripe, tos: Gloriadito de flor de muyuyo.

Informantes: *Francisco Agustín Moreira Alcívar y Cruz María Basurto Cuadros, Chonta uno. Lorgia Bolena Loor Rivas, Chonta uno.*

NARANJA

Gripe: Hoja de naranja, se hierve, y se toma calentita, le afloja la gripe, le va saliendo la flema. Infusión de hojas de naranjo, con hierbaluisa. Se hierve un minutito el zumo de la naranja con ajo machucadito, cebolla paiteña, canela, panela, lo cierno; eso se toma de noche al acostarse, se toma caliente, a soplos, eso le hace sudar un montón; lo mismo cuando uno está resfriado hace un vapor, usted coge hojas de naranja, limón, hojas de café, eucalipto, se hierve una olla de agua, se tapa la cabeza y ahí está usted recibiendo el vapor, y usted sale mojadito, sudadito, le entra a los pulmones y le va limpiando. Nos hacían agua de naranja de la hojita de la flor del muyuyo, sacaban ese sebo de las vacas de la manteca y eso uno lo derretía y cuando estaba muy tosiento le hacían un emplasto en el pecho y ya le ponían. Limonadas, se hacían agüitas de naranjo con limón. Con las hojitas de naranja se hacen agüitas, luego el zumo de la naranja como que tiene mucha vitamina C y ayuda a que la gripe pase.

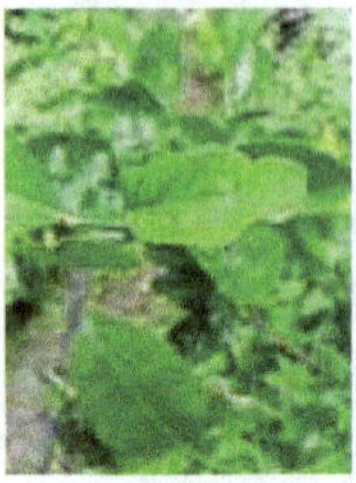

Naranja, casa parroquial, San Isidro, 7 marzo 2023

Dolor de cabeza: Nos daban agua de hojas de naranja, y si no había hojas de naranja y había naranja, cogía y usted la pelaba y ponía a hervir la cáscara. Toda la cáscara de la naranja para el dolor de cabeza; usted le saca la cáscara y ahí después la pone en agüita.

Fiebre: Te tomas un jugo de naranja agria, se pasa la fiebre; también le dan a los animales.

Tosferina: Beber agüita de hoja de naranja.

Tos, digestiones malas, cólicos, para bañar a los ojeados.

Informantes: *Carmen Farías Vélez, El Progreso. Vicenta Isabel Vélez Chumo, Piquigua. Josefa Santillán y Angel Santillán, La Laguna. Ana del Jesús Ureta García, Piquigua. Ramona Esperanza Véliz Acosta, Dominguillo. Rosa Colombia Castro, San Lorenzo. Ovidio Alberto Marquínez García, La Industria. Antonio Miguel Cedeño Argandoña,El Palmar. Francisco Agustín Moreira Alcívar y Cruz*

María Basurto Cuadros, Chonta uno. Otilia Mercedes Solórzano Arteaga, El Tormento. Teresa Trinidad Talledo Miranda, El Tope. Plutarco Jónez Solís Ureta y Holanda Napa, Piquigua. Nerón Montalván Lucas, Piquigua. Rosendo Isaac Mendoza Mendoza, La Mocora.

NARANJILLA

Tónica, estimulante: Ponían a hervir las hojas de naranjilla, y la bañaban con esto.

***Informante**: Ana del Jesús Ureta García, Piquigua.*

NIN

Es **repelente, insecticida.**

NONI

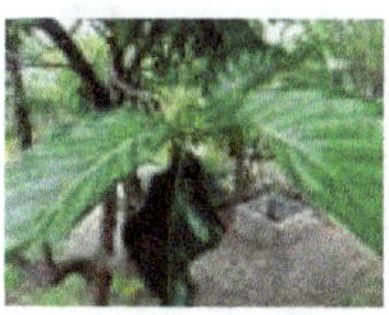

Noni, Casa de retiros, Hermanas Oblatas, Montecristi, Manabí, 20 marzo 2023

Se usa el fruto.

Arterias, mala circulación: Todos los días una cucharada de extracto de noni.

Colesterol: Todos los días una cucharada de extracto de noni.

Diabetes: Se cogen 23 nonis en un recipiente, lo deja por 23 días con panela y al estar fermentado lo ponen en un cernidor para que este goteando solito, no se lo exprime. De esa dosis sacan 3 botellitas; una persona se toma una copita diaria y listo, es como la mano de Dios, con eso yo como de todo y mantengo normal mi nivel de azúcar.

Dolor de huesos: Se ponen en la parte afectada hojas de noni, por capitas, por planchas.

Huesos: Todos los días una cucharada de extracto de noni.

Riñón: Todos los días una cucharada de extracto de noni.

Digestiones malas, reduce la presión arterial.

***Informantes**: Gloria Isabel Solórzano, La Felicidad. Ana del Jesús Ureta García, Piquigua. Flavio Intriago, Pechichal. Jorge Burgos y Mercedes Moreira, Cadialitos.*

ORTIGA

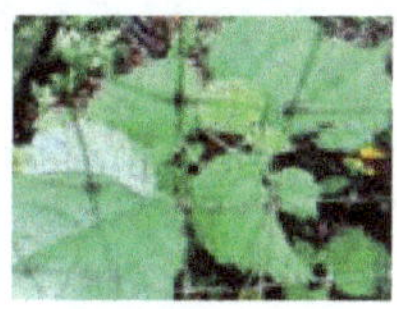

Ortiga, casa de Vilma Vélez, Piquigua, San Isidro, marzo 2023

Mala circulación de la sangre: Ortigarse el cuerpo, también beber infusión de ortiga.

***Informante**: Flor Marquínez Marquínez, El Palmar.*

PAPAYA

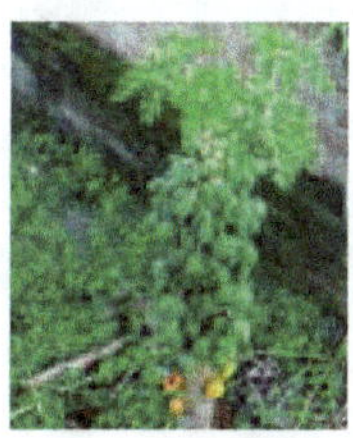

Papayas, casa parroquial, San Isidro, 21 marzo 2021

Piel suavecita: La persona que come papaya a menudo.

Cáncer, tumores: Hoja de papaya.

Bichos, purgante: Lo que a mí no me gustaba de 7, 8 años era cuando a uno le iban a dar de tomar el purgante, desparasitarla cuando uno tenía bichos, no le daban las pastillas como lo que ahora nos dan, no, cogían la semilla de la papaya de mico, la pequeñita que hay, esa la tostaban, la molían y la tenían guardadita en un frasco; mi madre cuando ya nos quería purgar, iba y cogía las ramas del paico, las machucaba, sacaba el extracto, una cucharada, y le echaba un poquito de polvo de la semilla de papaya, y eso nos daba mi madre, era un terror, yo era la más mañosa pero igual le tomaba, eso hacía, eso nos desparasitaba a nosotros.

Informantes: *Rosario Margarita Marcillo, Muchique dos. Virgilio Intriago, San Lorenzo. Benilda Beneranda Santander Saldarriaga, Piquigua.*

PASONERVAL

Nervios: Infusión de pasonerval, tomarla a soplos, calentita; si tiene extracto de valeriana, añádale unas gotitas.

Informante: *Vicenta Isabel Vélez Chumo, Piquigua.*

PASTORITA

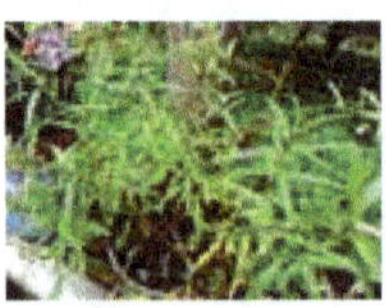

Pastorita, casa de Vilma Vélez, Piquigua, San Isidro, 5 marzo 2023

Gripe: Se hace té con las flores de pastorita.

Hemorragias: Se hace té con las flores de pastorita.

Tos: Se hace té con las flores de pastorita.

Informante: *Vilma Vélez, Piquigua.*

PEDORRERA

Heridas, cortes: Orines de niño chiquito con agua de pedorrera.

Inflamaciones.

Informante: *Rosa Colombia Castro, San Lorenzo.*

PEGADOR

Una flor pequeñita amarilla en la puntita, crece en los potreros.

Gripe: Infusión de pegador.

Informante: *Humberto Esteban Zambrano Paz, Periquiame.*

PELO DE CHOCLO

Edemas, próstata, riñón, vejiga, vías urinarias. Hígado, bazo. Inflamaciones.

Informante: *Ánter Solís, Periquiame.*

PEREGRINA

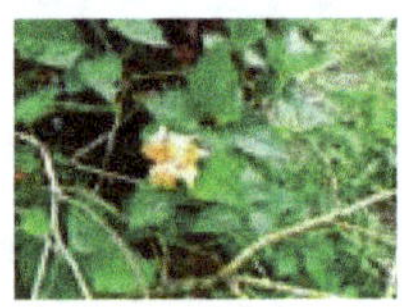

Peregrina, casa de Vilma Vélez, Piquigua, San Isidro, 5 marzo 2023

Vías respiratorias: Hacer vahos con la flor de peregrina.

Para baños. Tónica, estimulante. Para dar calcio. Para la fiebre.

Informante: *Ramona Liduvina Salvatierra Rivas, San Isidro.*

PEREJIL

Gastronomía

Riñón y vías urinarias: Té de perejil o al jugo de piña agregarle el jugo del perejil, depura el riñón y las vías urinarias.

Para la anemia, hemorragias, purifica la sangre, reduce la presión arterial.

Informante: *Vilma Vélez, Piquigua.*

PIMIENTO

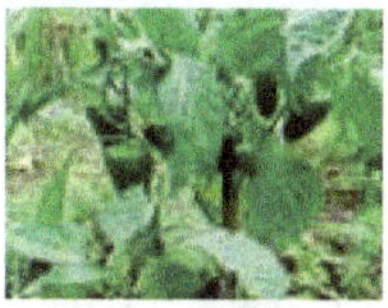

Pimiento, Huerto Medicinal, Fundación Raíces y Sueños de San Isidro, 2 marzo 2023

Triglicéridos: Se toma en jugo el pimiento casero.

***Informante**: Vilma Vélez, Piquigua.*

PIÑA

Estreñimiento: Una rodaja de piña con corazón y todo, licuada con un vaso de agua tibia, tomar en ayunas, a diario, por una semana.

***Informante**: Vilma Vélez, Piquigua.*

PIÑÓN

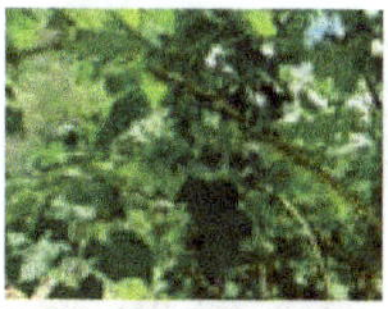

Piñón, Casa de retiros Hermanas Oblatas, Montecristi, Manabí, 20 marzo 2023

Cortes, llagas: Lo que hacían era tener manteca de gallina derretida, y eso nos daban, porque cebolla no había, porque ahora ponen a hacer un jarabe de cebolla, pero antes no había eso; esa mancha de piñón también se le echaba ahí, eso nos daban a tomar si era que nos cortábamos o alguna cosa, alguna llaga, esa misma manteca con leche de piñón y nos curábamos, sí.

Gases: Tres hojas de piñón, le sacan los gases, en infusión, y le limpia el organismo por dentro, no sabe a nada, se pone coloradita el agua como canela.

Garganta y digestivo: Tú tomas unas gotitas de piñón con leche o con agua pura y te hace bien, pero no te vas a tomar el piñón rojo porque ese sí te mata.

***Informantes**: Aclis Dioselina Moncayo Gutiérrez, San Isidro. Ánter Solís, Periquiame. Antonio Miguel Cedeño Argandoña, El Palmar.*

PLANTA DE LA VIRGEN

Diarrea: Vale hasta la raíz para hacer infusión de planta de la virgen, no se desperdicia nada.

Para el **colerín, dolores y malas digestiones.**

***Informante**: Ánter Solís, Periquiame.*

POLEO

Le dicen poleo, pero es una menta pequeña.

Cólico: Yo sufro del colon y me dan a veces unos cólicos, cojo hojitas de poleo, hago agüitas, infusiones y eso tomo.

Dolor de estómago: Agüita de poleo.

Dolores, calambres, malas digestiones, gripe, enfriamientos, tos, vías respiratorias, purifica la sangre, chuchaqui, nervios.

***Informantes**: María Teresa Posligua, La Laguna. Anny Vera Zambrano, Nueve de Octubre. Vilma Vélez, Piquigua. Ramona Esperanza Véliz Acosta, Dominguillo. Sonia Domita Vélez Farías y Flérida del Carmen Vélez Farías, El Progreso*

PORCELANA

Gripe: Gloriado, infusión de porcelana. La flor de porcelana se la toma durante cuatro días calentita

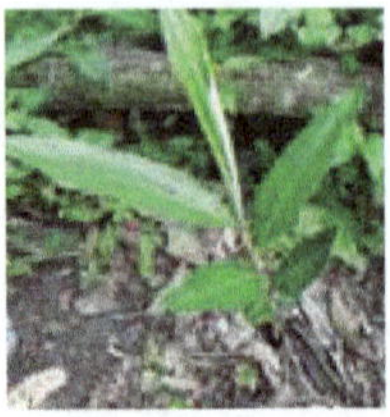

Porcelana, casa de Vilma Vélez, Piquigua, San Isidro, 5 marzo 2023

o como agua de tiempo, para la gripe.

Para bañar a los niños: Hervían la flor de porcelana y bañaban a los niños.

Informantes: *Zoila Macrina Pinargote Zambrano, Dominguillo. Benito Chumo, Piquigua. Ana del Jesús Ureta García, Piquigua.*

QUINA-CASCARILLA

Sarampión, viruela, fiebre amarilla, paludismo: En el tiempo anterior, cuando yo era muchacho, había la epidemia del sarampión, había la viruela, había la fiebre amarilla que le llamaban, en ese caso no vi sino que la abuelita conversaba de la fiebre amarilla, que esa se la curaban ellos mismos aquí con la cáscara de un árbol que se llama cascarilla, de ahí cuando comenzó el paludismo, en la casa las mamás sabían curar eso, las mamás nos cuidaban en la comida, no dejaban que comamos las cosas enconosas, que carne de chancho, nada, y nos curábamos, de ahí no ha habido epidemias que han matado familias enteras, no, no ha habido aquí.

Purgante: La gente ahora no es como la antigua, la antigua era, ve, amaba la tierra, ahorita nadie ama la tierra, pura fumigadera, nadie coge el machete, nada; ahorita ni se purgan, nadie se purga, por mi madre sagrada que nadie se purga, quien ponte, cada 3, 4 meses eh, purgante. Nos purgábamos con ese aceite de castor, le decían ese, y esas pastillas para las lombrices, dos chiquitas y para los grandes, dos grandes, y quinina, una cucharita de quinina, un paquetito de quinina así, ¡je!, eso era más malo que la hiel, ponía una cucharada de azúcar, los tiempos antes, no viste que derrames, infartos, enfermedades malisisisísimas, caminando ve, y se murió, nadie tiene ahorita una machetera, sufrida la vida, bien sufridisísima, las mujeres eran alfroreras, filanderas, cabrísimas, las mujeres antiguas; yo no he sido enfermizo, yo, machetero sí, coge el machete y unos cachetes.

Informantes: *Rodolfo Párraga Ponce, Muchique uno. Darío Mendoza, Pechichal.*

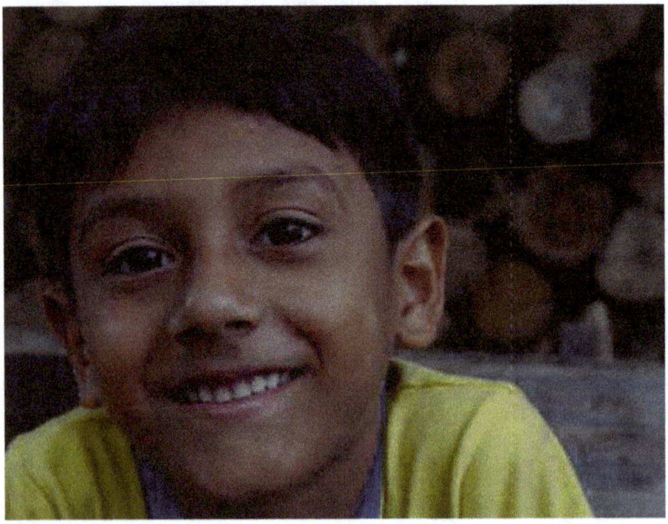

¿Quién me explica qué es eso de organización? La escuela, la capilla, la cancha, el lastrado del carretero, la traída del agua hasta las casas, el puente o el planchón sobre el estero, el Seguro Social Campesino, el reconocimiento de la directiva de la comunidad en el ministerio de Cultura y Patrimonio, etc.: son los frutos de la lucha continua de un pueblo consciente y organizado.

REMOLACHA

Anemia: Un vaso de remolacha licuada.

Informante: *Humberto Esteban Zambrano Paz, Periquiame.*

RIOBA

Bazo, cálculos, hígado, metabolismo, vesícula.

Informante: *Manuel José Manzaba, Bijahual.*

ROSA

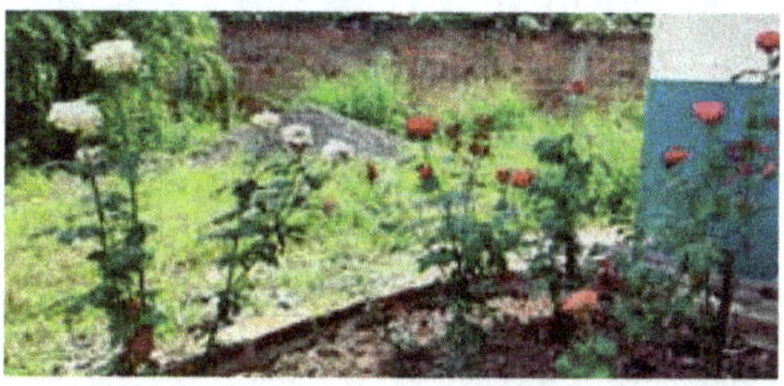

Rosas, casa parroquial, San Isidro, 7 marzo 2023

Cólico: Bañarse y tomar como agüita aromática, toda rosa.

Carnosidad de la vista: Infusión de pétalos de rosa de castilla, la roja, y aplicarse a la vista.

Ojo seco: A mi tía Enriqueta Salvatierra le gustaba tener la rosa roja, ella la utilizaba cuando la persona estaba ojo seco, la cogía, la desmigajaba y hacía como un puré de rosas y buenastardes, ella hacía, y eso era bueno, parece mentira, era un remedio que sí hacía, sería la fe de la médica o de uno, de eso sacaba como la esencia, lo exprimía y lo batía con un huevo entero, ahí le ponía esa esencia, e iba y le ponía al enfermo de ojo seco en todas las coyunturas, le ponía como un hilo rojo, una pulsera en todas las coyunturas, un filita roja en los pies y manos para que no lo ojearan de nuevo.

Informantes: *Ramona Liduvina Salvatierra Rivas, San Isidro. Humberto Esteban Zambrano Paz, Periquiame. Virgilio Intriago, San Lorenzo. Arminda Loor Saldarriaga y Colón Enrique Cedeño Toala, Las Margaritas.*

RUDA DE MUERTO

Para limpiar a los ojeados, cólicos, dolores, reumatismo.

Informantes: *Rosa Colombia Castro, San Lorenzo. Mary del Carmen Zambrano, Cadialitos. Húmboldt Aníbal Farías Ortiz, El Progreso.*

RUIBARBO

Para **purgar,** para botar los bichos: Eso es una semillita, se toma caliente.

Informante: *María Lourdes Concepción "Conchita" Andrade Solórzano, San Isidro.*

SALVIA

Dolores, cólicos, malas digestiones.

Informante: *Luisa Chila, Río Grande.*

SANDÍA

Cálculos, piedritas: Una sandía y un cuarto de bicarbonato, todos los días un vaso de la pura sandía, sacaba las semillitas, ahí se la licuaba, se la dejaba en el sereno toda la noche, muy de mañanita, le pone una cucharadita de bicarbonato, no le eche agua ni azúcar, y tome; después que fue otra vez a hacerse el eco, no tenía ni una piedrita.

Informante: *Otilia Mercedes Solórzano Arteaga, El Tormento.*

SANGRE DE DRAGO

Cáncer, úlcera, heridas: Había que tomar una gotita, yo no leí bien y me tomaba una cucharada y me raspaba hasta el estómago y digo: qué áspero es esto, hasta que leí bien y, dice una gota; pero me hizo bien para la úlcera.

Informante: *Plácido Zambrano Cedeño, Las Mercedes.*

SAN JUANITO

Picadura de culebras. Heridas, cortes.

Informantes: *Victoriano Zambrano Saltos y Santa Dolores Marquínez Márquez, Periquiame. Manuel José Manzaba, Bijahual.*

SAÚCO

Gripe: La flor de saúco es buenisísima, hasta baños de vapor se hace.

Tos: Beber infusión de flor de saúco.

Fiebre, paludismo, Covid: Tomar como agua de tiempo.

Informantes: Rosa Mercedes Cevallos Zambrano, Río Mariano Tutumbe. Ánter Solís, Periquiame. Ramona Liduvina Salvatierra Rivas, San Isidro. Eulalia Margarita Alcívar Talledo, El Tope.

SÍGUEME, SÍGUEME

Nervios, estrés, ansiedad. Relajante. Insomnio. Dolores musculares. Para enamorar a alguien.

Informante: *Virgilio Intriago, San Lorenzo.*

SUELDA CON SUELDA

Huesos quebrados, golpes, traumatismos: Se lava con agua caliente de hojas de suelda con suelda y se deja que eso le escurra.

Informante: *Tarcila Mera Intriago, Santa Clara.*

TABACO

Cortes, heridas: Le echaban en la herida ceniza de cigarro.

Insectos para ahuyentarlos: Hoja de cigarro, con eso se van los mosquitos; buscar plantas que ahuyenten las plagas, como el ajenjo, el ajo, el marco, son repelentes, el nin, como repelente.

Para limpiar a ojeados y asustados: Mi mamá sabía curar ojeados, ella el chupo de cigarro eso no lo dejaba, 3 chupos de cigarro usted los majaba bien majaditos, ahí con los montes de curar ojo ya le sobaba; sí, el ojo seco pues, el ojo seco ese era pepo, usted tenía que ponerle los 3 chupos de cigarro, 3 gotitas de saliva y 3 gotitas de orín; 3 gotitas de orín, el chupo de cigarro, el monte de curar ojo, eso se majaba bien majadito y eso era un pepo, usted lo sobaba todo desde la cabeza, le daba magnesia para que se tomará después. Yo no más con verlo es basta, el ojo se conoce, él que está ojeado anda con la vista cerrada, anda como jumo no más, yo ya le toco la mano, aquí no más le toco la mano, ya está caliente, al ojeado se le conoce rapidito, la vista se le pone bajita; peor si usted está ojeado y lo llevan a un doctor le ponen inyección, rapidito se muere, la inyección le hace daño para los ojeados.

Informantes*:* *Rosa Colombia Castro, San Lorenzo. Pedro Pablo Parraga, La Felicidad. Ánter Solís, Periquiame. Luciano Tranquilino Bermúdez Loor, Calada.*

TOMATE

Ojo, mal ojo: Las hojas para bañar a los que están ojeados, después de que los han curado, los bañan con la hoja de tomate.

Informantes*:* *Vilma Vélez, Piquigua. Jaime Zambrano Márquez, Río Mariano en Medio.*

TOMILLO

Gastronomía

Tensión arterial alta: Beber té de tomillo para la hipertensión.

Tos: Beber té de tomillo.

Vías respiratorias: Beber té de tomillo.

Informante*:* *Vilma Vélez, Piquigua.*

TORONJA

Arenillas, cálculos de los riñones, infección vías urinarias, colesterol, diabetes.

Hígado: Comiendo en ayunas la toronja me compuse del hígado, la fruta no más se pela, no se come la semilla.

Para bajar de peso: La tradición dice que comiendo toronja no se engorda uno, conmigo no resultó, a mí me mandaron a comer la otra vez en ayunas y yo no bajo de peso. Tomar jugo de toronja en ayunas. Se pone a hervir la toronja ahí con las tapas y ahí ya uno toma ese juguito queda amargo amargo; la cáscara de afuera se la bota, solo con la blanquita y la semilla.

Informantes*:* *Humberto Esteban Zambrano Paz, Periquiame. Plutarco Jónez Solís Ureta y Holanda Napa, Piquigua. Antonio Eriberto Mera Rosales, El Relleno.*

TORONJIL

Tiene como pelusitas por encima de la hoja.

Para dolores, limpiar a los ojeados, dolor de estómago, nervios, ansiedad.

Informantes*:* *Italia Margarita Valencia Intriago, El Zapote. Ana del Jesús Ureta García, Piquigua. Claudio Felipe Cedeño Loor, Dominguillo. Carmen Intriago, San Lorenzo.*

TORONJIL DE BURRO

Diarrea: Se le saca el zumo al toronjil de burro, se muele, si no había con qué molerlo se machucaba y cogía un trapito usted, o una camiseta si había de esas blancas, mochaba, y le exprimía usted, y se les daba con una gotita de elixir paregórico o si no, esa otra que llamaba asafétida.

Informante*:* *Carmen Farías Vélez, El Progreso.*

TORONJIL DE CANELA

Para los dolores y malas digestiones.

Informantes: *Zeneida Lucas Chumo y José Félix Lucas Chumo, Piquigua.*

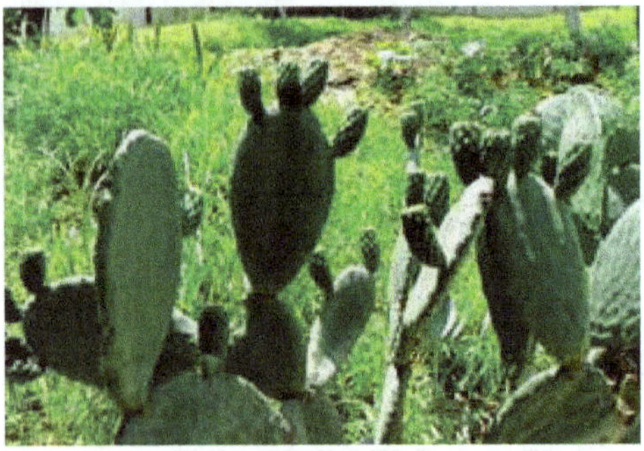

Tuna, Casa de retiros, Hermanas Oblatas, Montecristi, Manabí, 20 marzo 2023

TUNA

Cáncer: La tuna para el cáncer, pero no sé cómo lo tomará.
Para el **dolor de los talones**: Usted coge la hojita de tuna que ya está ancha, grande, la pone en la planta de los pies y la corta alrededor, ahí usted ya la tapa, se pone la media. Usted duerme con esa media ahí puesta y ya viene de mañanita, se levanta, la tira sin que nadie la vea, es un secreto... Y eso quita a los nueve días. Coge la hoja de la tuna, la parte, tapea, usted la pone en el pie y se pone la media ahí. Duerme con eso y se le hace 9 noches y se quita. Una señora por acá se curó.

Informante: Francisca Zambrano Farías, Las Mercedes.

ZANAHORIA

Para la **conjuntivitis** se ponían unas gotitas de zanahoria; se ponían a rallar la zanahoria, luego ponían en agua de miel de abeja, y aplicaban al ojo.

Informante: *Ángela Rosa Zambrano Zambrano, Río Mariano en Medio.*

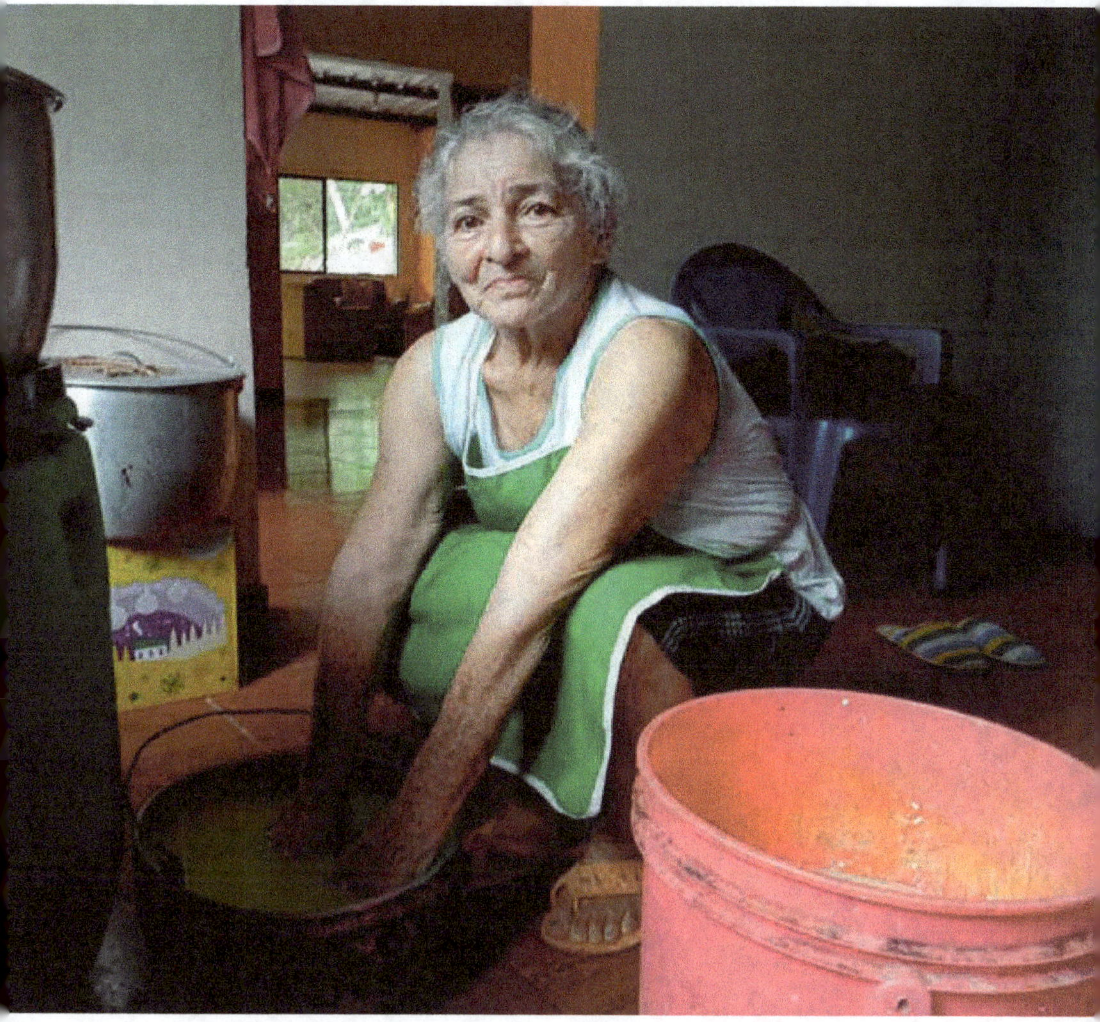

Estrella Saldarriaga, de El Progreso. Nos ha dado información de palo santo y hierbabuena. El queso se hace en muchas casas, ahora que hay más vaquitas que antes.

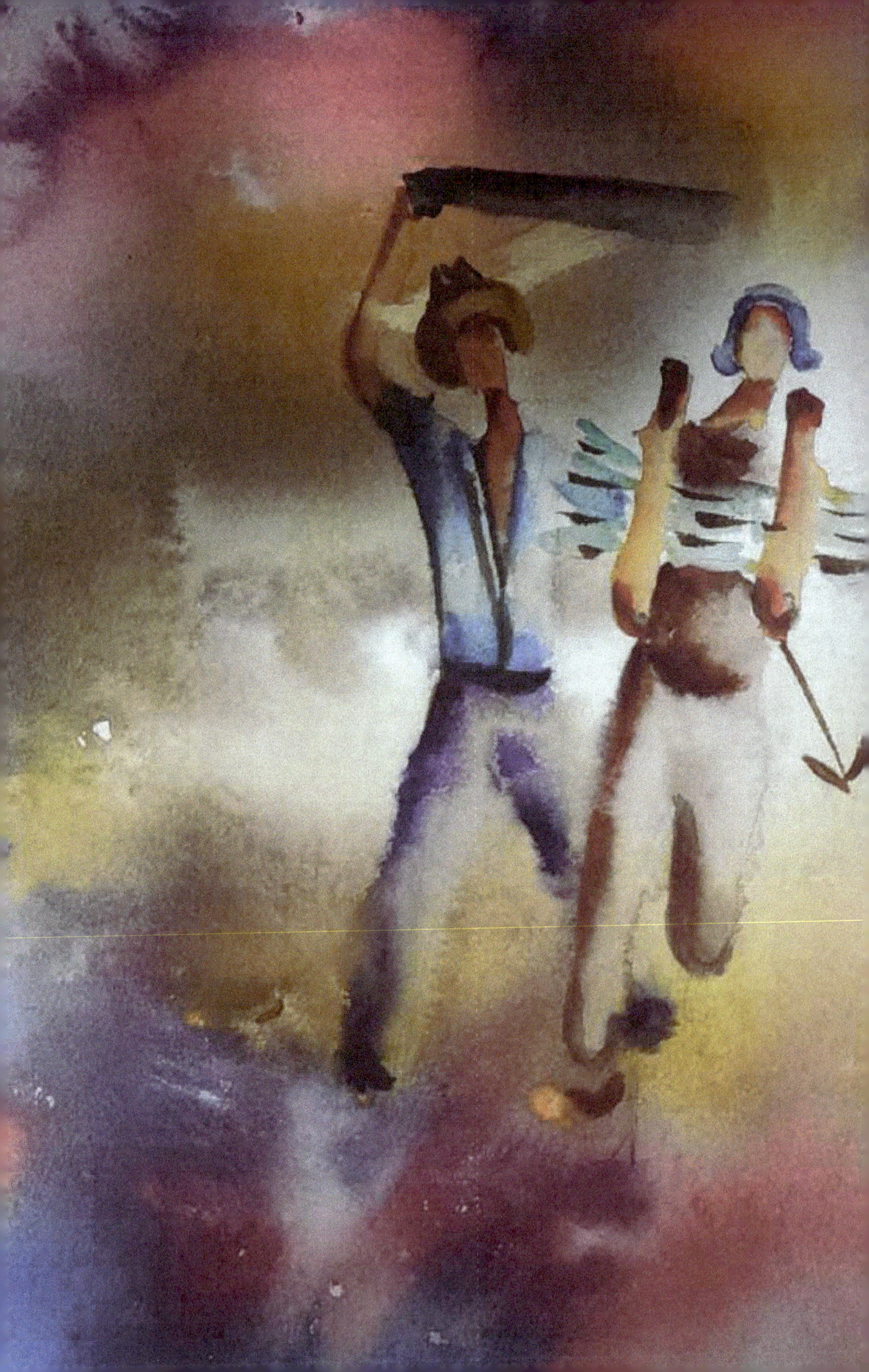

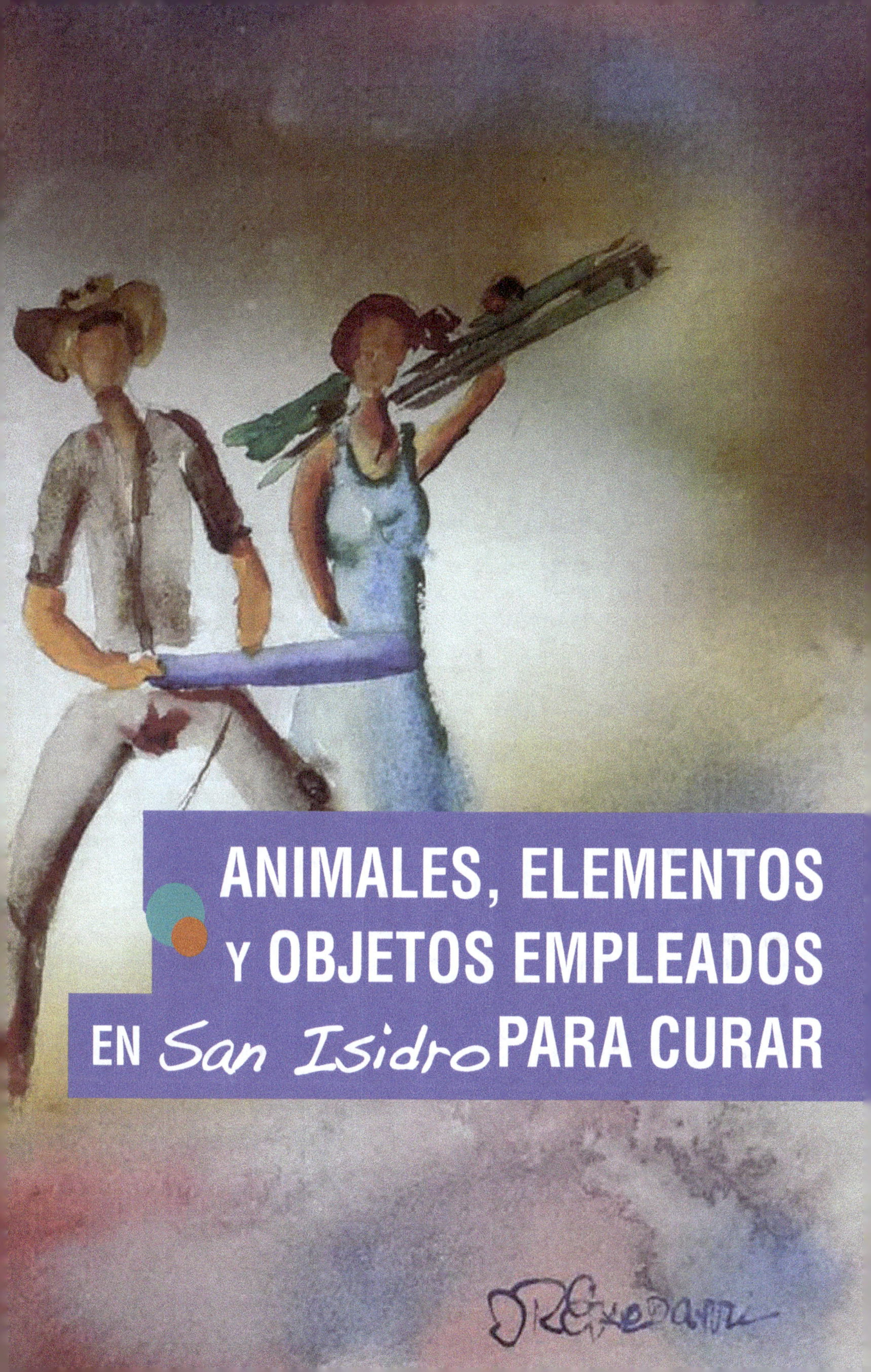

ANIMALES, ELEMENTOS Y OBJETOS EMPLEADOS EN *San Isidro* PARA CURAR

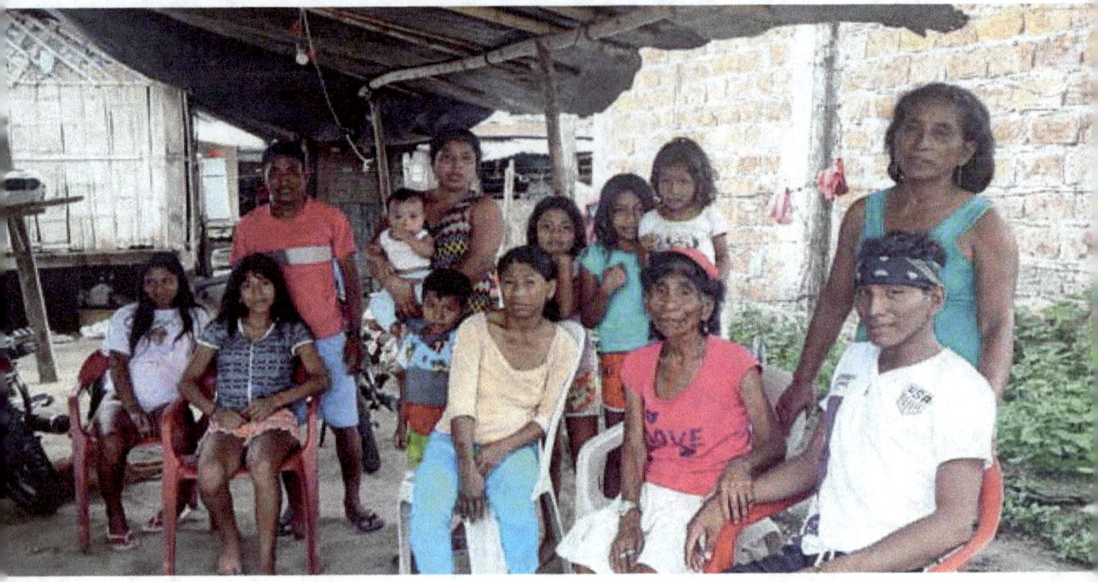

Floriselda Vite Cagua, de Santo Domingo Chiquito, (sentada a la derecha de la foto) nos ha dado información de ruda y palo santo. Nos sentimos unidos, protegidos, rodeados, estamos en familia, varias generaciones cuidándonos unos a otros. Y los niños son mayoría, otro regalo del cielo.

AGUA

Insomnio, un agua caliente le ayuda a dormir.

Para bajar la fiebre, siempre han sido los pañitos de agua fría, o pañitos de vinagre.

Para la **infección vaginal**, un vaso de agua en ayunas y bicarbonato.

Como **purgante**, sal inglesa con agua, tomar como agua de tiempo.

Traumatismos, **golpes**, si una persona se golpeaba, supongamos que anduviera en su caballo, y el caballo lo pateara, ¿cómo le trataban el golpe? Ahí pues lo apañaban, lo sobaban, le ponía agua caliente, así para que le sacara el dolor, y si estaba quebrado lo llevaban a donde los sobadores.

Informantes: *Vilma Vélez, Piquigua. Erasmo Polibio Zambrano Cuzme y Jacinta Betsabé Betancourt Muñoz, Cañaveral. Rosa Colombia Castro, San Lorenzo. Flor Hidalia Loor Intriago, Cañaveral. Otilia Mercedes Solórzano Arteaga, El Tormento.*

AGUA DE MAR

Para **dolores de la pierna y del cuerpo**.

Cuando la criatura no camina: Nosotros cuando vamos al mar le enterramos hasta el cuello o hasta la cintura en arena caliente, eso ya es calientisísimo con el sol, eso es bueno cuando la criatura no camina, le coge el calcio en la rodillita.

Informante: *Mercedes Giler Alcívar, Chonta dos.*

ARMADILLO (ANIMAL)

Ahogos: Mi hija sufría era de ahogo y ahí le daba manteca de armadilla.

Informante: *María Bernarda Talledo Miranda, El Tope.*

CENIZA

Bronquitis: Le ponían una cataplasma de sebo calentito con ceniza, y bueno y sano, mire, se curaba la gente.

Cólicos: La ceniza la coge usted bien caliente, la lía en un trapo y le soba con la ceniza bien caliente, en cruz, que otro rato no demora ni 10 minutos que ya está buena esa persona, una sola vez, desaparece el cólico, el colerín o lo que sea.

Dolor de estómago, barriga inflamada: Le sobaban la barriga con un plátano; o le ponían en el ombligo un emplasto de ceniza con orines, todo el estómago le cubría la ceniza y ahí se le amarraba a la cintura, hasta el otro día. Los niños chiquitos se inflamaban la barriga, un emplasto en la barriga de ceniza y orines, y con eso se les quitaba, calientito se le ponía en la barriga y se curaban.

Para no abortar: Cuando estaban abortando las mujeres, agua de ceniza les daban con la hierbatodo que decían, utilizaban para que no abortaran.

***Informantes**: Amanda Macías Palacios, Nueve de Octubre. Martha María Moncayo Valencia, San Isidro. Teófilo Wilfrido Velázquez Palacios, Río Mariano Tutumbe. Tarcila Mera Intriago, Santa Clara. Lauro Agapito Obando Valencia, Santo Domingo Chiquito.*

CERA DEL PANAL DE ABEJA

Hincadas en el pie: Cuando usted se hincaba el pie con un alambre, digamos con un clavo oxidado, le solían poner en la planta del pie, parches de resina para los clavos; la resina es la cera del panal de abeja, cogían esa cera, la derretían y ya la ponían a uno; la casita de la miel de abeja donde hay la cera, eso lo sacaban y lo ponían como parches para que no se le infectara la herida, caliente se ponía; también se ponían parches de sebo, con querosén, esas cosas.

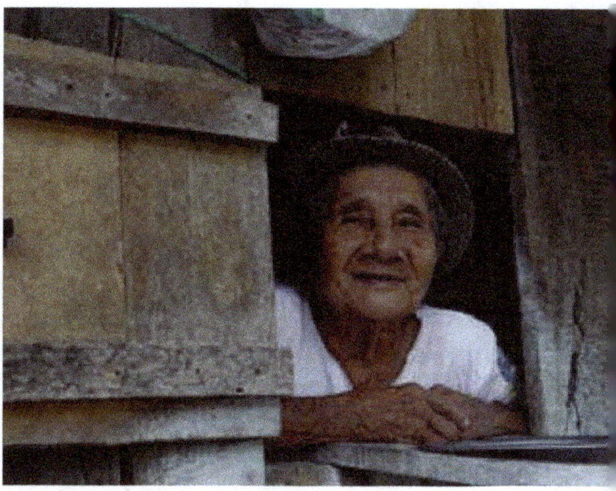

María Solórzano, 100 años, socia de la Fundación, Comunidad Santa Clara. Ahí donde la ven, la sra. Maruja es centenaria. ¿A qué está bonita la foto, el encuadre, el ventanuco?, y la sonrisa de Maruja, eso que no falte.

***Informante**: Antonio Hermenegildo Cedeño Márquez, La Uña.*

CULEBRA EQUIS (ANIMAL)

Acné: Con los chicharrones, lo que sobra de la grasa de la culebra equis, se le llama chicharrón, no tiene ningún sabor malo, se come y se cura el acné.

Bultos, tumores: La hiel y la manteca de culebra es buena como para un bulto que uno tenga.

Diabetes: La culebra es curativa: Coge una culebra equis, le mocha un cuarto de cabeza y una de rabo -eso lo bota-, y manda la culebra a un frasco de aguardiente, un frasco bocón, la mete y eso llena usted de aguardiente, lo entierra en la tierra una vara de hondo, 30 días, el frasco lo entierra con esa culebra lleno de aguardiente. A los 30 días lo saca y toma, te cura diabetes, te cura muchas enfermedades, la culebra equis. La culebra tiene en la punta del rabo veneno y en la cabeza, sacándole una cuarta se la puede hasta comer y es curativa, le va regulando la enfermedad; no ocupar la azúcar blanca, hay una azúcar

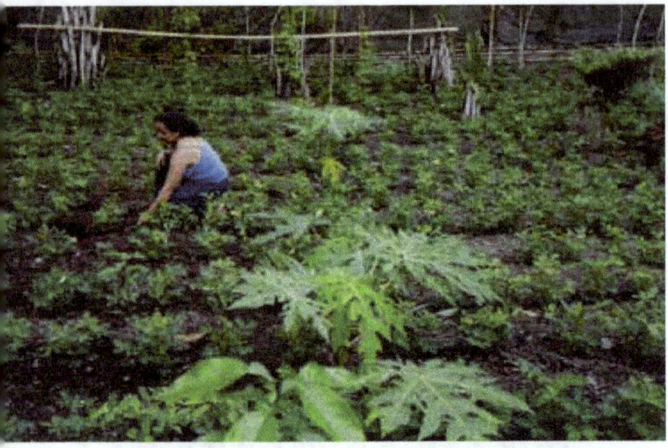

No me gusta que el monte me gane, así que yo misma cojo mi machete y voy deshierbando para que los montecitos no le quiten fuerza a mis plantitas. Hay que dar mayor realce a cada comunidad de nuestra Parroquia y resaltar lo bueno que hay en cada una de ellas. Es otro objetivo de nuestra Fundación.

morena, esa ocupe usted y aconsejablemente usted toma una agüita de anís, una agüita de té, tómela amarga, no le eche azúcar, el azúcar blanca es el peor veneno.

Inflamaciones: También tengo manteca de culebra, uno cuando se hincha ya se pone y se le desinflama con la manteca de culebra.

Picadura de culebras: Aquí no nos falta hiel de culebra, la hiel se la sacamos sí, eso usted le da un trago, cuenta que es un suero que le pone, aquí no me falta, cada vez que cojo una culebra le saco la hiel.

Próstata: Entibiar lo más que pueda un poquito de manteca de culebra equis, y sobarse externamente alrededor de los testículos, cada tres días o una vez por semana, no le hace crecer la próstata, le disminuye, le desinflama; antes tenía un vaso lleno de manteca pero vienen los familiares que son muchos y me dicen: regálame un poquito de esa manteca, tome, lleve; culebra equis ya no hay por aquí, pero si ustedes encuentran por ahí, háganme llegar y yo les saco la manteca; las culebras se van cuando empiezan las máquinas a trabajar, y ya no regresan.

***Informantes**: Humberto Esteban Zambrano Paz, Periquiame. Teófilo Wilfrido Velázquez Palacios, Río Mariano Tutumbe. Lery Elio Guillo Quiroz Zambrano, Nueve de Octubre.*

CUY (ANIMAL)

Barriga inflamada de los niños: Cuy, o pollo, o un ratón, lo coge, lo parte y se lo pone en la barriguita, una media hora hasta que enfríe.

***Informante**: Ánter Solís, Periquiame.*

GALLINA (ANIMAL)

Ahogo: Manteca de la gallina, para el ahogo.

***Informante**: María Bernarda Talledo Miranda, El Tope.*

GALLINAZO (ANIMAL)

Cáncer: Así no más hace caldito al gallinazo, lo pone a hervir y eso tiene que hacerse solo un platito de estar ahí hierve, hierve; ese platito, al que está enfermo se lo dan así como un caldo de pollo, ella les daba a los enfermos, pero ella no le ponía el gallinazo, se la saca y ya prepara un caldo de pollo, le ponía la presa del pollo, o sea el enfermo nunca sabía qué se comió; aquí hay un chico de acá de estos Mera, ese chico estaba teniendo en el cerebro cáncer, la señora Katy le hizo algún caldo, al chico dos veces le dieron, el chico se compuso y ahora es colorado, lleno de vida, robusto, el muchacho era bonito también, pero le dio eso al cerebro.

Informante: *Carmen Rosa Mejía Mejía, Piquigua.*

LECHE DEL SENO

Inflamación de los niños: Con la misma leche de la mamá le hice la toma. Si la mamá le da el seno al niño con mucho coraje, se envenena el niño; si usted está con coraje, lávese los senos, y tómese un vaso de agua bien fresca con panela, después dele el seno al niño, usted puede matar una criatura.

Informante: *Virgilio Intriago, San Lorenzo.*

MANTECA DE TIGRILLO, DE ARDILLA, DE MONO, DE ARMADILLO, DE IGUANA

Hemorroides: Se pone uno tibia la manteca de tigrillo o de uno de esos animales, (ardilla, mono, armadillo, iguana), todo el día las veces que quiera.

También para la **colitis, los gases, intestino inflamado, tifoidea**.

Informante: *Rosa Colombia Castro, San Lorenzo.*

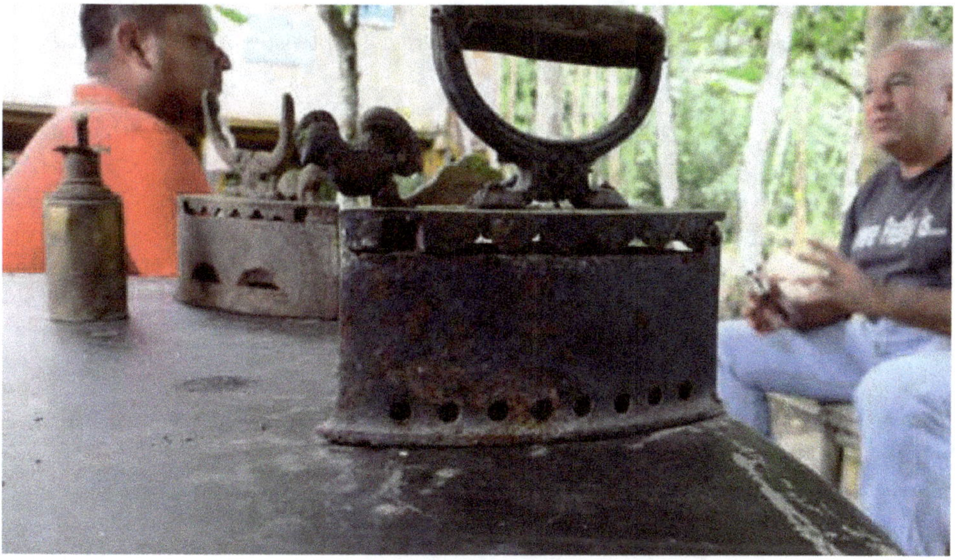

La lista de herramientas que en las entrevistas nos han donado para el museo es muy larga: planchas, sierras, estriberas, bunques, macetas, mates anchos...; ahora toca exhibirlas en el museo y aprender el uso antiguo.

MIEL DE ABEJA

Cataratas, carnosidad: Llene un goterito con miel de abeja real y échese una gotita en cada vista, le arde los primeros días, después ve a millas. Yo tenía una sombra en ambas vistas que miraba para la derecha y veía una ficha de diez centavos, miraba para acá, una ficha de diez centavos; me he echado como cuatro veces, y ahora nada. La neta miel de abeja real. Eso sí arde, arde apenas, pero es un solo, mire cómo se cura uno. La miel de abeja le despega cataratas, carnosidad.

***Informante**: Teófilo Wilfrido Velázquez Palacios, Río Mariano Tutumbe.*

MONO (ANIMAL)

Ahogo: La sangre de mono, es buena para el ahogo, yo sufrí de ahogo como cerca de unos 10 años, se toma mezclada con cualquier líquido que sea algo dulce.

***Informante**: Lauro Agapito Obando Valencia, Santo Domingo Chiquito.*

MOSTAZA

Quemaduras: Para una quemada póngase enseguida mostaza, eso no le deja ampollar.

***Informante**: Humberto Esteban Zambrano Paz, Periquiame.*

ORINES

Dolor de estómago, gases: Los pañitos, unos fomentos de manzanilla y de orines. Fomentos le llamaban a un trapito, lo mojaban de la orina. Y ahí venían y le ponían en el vientre. Lo mojaban de la orina. Se le ponía en la barriguita. Para el dolor, está elevado decían. Los orines le bajaban. Tiene gases.

***Informantes**: Erasmo Polibio Zambrano Cuzme y Jacinta Betsabé Betancourt Muñoz, Cañaveral.*

PIEDRA DE AFILAR

Hemorragia nasal: A una hemorragia de nariz le aplican una piedra de afilar y se corta la hemorragia.

***Informante**: Vicenta Isabel Vélez Chumo, Piquigua.*

PLANCHA

Para una **torcedura**, uno se tuerce, ahí usaban la plancha caliente envuelta en un trapo, la plancha no de carbón, la plancha que se ponía ahí adentro en la candela de leña, ahí calentaba, eso se coge con un trapito, tenía un ganchito arriba, tenía agarradera, y eso tibiecito, para la cara se ponía.

***Informante**: María Lourdes Concepción "Conchita" Andrade Solórzano, San Isidro.*

REGADOR

Si una persona se llenaba de **gases**, se intoxicaba, venían y le prestaban un regador; mi mamá todo el tiempo tuvo. Le ponían un regador de un lavado y le aflojaba y se componía; una vez una yegua se le infló y cogió y le puso una barra, un churro de higuerilla, de papaya, le puso, y se salvó la yegua. Era un aparato para lavados por el colon, servía también para bajar la fiebre.

Informantes: *Antonia Amada Alcívar Navarrete, Santa Clara. Pablo Venus Intriago Rivadeneira, El Tormento.*

SAPO (ANIMAL)

Erisipela: Yo la he cortado todo el tiempo con tijera o con cuchara así corta y si veo que ya no le sana, cojo un sapo, le paso el sapo para allá, para acá y el sapo sí se muere.

Informante: *Ángela Guillermina Ponce Cedeño, La Felicidad.*

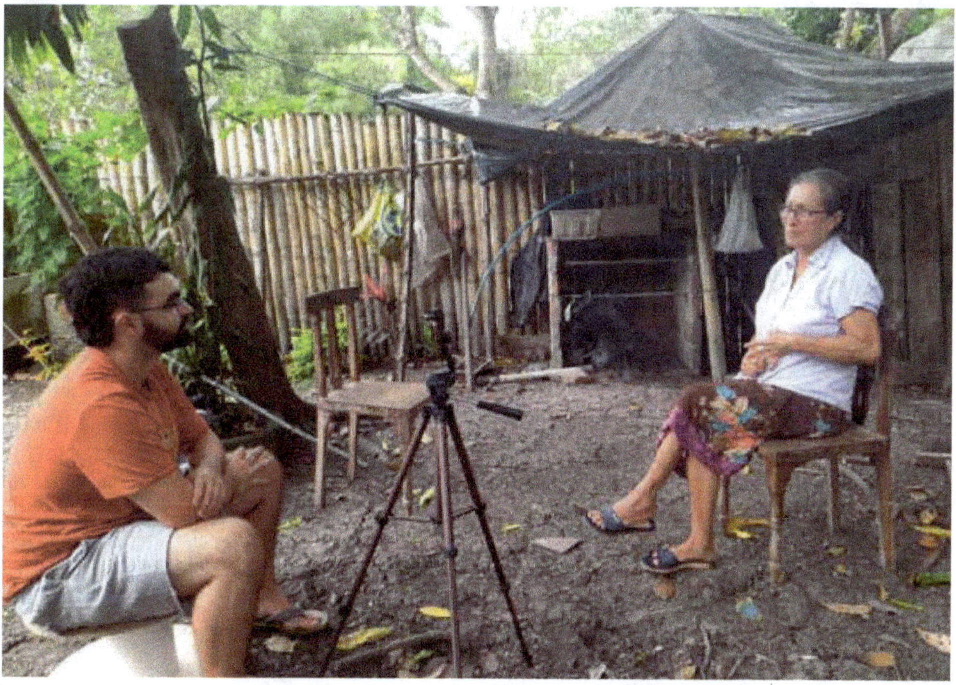

Entrevista a Virginia López por Mikel Montero, cooperante vasco, en San Jacinto, agosto 2023. Virginia lidera nuestro huerto de plantas ornamentales en la finca de la Fundación de Raíces y Sueños. La lucha es grande porque necesitamos regar, abonar, atajar al armadillo, ganarle al monte y a los caracoles, hacer que el huerto medicinal y de hortalizas, el ornamental, el vivero, vayan creciendo sin pausa.

TORTUGA (ANIMAL)

Anemia, pulmón: La sangre de la tortuga la usan para fortalecer el pulmón, los bronquios, para la anemia también, la toman con un vino que llama gaduol, con la coca cola también, con lo que sea, que eche de ver que sea dulce porque siempre la sangre es como simple, porque esa sangre tiene puro hierro, la de los animales tiene puro hierro, a esa sangre tiene que echarle cosas y ahí pasa; la sangre purita también se duerme, hay que tomarla batida, la sangre purita se hace como el hígado de cualquier animal, se coagula.

***Informante**: Lauro Agapito Obando Valencia, Santo Domingo Chiquito.*

VACA (ANIMAL)

Dolor de cabeza: Ponerse en la cabeza un buen emplasto con sebo de vaca.

Bronquitis: Se les ponía emplastos que se hacían de sebo. Sacaban ese sebo de las vacas, la manteca, eso uno lo derretía, y cuando estaba muy tosiento, le hacían un emplasto en el pecho y le ponían.

Ombligo del bebé: Para las señoras cuando estaban paridas también ocupaban para el bebe, para ponerle en el ombligo para que se le caiga más pronto; también un emplasto para el dolor que le quedaba en la barriga todo eso, con el sebo de la vaca. Era como una manteca que se derretía, y ya en eso, le echaban ruda de castilla, le ponían ajo machucadito, y hacían un emplasto. Lo derretían todo junto ahí ya después ensopaban el trapo y ya uno lo aplicaba.

Tosferina: A mis hermanos les daba la viruela, les daba la tosferina y la gripe; la tosferina es una tos que les queda, que como que se ahogaban, eso no era la gripe, la gripe es una cosa y la tosferina era otra, se quedaba una tos que parecían que se ahogaban los niños y ahí se calentaban con el periódico, con el sebo, con todo, día y noche, así y personas mayores con el ombligo brotado de la tosferina, o sea, era fuerte esa enfermedad.

***Informantes**: Antonio Miguel Cedeño Argandoña, Palmar. Ana Floridalba Cedeño Zambrano, El Tope. Francisco Agustín Moreira Alcívar y Cruz María Basurto Cuadros, Chonta uno. Benilda Beneranda Santander Saldarriaga, Piquigua.*

WHISKY

Nervios: Una vez estuve con nervios, a mí me recetaron que tomara whisky, yo me tomaba unas copitas de whisky. Y ahora ya, ya me dejaron los nervios, ya no siguen. Solo bebía era cuando me daban los nervios, no era que tomaba de continuo, pero es que uno no tomaba bastante, por ahí una copita, una copita no más era la receta.

***Informante**: Teresa Trinidad Talledo Miranda, El Tope.*

ZORRO (ANIMAL)

Ahogo: Mi hija sufría era de ahogo y ahí le daba manteca de armadilla; zorro también me hicieron darle, yo le hacía zorro asado pero dicen que no era la carne sino el hígado que había que darle y no se me compusieron, eran todos 2, tuve que llevarlos al doctor, no se me compusieron, todos los meses casi les daba ahogo, o les daba gripe, nunca encontré el remedio para eso, no, hasta que ya crecieron.

***Informante**: María Bernarda Talledo Miranda, El Tope.*

En San Isidro, las Comunidades eclesiales de base dieron paso a la UOCASI, que ha hecho todo lo posible para que exista organización en cada rincón de nuestros recintos, y que la agricultura y la ganadería sirvan de verdad, sean rentables económicamente, y no tengamos que salir fuera desperdiciando el recurso más preciado que tenemos: nuestros jóvenes.

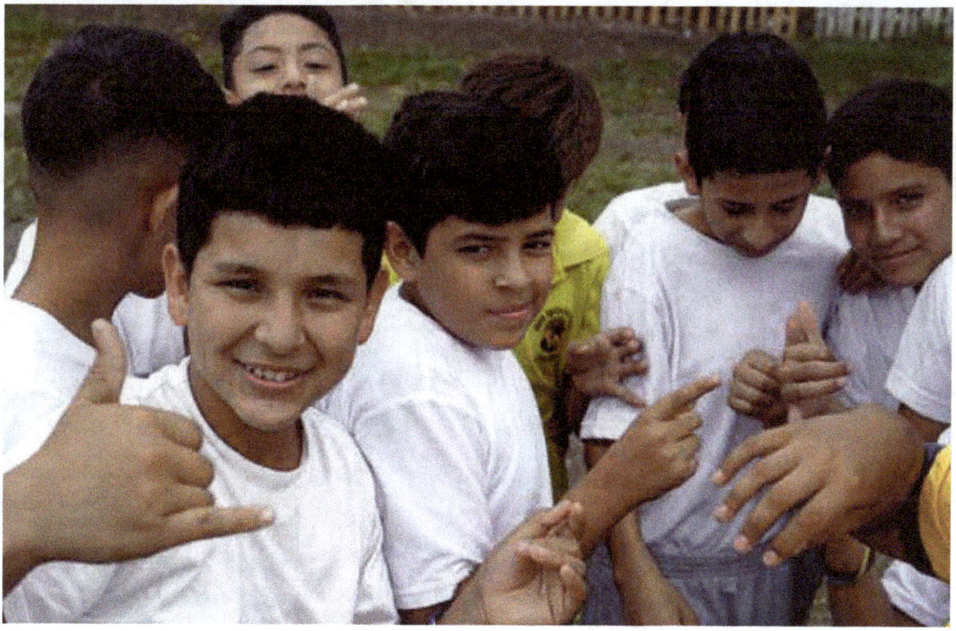

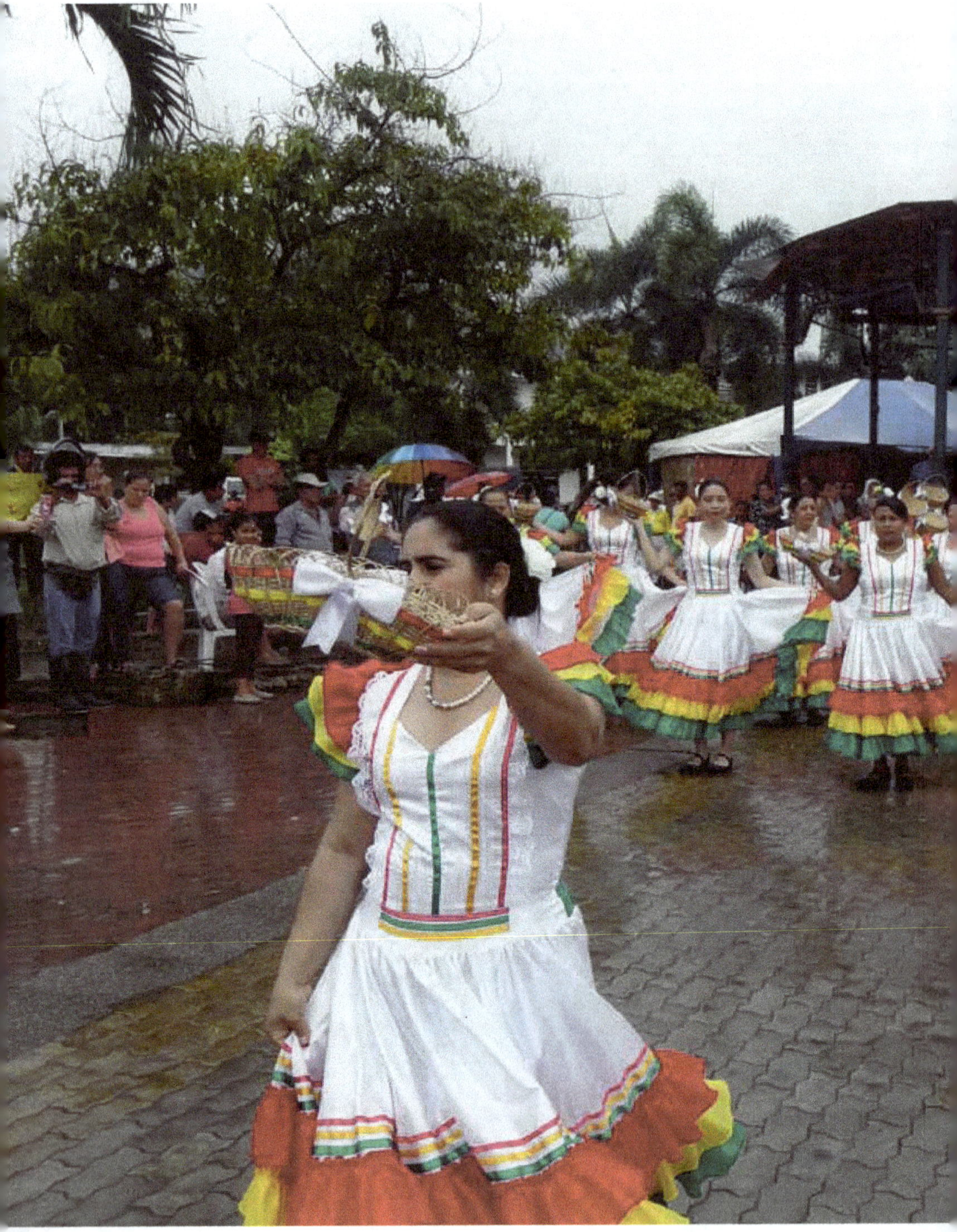

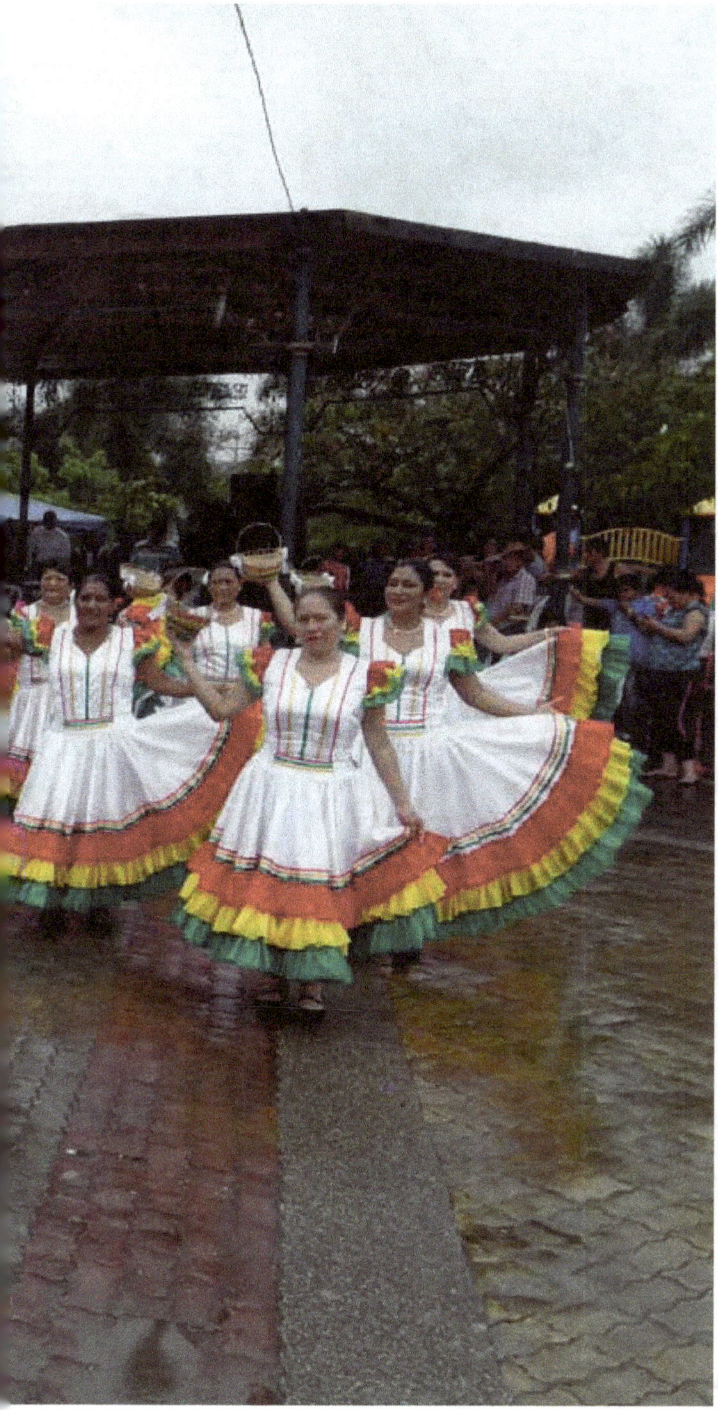

El intercambio cultural nos enriquece, aprendemos y nos vamos superando, crece nuestro entusiasmo y nos trazamos nuevas metas. Nos renovamos. Gracias a todos, por enseñarnos, por hacer que nos preparemos mejor.

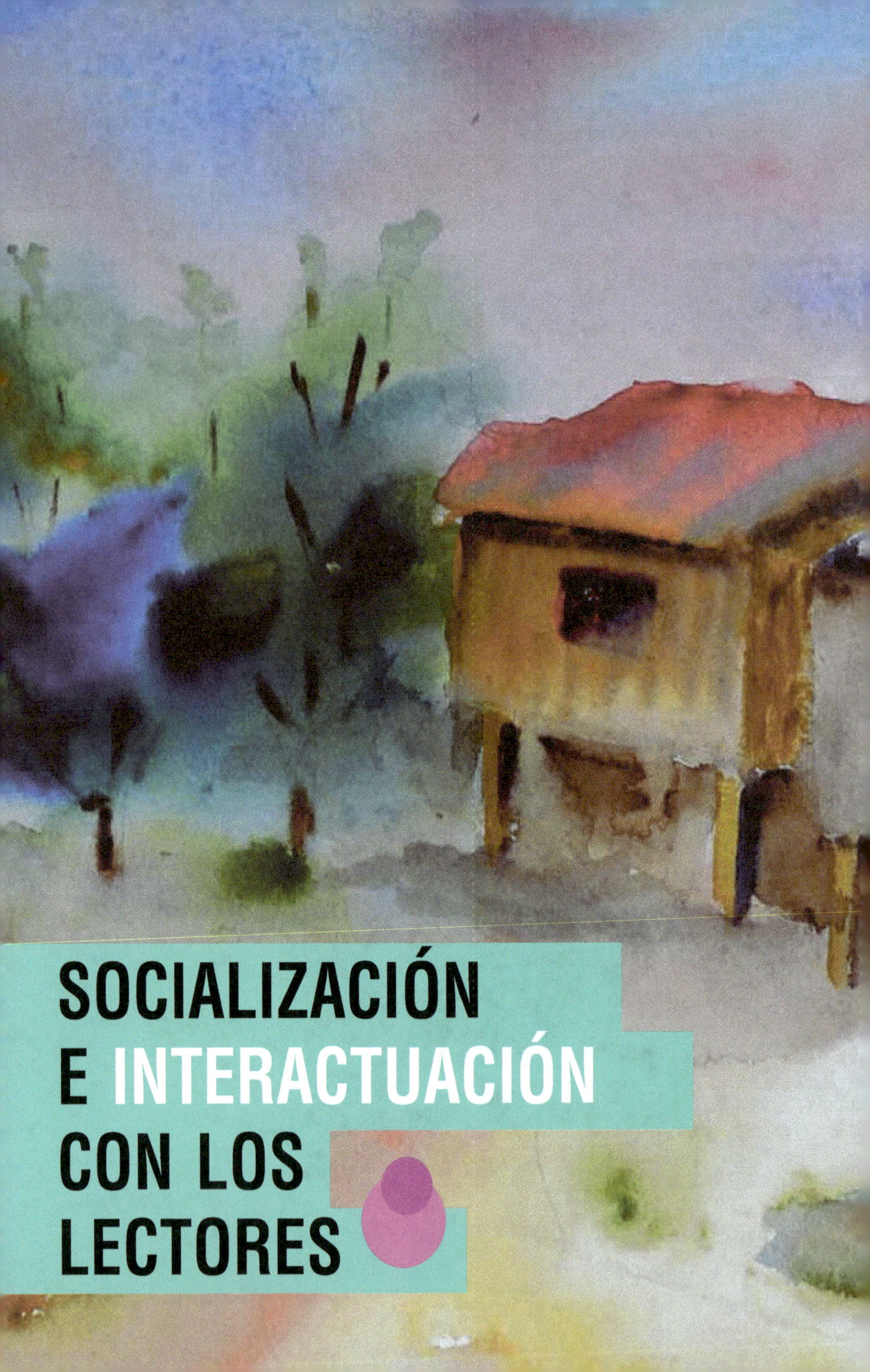

SOCIALIZACIÓN E INTERACTUACIÓN CON LOS LECTORES

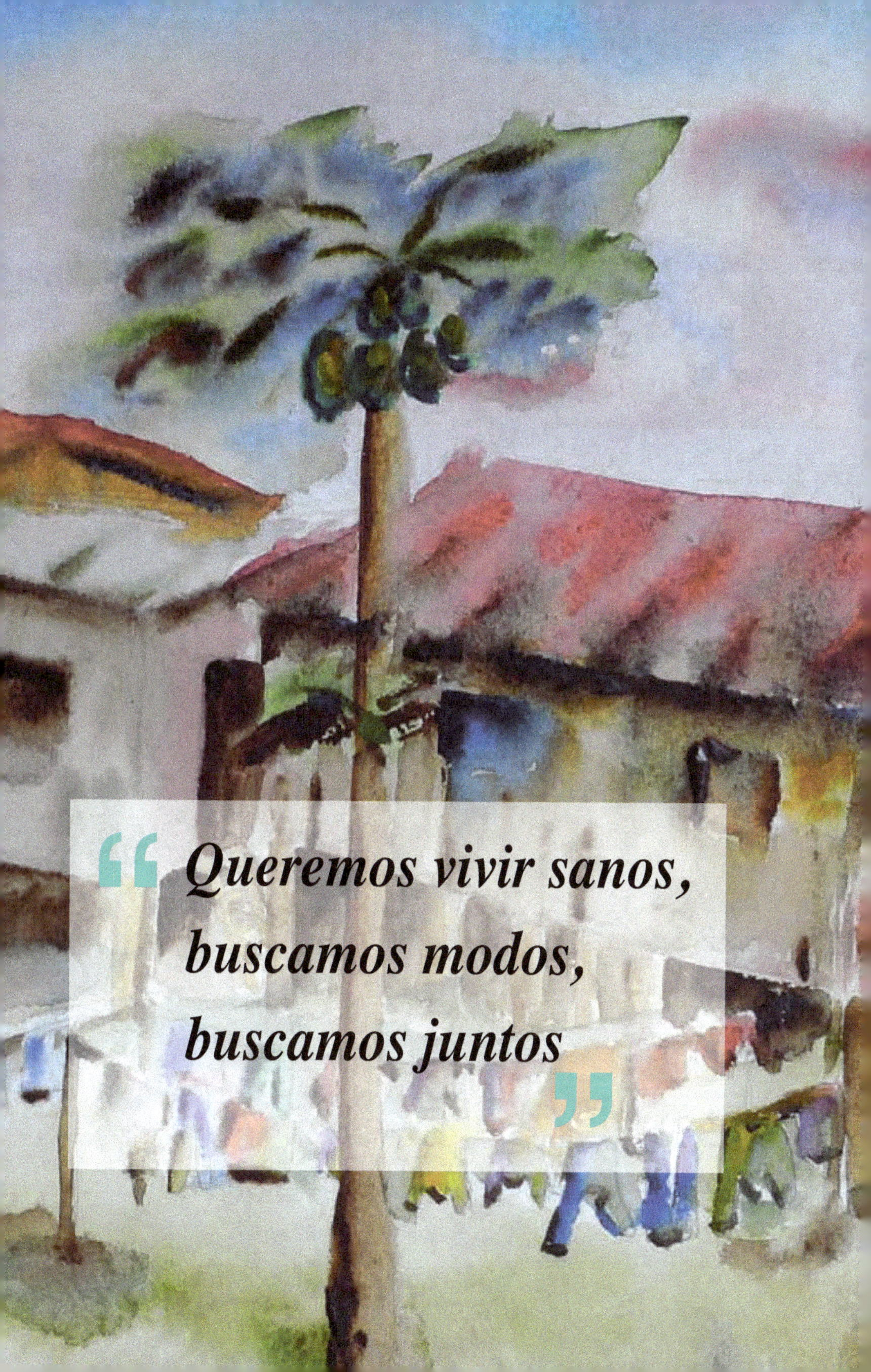

*“Queremos vivir sanos,
buscamos modos,
buscamos juntos”*

A continuación, ofrecemos **ocho fichas** de distinto calado, pero fáciles y sencillas para que aumentemos nuestra salud e incrementemos nuestro amor a la pacha mama, a las plantas, al planeta, a la biosfera.

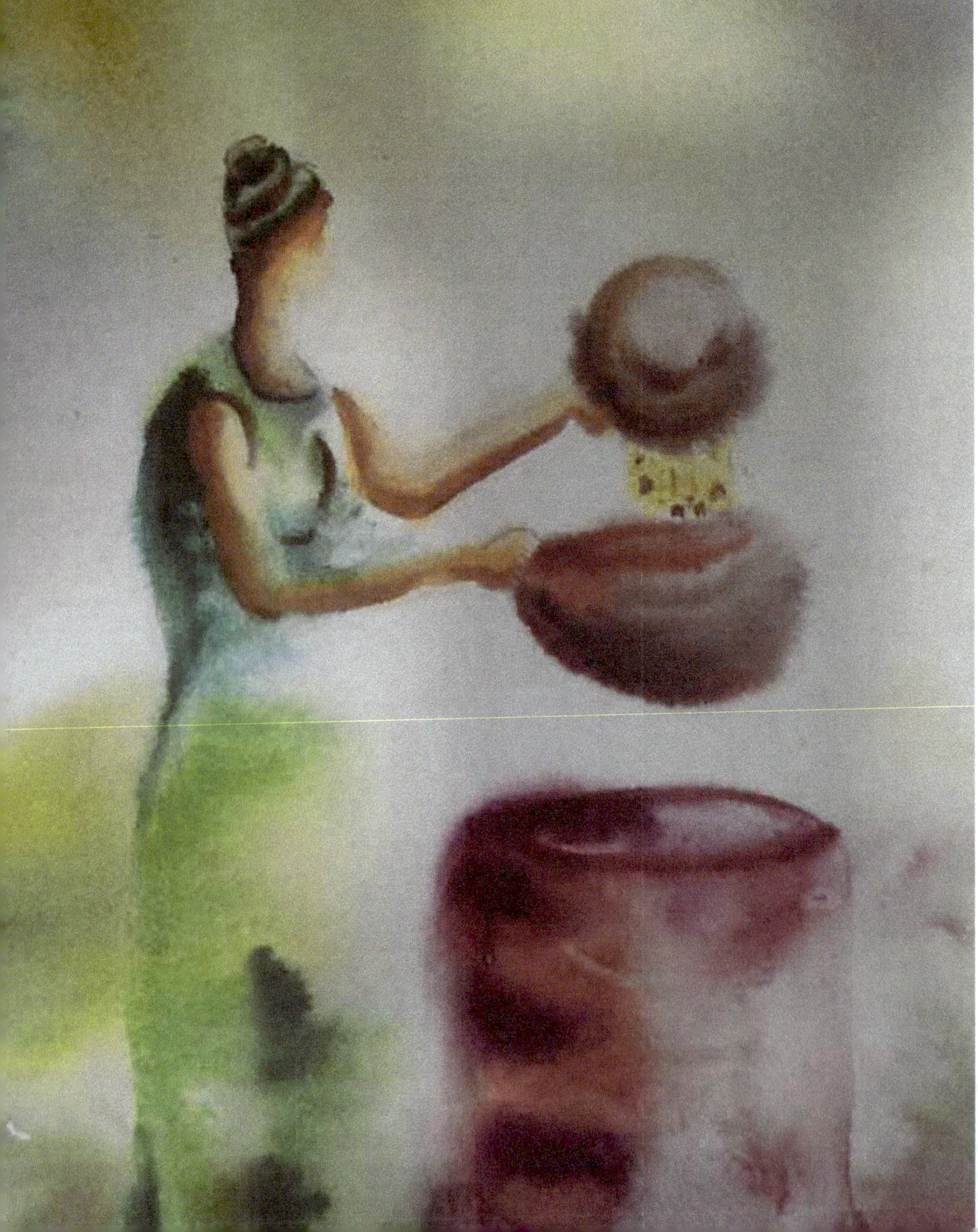

FICHA 1

PROYECTO DE AMPLIACIÓN DE LA INVESTIGACIÓN EN MEDICINA NATURAL

Esta es una ficha para que ustedes, lectores de este libro y amantes de las plantas y de las plantas medicinales, nos ayuden a ampliar la investigación que hemos iniciado con este libro.

Les ofrecemos esta oportunidad para que ustedes contribuyan a esta ampliación ofreciendo sus saberes, sus conocimientos, sobre las plantas y su poder curativo. También pueden ustedes, si desconocen estos temas, dirigirse a personas mayores de su familia y comunidad, para preguntarles y rellenar así esta ficha que está más abajo.

MODELO DE FICHA PARA AUTORRELLENAR

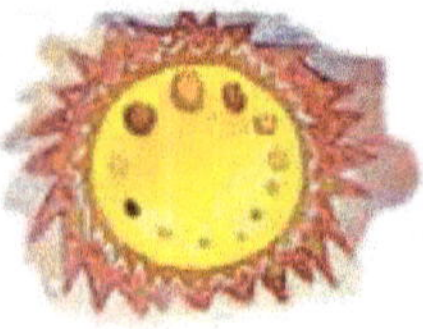

- Lugar y fecha: ....

Datos de la persona que conoce la planta y el remedio:

- Nombres y apellidos: ....
- Edad: ....
- Comunidad: ....

Datos de la Planta Medicinal y sus efectos curativos

- Nombre o nombres de la Planta Medicinal:
- Lugar donde crece la planta (era, patio de la casa, caminos, orilla del río, montaña, …):
- Parte de la planta que se usa (raíz, hojas, flores, fruto, corteza, gel, ...):
- Enfermedad que cura:
- Cómo se prepara el remedio:
- Cómo se usa el remedio (por ejemplo: se bebe cuando está caliente…):
- Cuándo se toma el remedio (por ejemplo: antes de cada comida durante tres días…):

Si son varias las enfermedades que cura la misma planta se repiten de nuevo las cinco últimas líneas:

- Parte de la planta que se usa (raíz, hojas, flores, fruto, corteza, gel, ...):
- Enfermedad que cura:
- Cómo se prepara el remedio:
- Cómo se usa el remedio (por ejemplo: se bebe cuando está caliente…):
- Cuándo se toma el remedio (por ejemplo: antes de cada comida durante tres días…):

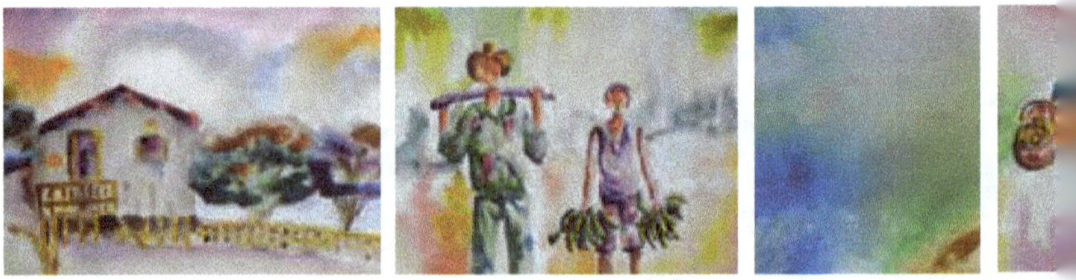

Si se conocen distintas plantas medicinales, se vuelve a repetir todo el proceso anterior, de esta manera:

Datos de la Planta Medicinal y sus efectos curativos

- Nombre o nombres de la Planta Medicinal:
- Lugar donde crece la planta (patio de la casa, campo, caminos, orilla del río, montaña, …):
- Parte de la planta que se usa (raíz, hojas, flores, fruto, corteza, gel, ...):
- Enfermedad que cura:
- Cómo se prepara el remedio:
- Cómo se usa el remedio (por ejemplo: se bebe cuando está caliente…):
- Cuándo se usa el remedio (por ejemplo: antes de cada comida durante tres días…):

Si son varias las enfermedades que cura la misma planta, se repiten de nuevo las cinco últimas líneas

- Parte de la planta que se usa (raíz, hojas, flores, fruto, corteza, gel,...):
- Enfermedad que cura:
- Cómo se prepara el remedio:
- Cómo se usa el remedio (por ejemplo: se bebe cuando está caliente…):
- Cuándo se usa el remedio (por ejemplo: antes de cada comida durante tres días…):

Una vez que rellenen esta ficha, pueden sacar una o varias fotografías de lo que han escrito y enviarlas al correo o WhatsApp de nuestra Fundación Raíces y Sueños de San Isidro, que es el siguiente: **raicesysuenossanisidro@outlook.com**

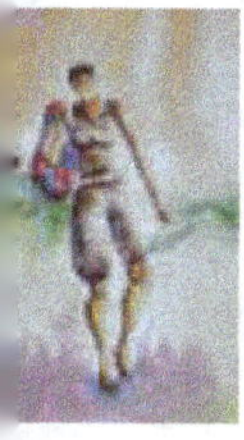

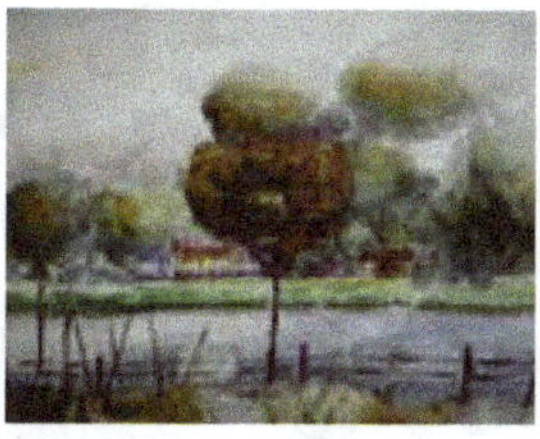

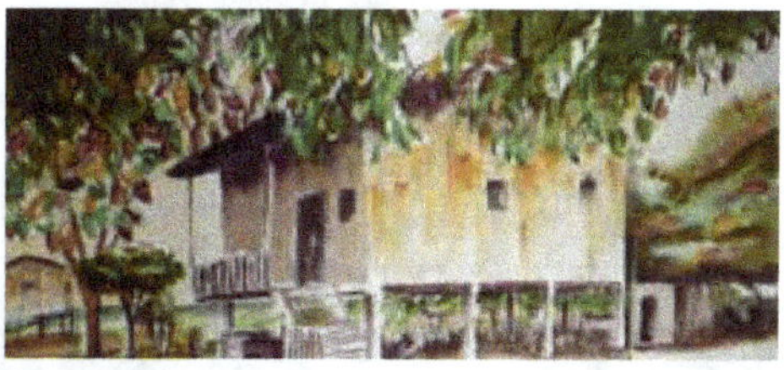

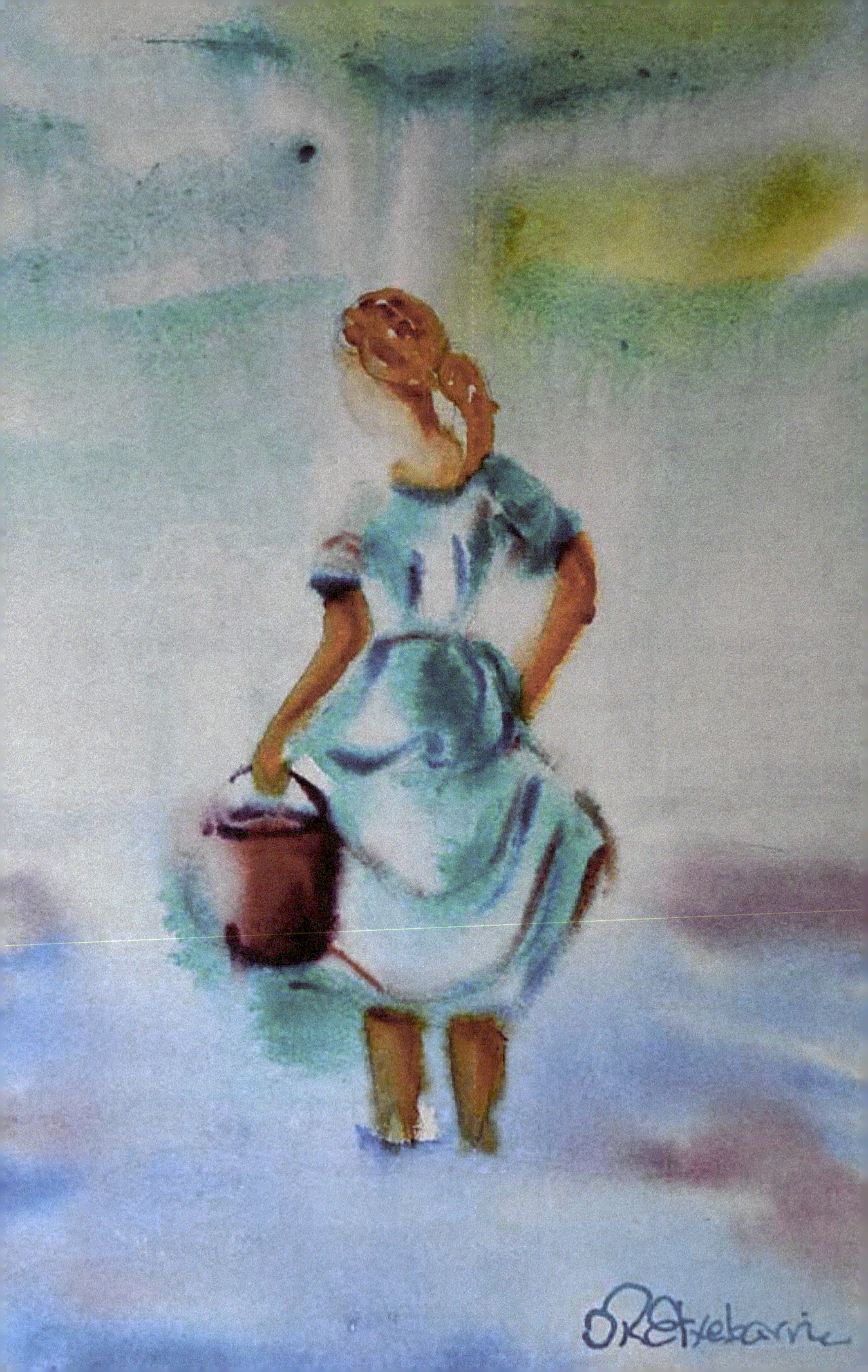

FICHA 2

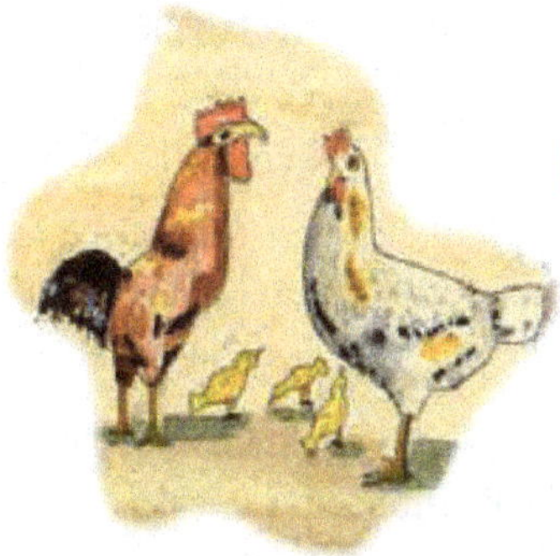

MODOS DE PREPARAR LAS PLANTAS MEDICINALES

La humanidad siempre hemos usado las plantas medicinales en nuestro propio beneficio: para prevenir y sanar enfermedades, combatir anemias, bichos, depresiones, aliviar dolores, curar heridas y golpes, aumentar energía o relajarse.

Todas las plantas tienen principios activos que, si los sabemos usar, nos benefician a las personas. Aquí queremos compartir diferentes maneras de preparación de las plantas para aprovecharnos de esos principios activos que tienen.

Infusión, agua aromática, té, gloriadito: Se pone a hervir agua en un recipiente, cuando está hirviendo se retira del fuego; ahí se le añade la parte de la planta, bien picada. Se tapa. Después de unos minutos, se cierne; ya la podemos beber, mejor caliente, pero también tibia o fría, a según queramos.

Decocción, cocimiento: Se ponen en un recipiente unas 6 cucharadas de planta por litro de agua. Cuando empieza a hervir, se le deja que hierva a fuego lento durante 5 minutos. Se quita del fuego. Se tapa. Después de unos minutos, se cierne; ya la podemos beber, caliente, tibia o fría, a según queramos.

Suele hacerse gloriadito con las partes blandas de las plantas: flores, cogollos, hojas tiernas, etc. El cocimiento suele hacerse con las partes más duras de la planta: raíces, ramas, semillas, cortezas. Y siempre que se pueda hay que picar finito lo que vayamos a echar en el gloriadito o en el cocimiento. Todo esto es así porque los principios activos que tienen las plantas son muy volátiles, se evaporan enseguida en agua hirviendo, y ya no son eficaces.

Vahos, bajos: Para resfriados, gripes, bronquitis. En un recipiente de boca ancha se pone a hervir un litro de agua con 6 cucharadas de la planta que vamos a usar (eucalipto, tomillo, orégano, manzanilla...). Cuando esté hirviendo, nos ponemos una toalla que nos cubra la cabeza entera y respiramos el vapor que sale del recipiente, respiramos para que entre ese vapor a nuestros pulmones. Si es posible, es bueno también, a manera de baños de vapor o baño turco, hacer que el vapor llegue a la piel de todo el cuerpo.

Cataplasma o emplasto: Machacamos la planta en un mortero o en un recipiente adecuado, se agrega media taza de agua; calentamos esa mezcla y la aplicamos con un paño o gasa limpia sobre la parte afectada (golpe, hematoma, absceso).

Baño: En un litro de agua cocinamos la planta curativa; una vez que ha hervido, le añadimos al gusto agua fría y la usamos al bañarnos.

Maceración: Es lo que hacemos cuando dejamos al sereno -enserenando- una planta durante la noche en un recipiente con agua. Este proceso de enserenar es porque los principios

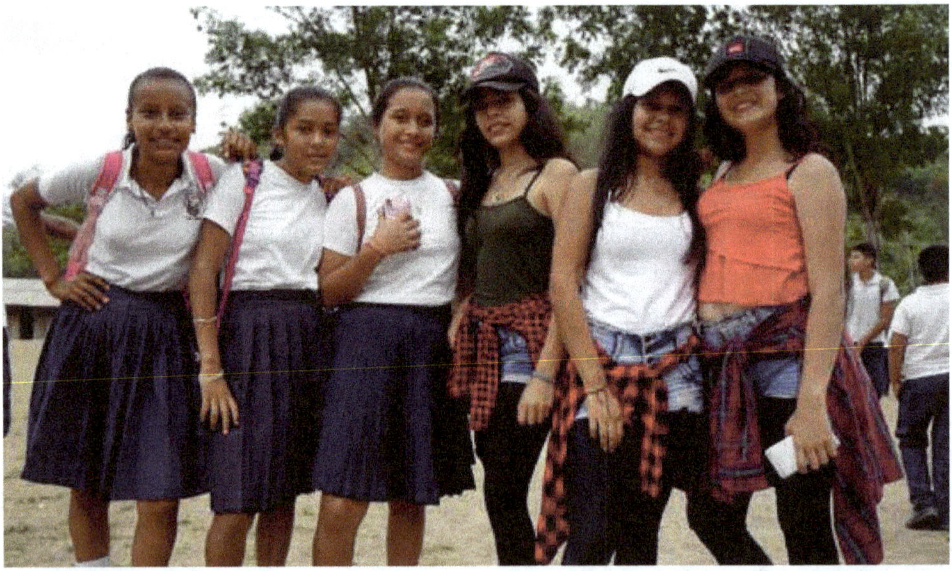

En estos tiempos tan revueltos sabemos que la paz empieza en nosotros mismos y en cada familia, por eso desterramos las actitudes machistas, procuramos educar en la igualdad, compartir las tareas, imos educando para que cada día en Manabí y Ecuador haya una convivencia más justa, sin violencia, basada en un reparto equitativo de los recursos, en una salud estable y en una educación sin parangón.

activos de algunas plantas no resisten ni siquiera el agua caliente. El agua fría durante la noche le va sacando a la planta sus propiedades medicinales y al amanecer ya podemos usar el agua enserenada. El proceso de maceración puede ser semejante al de hacer tinturas, si queremos prolongar por más tiempo el proceso: en una botella de vidrio oscuro con aguardiente, vino, aceite o agua añadimos la planta picada. La mezcla se agita cada ocho días y se deja durante veinte días o más. Si es aceite donde hemos macerado la planta, ya podemos sobar con la maceración la parte del cuerpo afectada (Podemos macerar en aceite marihuana para el reumatismo, por ejemplo). Si es vino, aguardiente o agua, ya podemos tomar una copita.

Tintura: Cualquier parte de una planta, previamente picada, se macera en aceite vegetal, vino, glicerina o alcohol según el caso; se utiliza una botella oscura -la luz diurna le quita propiedades a las tinturas-. La mezcla se agita cada ocho días y se deja durante un mes. Posteriormente se cuela y se envasa en frascos oscuros bien cerrados; en una etiqueta debemos poner el nombre de la planta de la que hemos hecho la tintura, y la fecha de elaboración. Puede conservarse hasta que la tintura se descomponga; en sitios oscuros aguantan

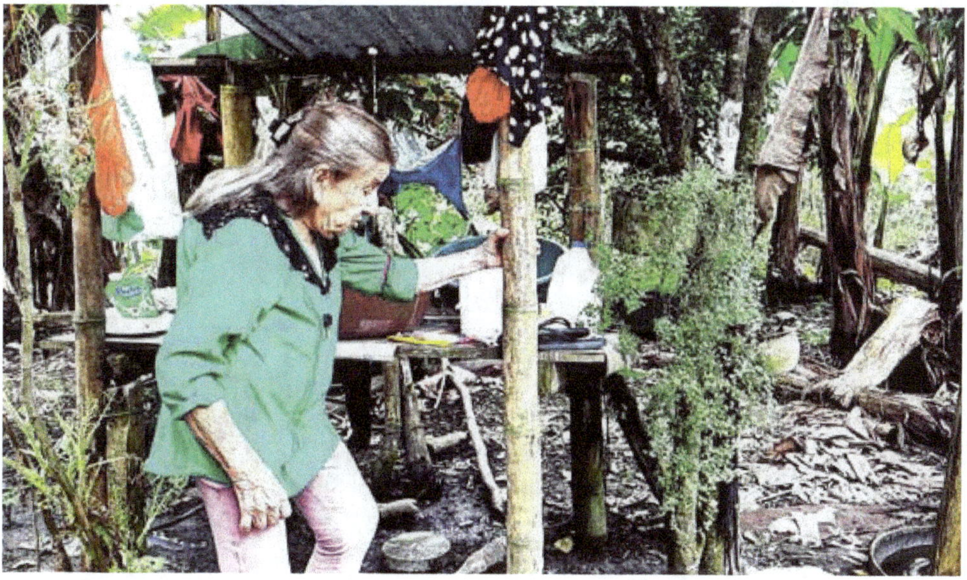

Teotista Zambrano, Las Mercedes. Nos ha dado información de ruda y del bejuco de zaragoza. Mis plantas, en el patio de mi casa, al alcance de mi mano, para cualquier gloriadito.

años. Las tinturas ayudan en las enfermedades: 25 o 50 gotas de tintura diluidas en agua, sirven mucho. Con las tinturas hemos sabido hacer microdosis en muchas parroquias y comunidades de Ecuador.

Gargarismos y buches: Se prepara un cocimiento con la planta; se deja reposar; con el cocimiento tibio hacemos gárgaras o buches tres veces al día.

Jarabe: Usamos una cucharada de la planta molida o machacada por cada taza de agua. Mezclamos en un recipiente; dejamos que hierva durante 20 minutos, y cernimos. A continuación vamos agregando panela raspada o azúcar morena hasta que tenga un aspecto viscoso; por último dejamos hervir por 15 minutos más. Dejamos enfriar, y listo el jarabe.

Pomada: A cuatro cucharadas de vaselina o lanolina se agrega media cucharada de la planta molida o machacada. Posteriormente, se deja hervir por quince minutos, se cuela y finalmente se envasa y se rotula.

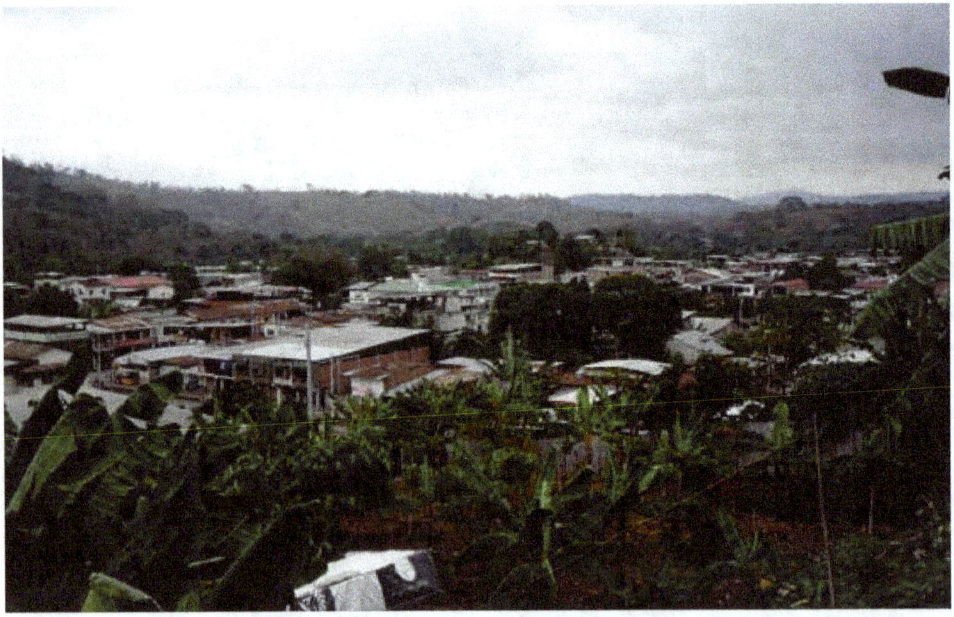

San Isidro, centro. A destacar como lugar especial escogido desde siglos, milenios atrás, como centro simbólico-religioso-cultural de distintas culturas ancestrales. En excavaciones han aparecido numerosos productos arqueológicos de todas las culturas ancestrales de la costa ecuatoriana: Chorrera, Valdivia, Jama-Coaque, Bahía, Guangala, Tolita, Manteña.

Polvo o harina: Dejar secar las hojas y las flores durante ocho días; los frutos, tallos y raíces durante quince días en un lugar fresco y ventilado donde el sol no les dé directamente. Posteriormente se pican, se muelen o se pulverizan en un mortero. Este polvo se lleva a un frasco de vidrio oscuro de boca ancha y se rotula.

Enemas y supositorios: A veces es necesario hacer un lavado medicinal por el colon, o hacerse un supositorio con el gel de sábila congelado en el congelador, para tratar alguna irregularidad del intestino. Los supositorios y los enemas siempre los han utilizado las personas, con beneficio para la salud. Anterior se les ponía lavado, había el regador, si una persona se llenaba de gases, se intoxicaba, le ponían un regador de un lavado y le aflojaba y se componía.

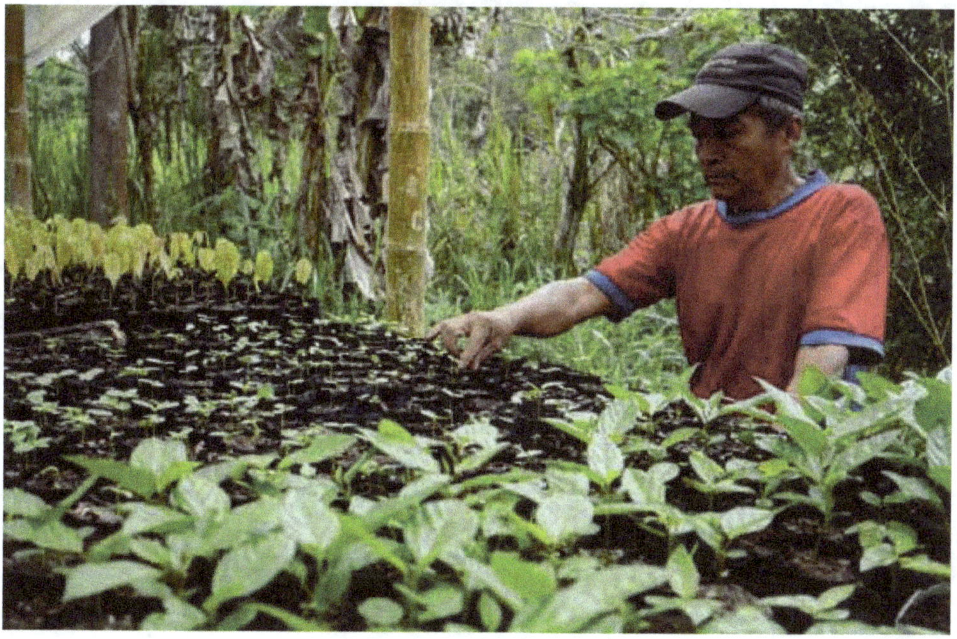

Galo Vélez, socio fundador de Raíces y Sueños, ya fallecido. Nuestro recuerdo para el compañero Galo, que nos acompañó en las primeras entrevistas a personas mayores y puso todo su empeño para que esta Fundación salga adelante.

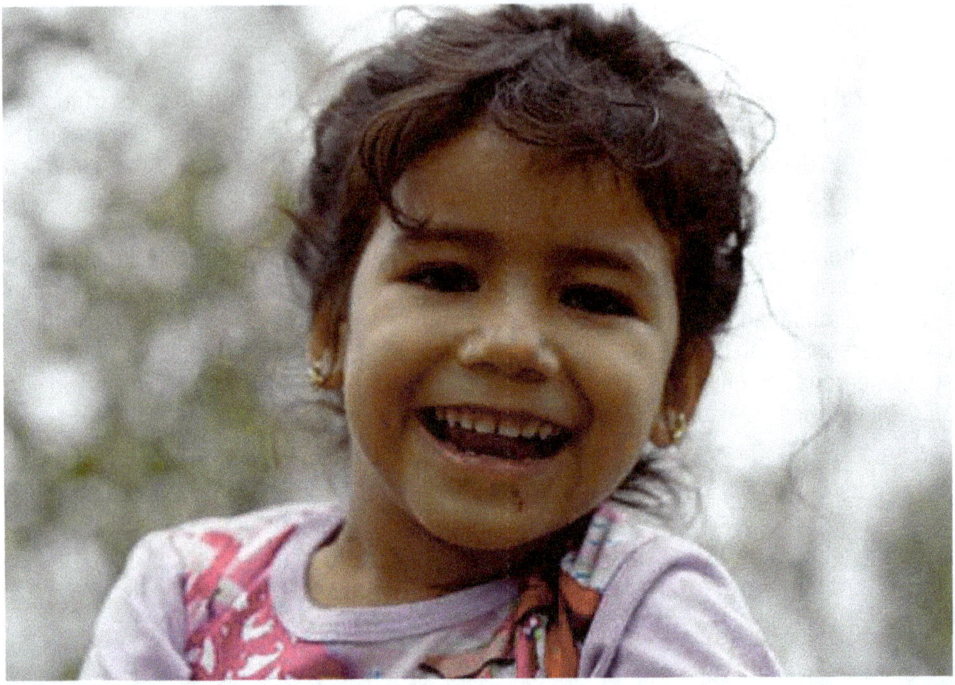

La niña Francesca Véliz pregunta: ¿cuáles eran los juegos tradicionales antiguos? El trompo, mirón-mirón-mirón, palo encebado, ensacados, la gallina ciega, el huevo con la cuchara, salta la cuerda, rayuela, juegos de rueda, ollas encantadas.

¿Cómo guardar bien las plantas secas?

Para guardar las plantas aromáticas secas o alguna de sus partes (hojas, flores, entre otras), no las pique; es mejor guardarlas enteras porque picadas pierden los aceites esenciales donde se encuentran los principios activos.
Tenemos que acostumbrarnos a variar las plantas que consumimos, para que no nos hagan daño.

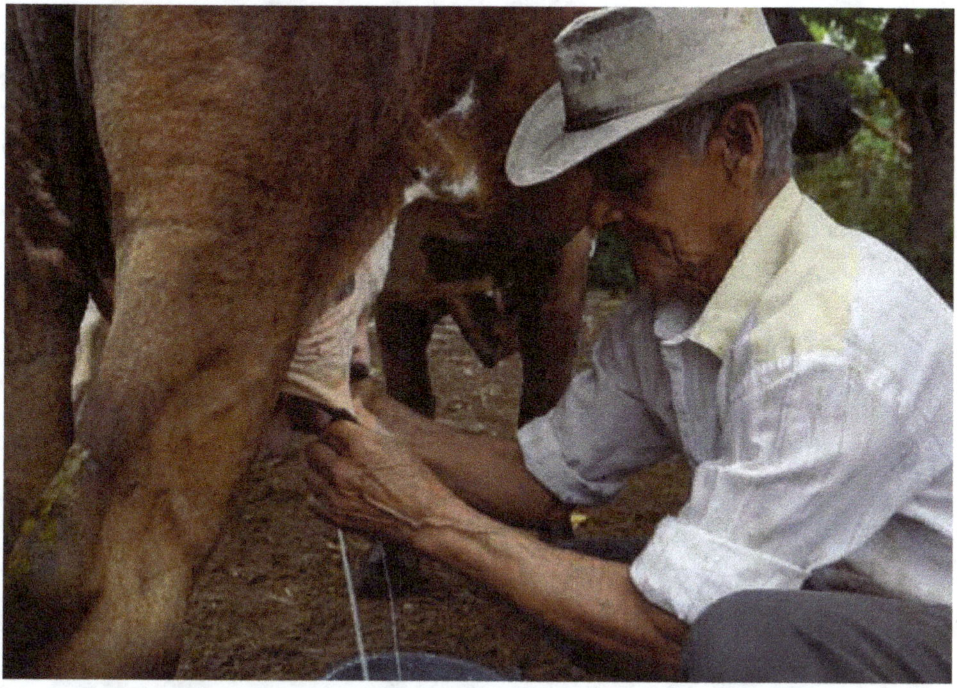

Marconi Rosales, 90 años. El desmoronamiento del precio del café en el mercado internacional, hizo cambiar en San Isidro los cafetales por potreros; en muchas familias se ha introducido el ganado vacuno, y ahora en el pueblo tenemos tres productoras de leche y derivados como el yogur, requesón, suero.

¿Cómo preparar de manera correcta las plantas medicinales?

- Lavarse muy bien las manos antes de proceder a elaborar las preparaciones o tocar los ingredientes.
- Lavar cuidadosamente los utensilios a utilizar y tener el lugar de preparación limpio.
- Esterilizar los frascos en los que se van a envasar las preparaciones.
- Almacenar las preparaciones o ingredientes en un lugar fresco, libre de humedad y en el que no llegue directamente el sol.
- Las preparaciones envasadas se deben rotular con nombre, fecha de preparación, caducidad, forma de uso y dosis.

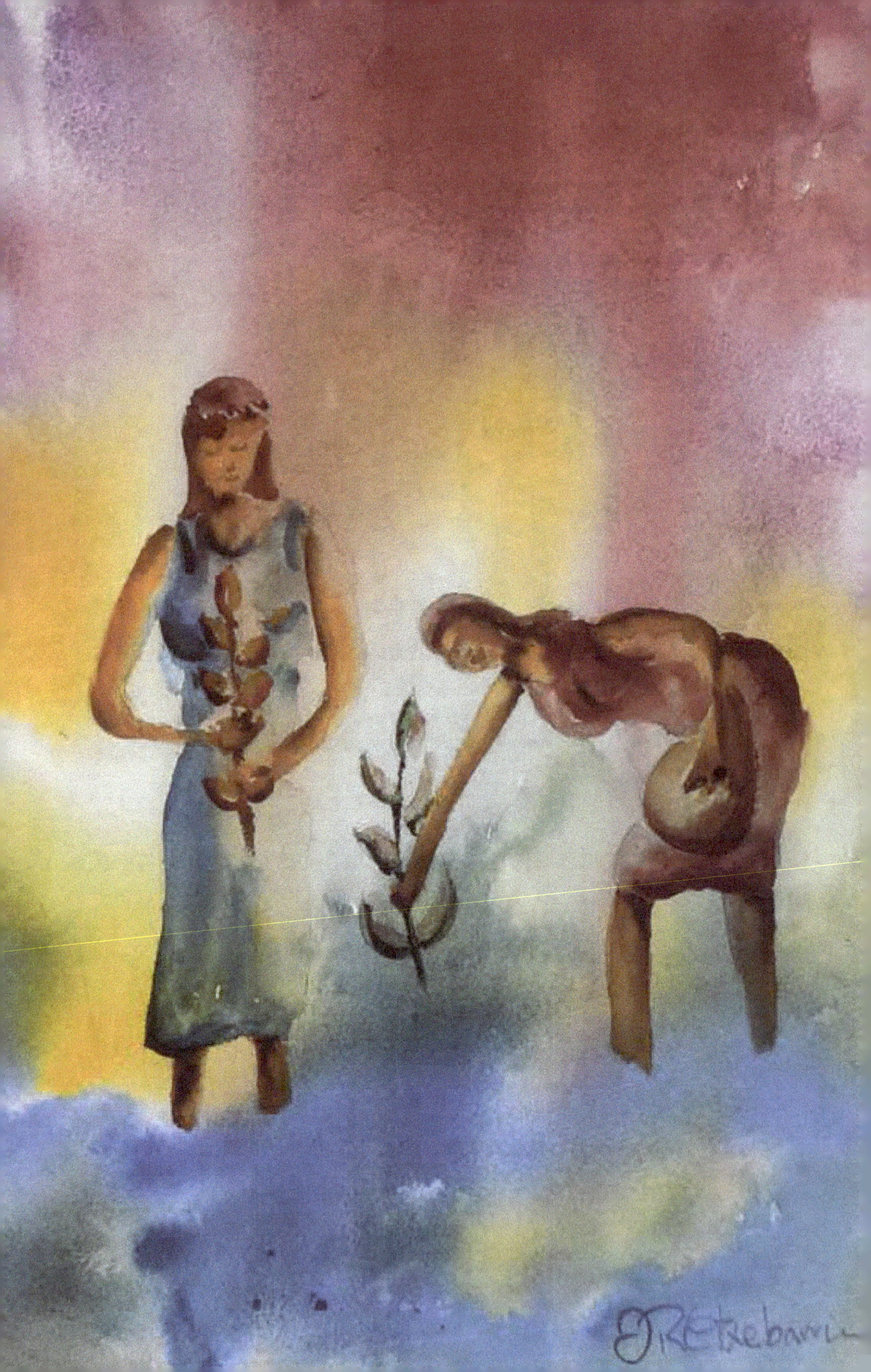

FICHA 3

AGROECOLOGÍA

Agroecología es igual que agricultura ecológica.

Viene de los principios ancestrales, tradicionales, de nuestro pueblo.

La agroecología busca mantener las semillas nativas, la fertilidad del suelo y en general el equilibrio con cada ser vivo en la naturaleza, teniendo en cuenta la relación que existe entre los diferentes tipos de vida, empezando por el ser humano; relación con la naturaleza, y los recursos existentes, entre ellos: la tierra, agua, aire, sol, la luna, las plantas, los animales, buscando siempre los procesos ecológicos agroalimentarios, los mismos que llevan a la sostenibilidad de la vida.

Por ello invitamos a producir con **bioinsumos orgánicos** para no contaminar la tierra ya que de ella sacamos nuestro alimento.

Devolvamos a la tierra los residuos de la producción que con la descomposición natural se convierten en nutrientes; para ello debemos cambiar nuestras prácticas, es decir:

no quemar,

no fumigar con agrotóxicos,

no talar los árboles porque así evitamos la erosión,

cuidar las fuentes de agua sembrando en las riberas de los ríos **árboles** que ayudan a mantener el agua,

volver a las **chacras**, buscando espacios viables justos, en equilibrios sin modificar, respetando el medio ambiente,

producir de **manera sana** lo que consumimos para que **la vida sea una organización** sin afectar a los demás seres.

Cuando estemos en este proceso podemos decir que estamos en defensa de la vida.

Bioinsumo orgánico, conocido con el nombre de HIDROXIDO DE POTASIO

Materiales:

1 tacho de ceniza de leña cernida
1 tacho de agua sin cloro

Manera de uso:

Mezclar y remover por 10 minutos; dejar reposar por 2 días y separar el agua o lejía y ya está listo para aplicar de la siguiente manera: diluir 1 litro de lejía por cada 20 litros de agua. Se usa para combatir pulgón, mosca blanca, cochinilla, en cultivos de hortalizas; también se usa como desinfectante para pisos: 1 litro por 10 de agua.

ABONO FERTILIZANTE Para fortalecer la producción

Materiales:

2 kilos de ceniza
2 kilos de café usado o desecho
2 kilos de cascarón de huevo seco y molido
4 kilos de compost de lombriz o tierra descompuesta

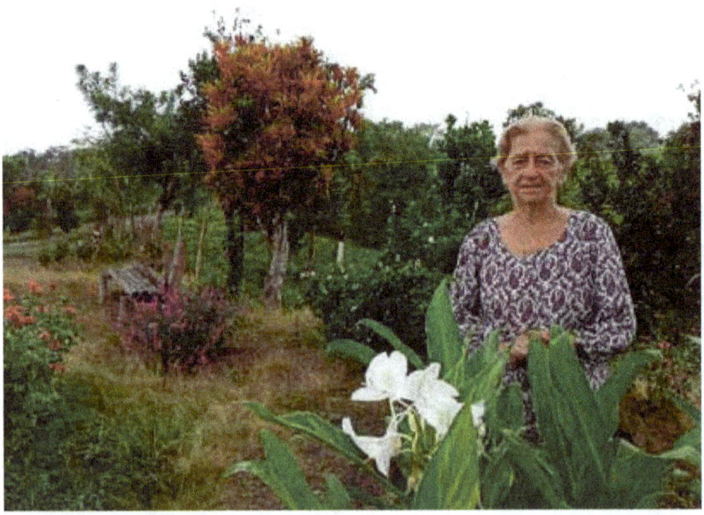

Úrsula Vásquez, El Palmar. Nos ha dado información del bejuco de zaragoza. El patio de mi casa es un jardín muy cuidado, anidan los pájaros, alborotan las ardillas, gritan las guacharacas, los monos saltan de rama en rama.

Manera de uso:

Mezclar bien los cuatro materiales y aplicar en círculo a cada planta; si es árbol grande, aplicar 1 kilo por árbol.

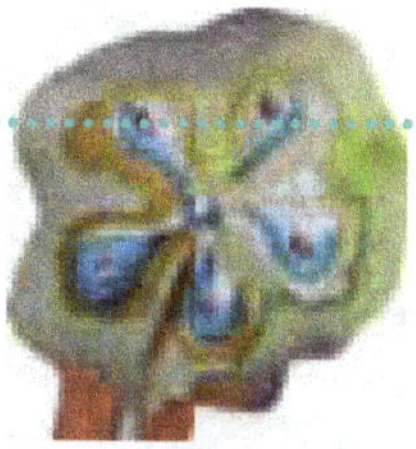

Prácticas que cuidan nuestra salud

Caminar descalzos por la tierra, y por la playa.

Para coger energía acostándose en el suelo: Un día en la tarde me dedico a limpiar todo el sendero; a la hora que usted quiera de día o de noche, se va a pasear por el sendero, a mí me gusta hacerlo de noche. Es increíble estar en el bosque de noche, escuchando los sonidos de las aves, de los insectos. Y aquí me dijeron, "puedes escuchar hasta cuando está pariendo un racimo de plátanos de guineo." Yo no sé, si es que lo que escuché sea lo que parió, pero se queja como una mujer. Y vengo a coger energía aquí acostándome en el suelo. ¡Ah, qué rico! ¡Increíble! Puede usted sentarse y coger la tierra con sus manos, sentir así el fresco de la tierra. Y sin zapatos es mejor. Bueno ahí hay hasta un versículo bíblico "lo que pises con la planta de tus pies, será bendecido" Hay tiempos que uno debe de caminar por la propiedad descalzo; el cuerpo humano tiene energía positiva, energía negativa y a veces se recarga mucho. Entonces, si siempre está andando con zapatos, nunca está tocando el suelo natural, llega un rato que la columna se va a torcer, que las energías van a fallar, que te vas a enfermar de algo que no entiendes, y es como si a tu empresa, a tu casa, tu edificio, que se yo... tu computador nunca le pusiste un ancla de tierra. Toda la corriente que ya no la necesita el equipo...

***Informante**: Afranio Álava Cronfle, Las Mercedes.*

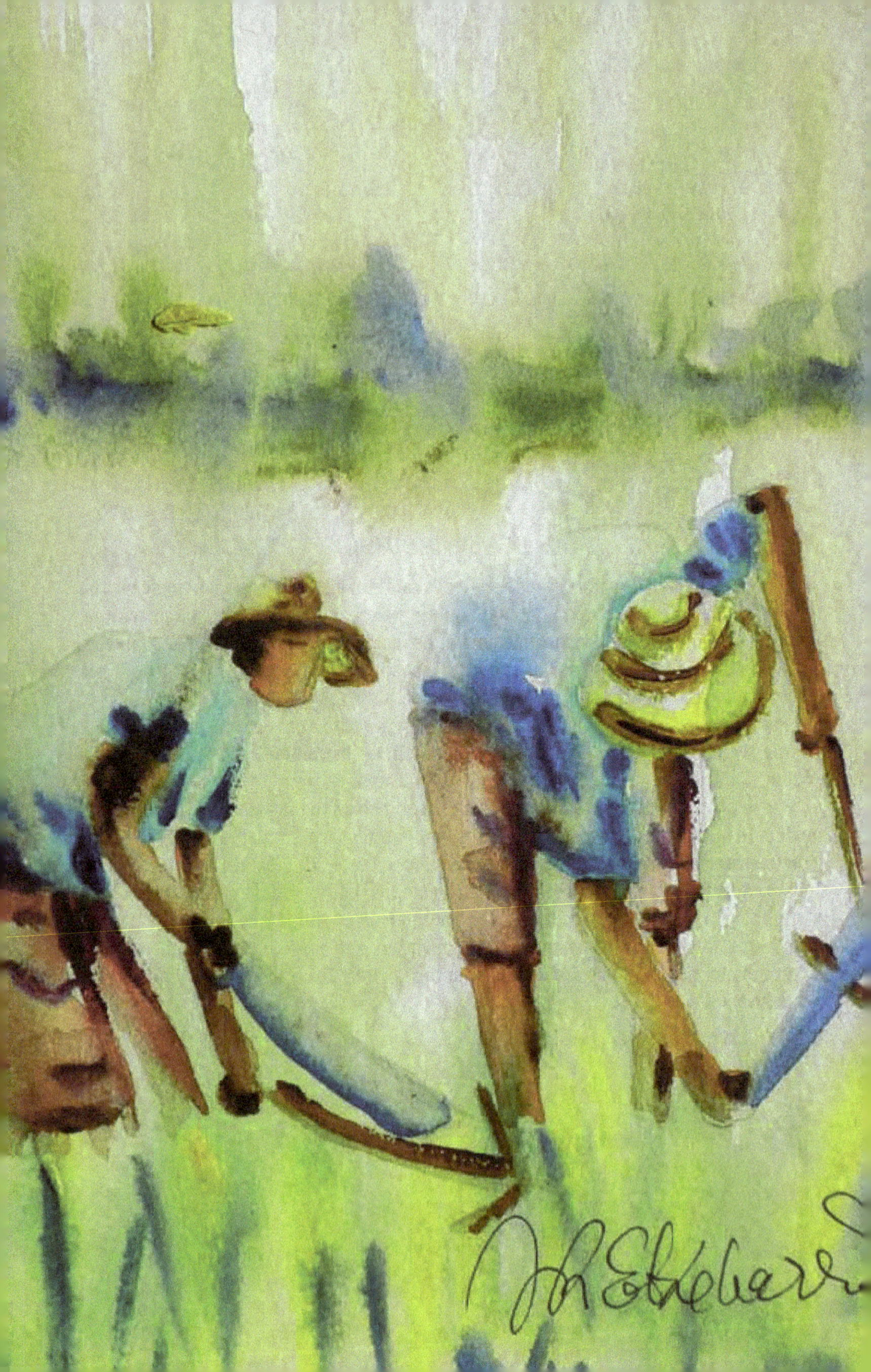

FICHA 4

PROPONEMOS A LAS ESCUELAS QUE LOS NIÑOS CONOZCAN MEJOR Y CUIDEN LAS PLANTAS MEDICINALES

- Es muy interesante, a la hora de ir recuperando nuestra cultura ancestral, **enseñar a las niñas y niños a cuidar las plantas**.

- Para ello proponemos a los profesores de las escuelas varios modos de poder hacerlo de manera muy sencilla.

- Primero tienen que invitar a **niñas y niños** y ponerse de acuerdo de qué **tal día** van a traer **cada uno una plantita** a la escuela, en una tarrina; cualquier plantita puede servir.

- El día asignado, cuando ya los niños han traído a la escuela la plantita, entre todos vamos diciendo el **nombre de cada planta**; luego procedemos a **nombrar los usos** que sabemos o hemos escuchado que tiene esa planta, pueden ser usos medicinales, alimenticios y otros.

- Una vez que hemos hecho todo lo anterior, debemos buscar **el sitio más apropiado**, dentro del aula o dentro del recinto de la escuela, para acomodar juntas todas esas plantas, de modo que podamos **regarlas y cuidarlas** durante un tiempo. Debemos ponernos de acuerdo cómo y quién va a cuidarlas, puede ser por turno. Y cuando llegan las **vacaciones**, cada niño debería coger su tarrina con la plantita, **regresarla a la casa** y comprometerse a cuidar esa plantita en su casa.

- También podemos hacer **labor de investigación**. Niñas y niños pueden anotar el nombre de cada planta, y en la casa con el papá, la mamá, los abuelitos y otros familiares, escuchar los **usos**, las utilidades que tradicionalmente han tenido esas plantas. Los niños anotan lo que los adultos dicen y regresan a la escuela llevando esa **investigación**. En la escuela, un día programado, ponen en común esa investigación que ha hecho cada niño.

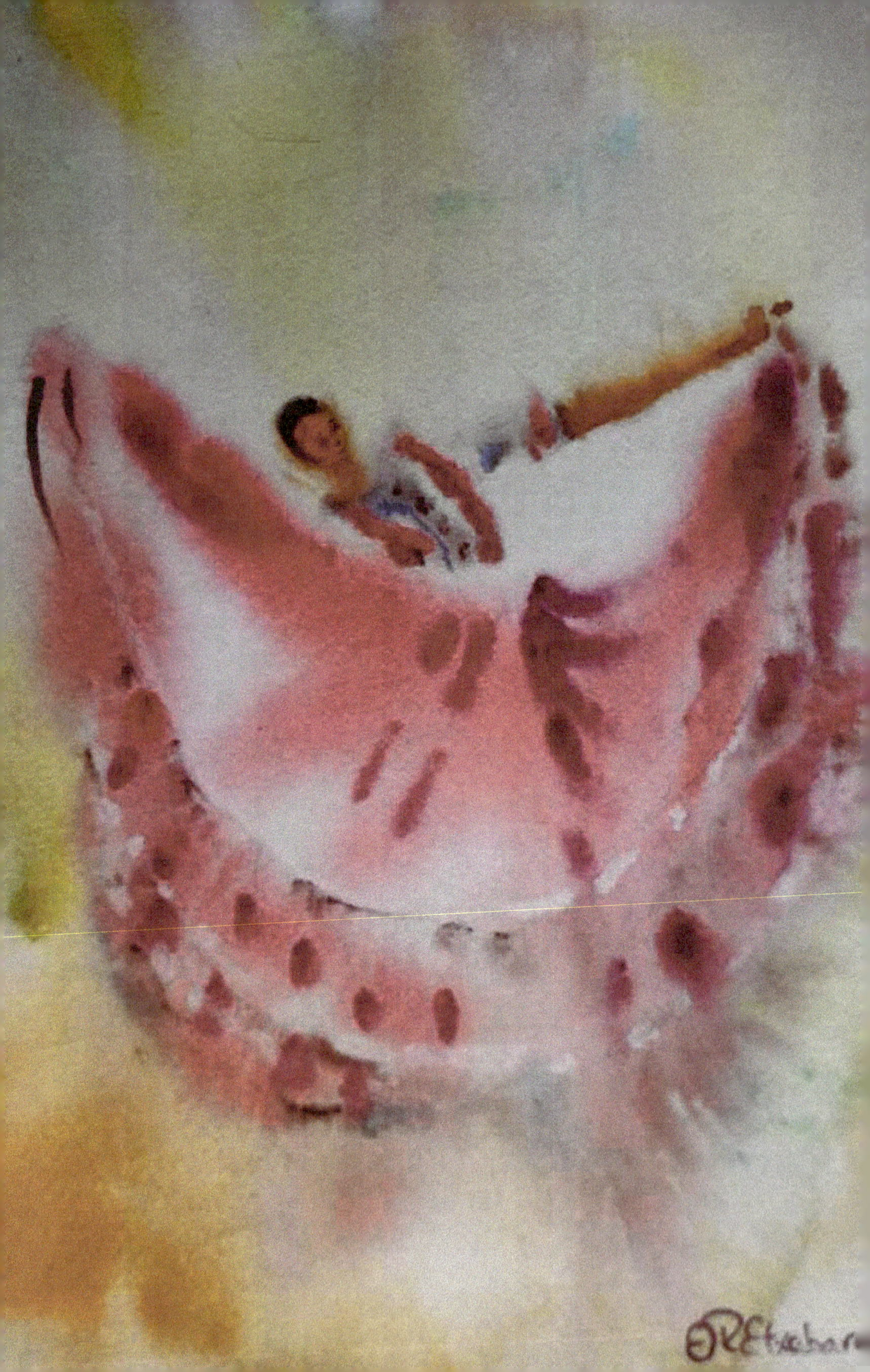

FICHA 5

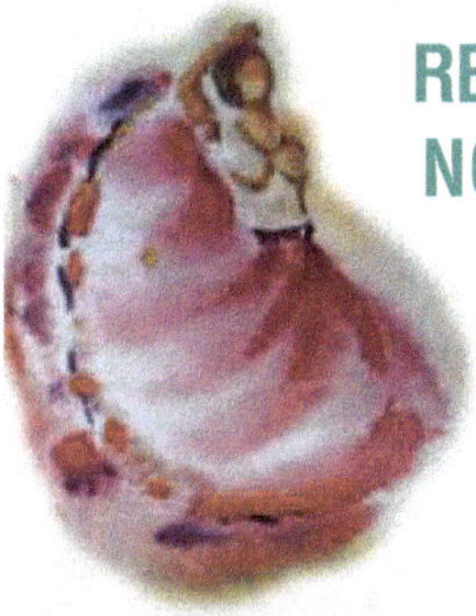

RECICLAR, CUIDAR EL MEDIO AMBIENTE, NO CONTAMINAR, NO BOTAR BASURA

- EL CALENTAMIENTO GLOBAL, EL CUIDADO DEL MEDIO AMBIENTE

El **planeta se calienta**, es uno de los retos que tiene la humanidad; si no **limitamos** el crecimiento de la **temperatura en menos de 1.5 °C**, las consecuencias podrían ser catastróficas; se está notando mucho el impacto que tienen el cambio climático, y con la crisis por el COVID-19 y la guerra en Ucrania, los esfuerzos para evitar que suban los termómetros se han visto frenados.

Comenzamos a usar ecotecnologías, **energías alternativas**, y buscamos opciones más ecológicas con el objetivo de reducir los niveles de contaminación. Esta cultura nace del **conocimiento previo**; por ejemplo, debemos conocer cómo impacta en los mares el uso de plásticos desechables, o cómo ciertos hábitos alimenticios fomentan la extinción de especies.

Un **sistema de residuos** más sustentable mejorará la limpieza de la comunidad y permitirá la concienciación de todos los propietarios con el cuidado del medioambiente, impulsando el compromiso personal y colectivo con el medio ambiente.

- NO BOTAR BASURA, NO CONTAMINAR

No botemos basura a las calles, a los ríos, a las quebradas, a los caminos y carreteras. Seamos ordenados, no contaminemos el agua, el medioambiente. Utilicemos los tachos y los recolectores de basura.

- LA IMPORTANCIA DE RECICLAR

Cada año en el planeta generamos millones de toneladas de basura, de residuos sólidos. El reciclaje consiste en **recolectar y procesar** materiales que de otro modo serían desechados como basura; los convertimos así en **nuevos productos**.

Reciclar es una de las formas más sencillas en las que las personas podemos colaborar con el **cuidado y conservación del medio ambiente**. Vivimos en una sociedad de consumo, pero tenemos la responsabilidad de disminuir al máximo el impacto ambiental que nuestras necesidades provoca. Por esto el reciclaje se ha convertido en una herramienta fundamental para apoyar a nuestro planeta.

Reciclando, le damos **un nuevo uso** a objetos destinados a convertirse en **residuos** y ayudamos a nuestro planeta; protegemos así a las generaciones futuras.

Reciclando ahorramos **materias primas y recursos naturales**; conservamos la **energía y el agua**; reducimos las **emisiones de gases de efecto invernadero**; generamos **nuevos puestos de trabajo** y tejido industrial; reducimos la **contaminación** y el daño que hacemos a los ecosistemas derivado de la explotación de recursos. Reciclando protegemos la **biodiversidad**. Evitamos agrandar los **basureros**. Fomentamos un **consumo responsable**.

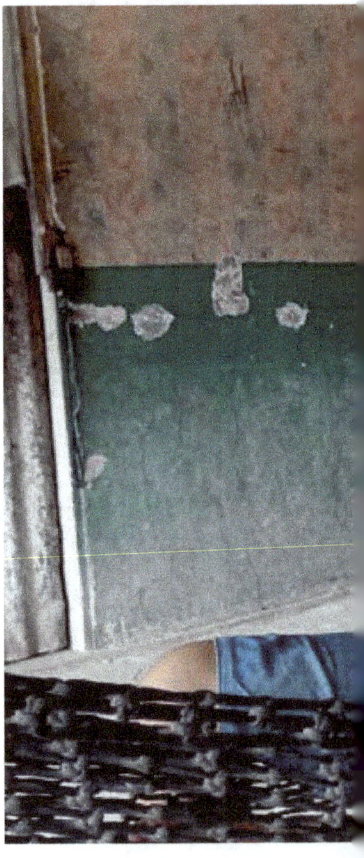

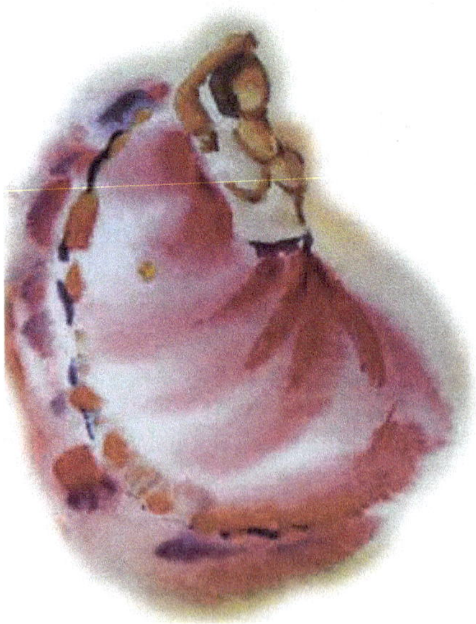

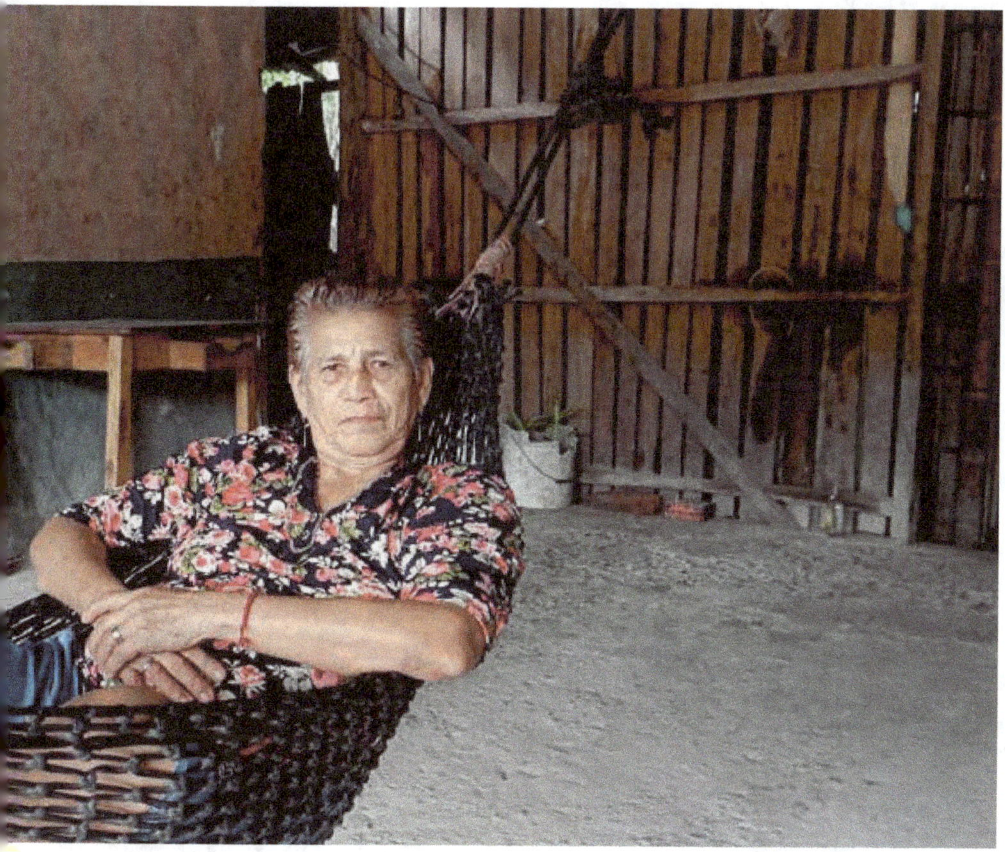

Vicenta Véliz, Piquigua. Nos ha dado información de ajo, café, aguacate, y otras. Mi vida ha sido una lucha continúa, las mujeres hemos ganado en autoestima y en igualdad, ni un paso atrás.

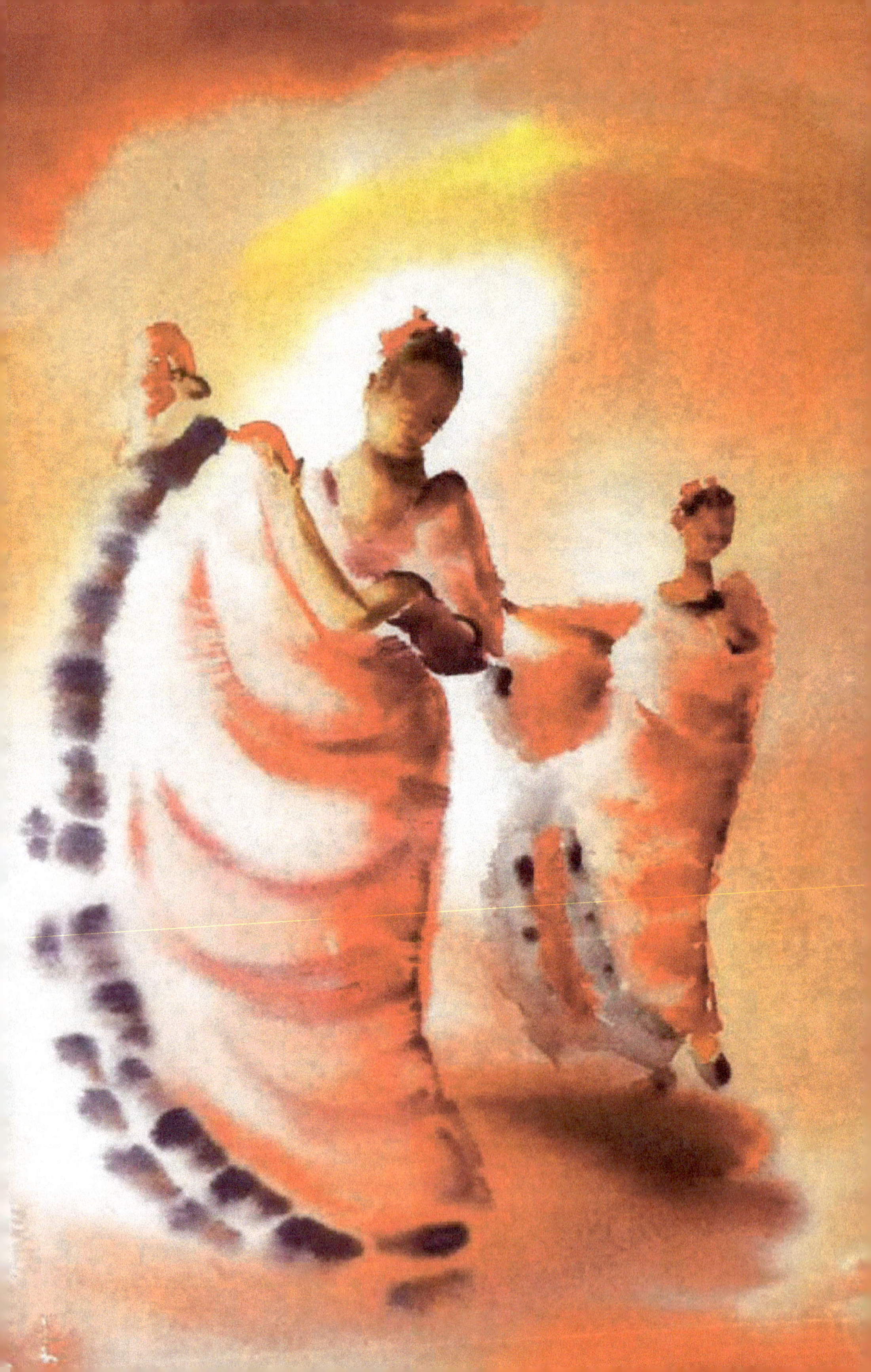

FICHA 6

RECONSTRUIR EL MAPA FORESTAL DE SAN ISIDRO DE HACE 70 AÑOS

Hablamos de **restauración forestal**, porque queremos conocer, rescatar y forestar con las especies propias de la zona (no introducir especies de fuera). Tomamos en cuenta todo tipo de plantas: árboles, arbustos, bejucos. Todo ello con la finalidad de reconstruir el **mapa forestal de San Isidro de hace 70 años**.

Hay muchas personas que conocen cómo era forestalmente San Isidro antiguamente. A ellas queremos llegar para recoger toda su sabiduría en este asunto.

A continuación, les ponemos unas cuantas **preguntas**. Si ustedes quieren pueden **grabar la entrevista** con su teléfono, (siempre el teléfono en horizontal), tratando de grabar bien, que se vea bien al informante, a poder ser con un trípode (o si no, la cámara bien fija), que se escuche bien. Recoger los datos del informante: nombres y apellidos; edad; comunidad; fecha de la entrevista; entrevistadores. La **entrevista** debe ser **completa**, no tratar de cortar, ni resumir, sino más bien recoger todo y grabarlo.

Si lo desean pueden hablar con cualquier persona de la Fundación, si necesitan ayuda para grabar. Y coordinar con Karina para **descargar la grabación**, siempre con **una ficha** que recoja los datos de la persona informante.

CUESTIONARIO PARA RECOGER INFORMACIÓN SOBRE CÓMO ERA ANTES SAN ISIDRO FORESTALMENTE

1.- ¿Qué **árboles** recuerda de su infancia?

2.- ¿En qué **partes o lugares** se daban?

3.- ¿Cuáles ya no existen?

4.- ¿En qué **época del año** daba la **semilla** ese árbol?

5.- ¿Cuál era **el uso** que se daba a esos árboles? Distintos usos: **madera, frutos,** para **animales**, etc. Si hay muebles hechos de madera de ese árbol en concreto. Si esos muebles se pueden fotografiar.

6.- Si daba fruto, **cómo se usaba ese fruto**.

7.- Si era para animales, **qué animales** se alimentaban de él.

8.- ¿Qué pájaros vivían o posaban en esos árboles?

9.- **Si conserva** en su finca o en su comunidad, algún árbol de esta especie. Si es positivo: tomar **fotografías** del árbol, ramas, hojas, tronco, semillas y frutos (si los hubiera).

10.- Si hay alguna **construcción**, o alguna **obra**, realizada con esa madera: tomar fotografías.

Al ir preguntando, hay que ir árbol por árbol: **semillas y época** del año en que da semilla, distintos **usos** de ese árbol, madera, frutos, comida de animales, etc; pájaros, etc. Y tomar **fotos** del árbol si existen cerca.

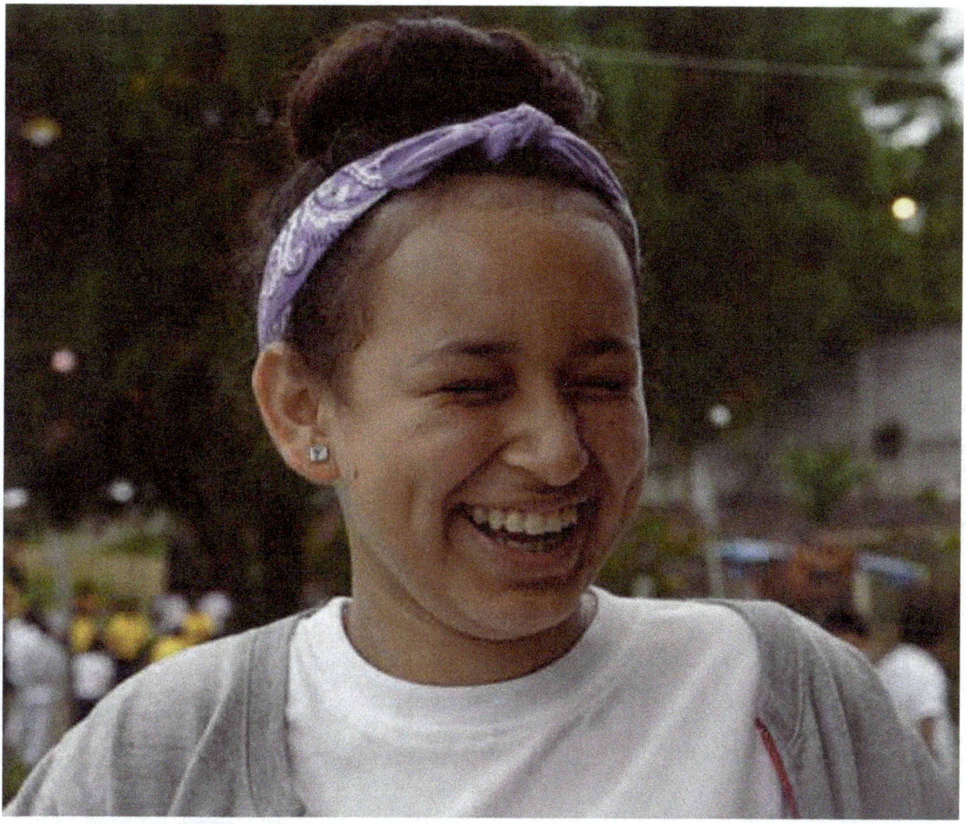

Melani Cuzme. Presumimos en San Isidro de tener una vida sana en medio de la pobreza y la sencillez; una vida sana acompañada con nuestras risas y nuestras plantas, nuestras devociones y nuestros quereres; nuestro espíritu se expande, hace que la gente que llega por primera vez a San Isidro esté pensando: ¿cuándo podré regresar a este bendito pueblo?

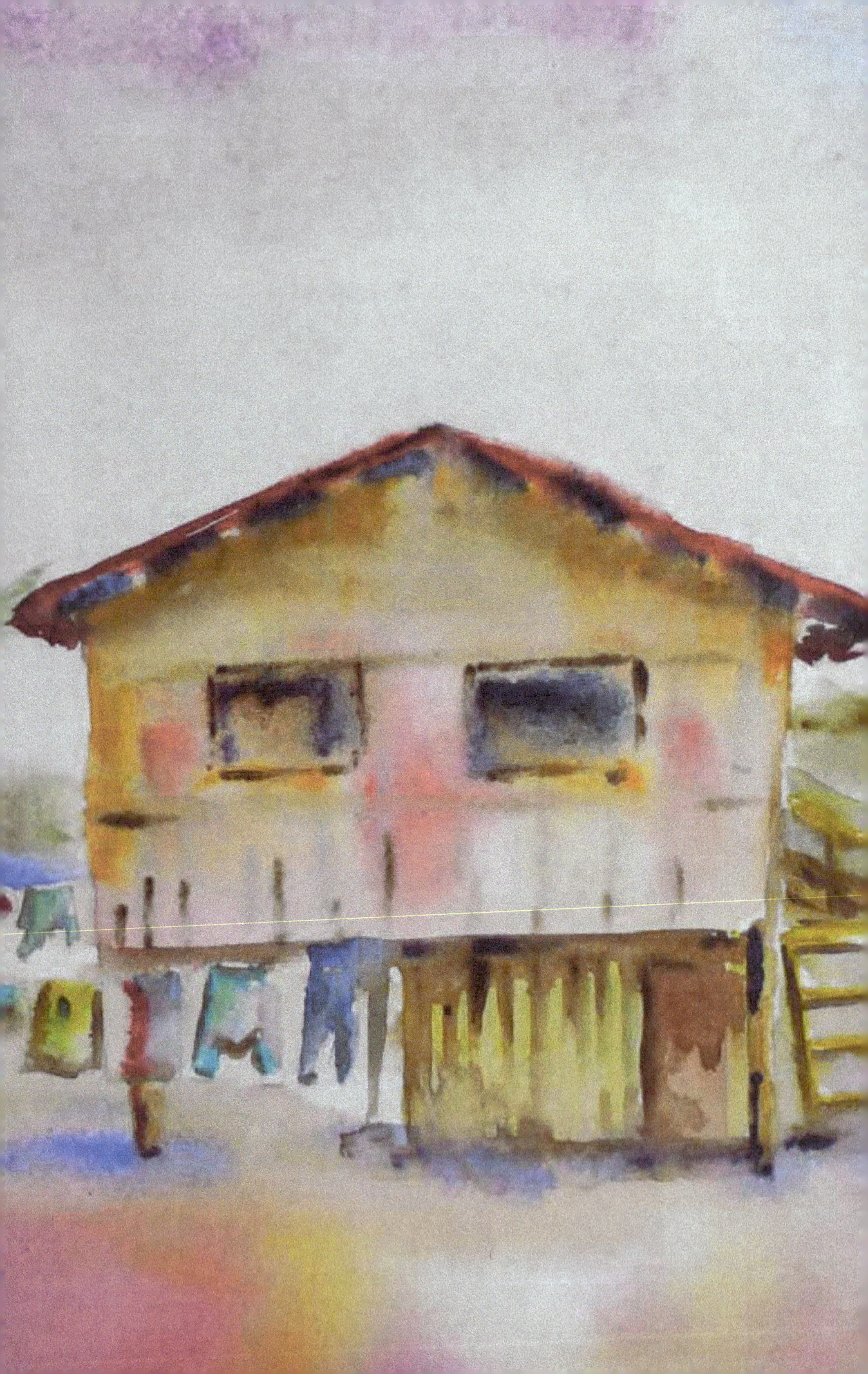

FICHA 7

CUIDAR NUESTRA SALUD EN LA FAMILIA Y EN LA COMUNIDAD

Este libro que usted tienen en la mano busca entre otras cosas que cuidemos **nuestra salud** rescatando lo mejor de **nuestra cultura**, es decir, echando mano de las plantas y vegetales que existen a nuestro alrededor.
A continuación, proponemos una especie de **guion** para que ustedes en la familia y en la comunidad analicen con algo de detalle las **causas de las enfermedades**; con la finalidad de que pongamos un poco más de asunto para **cuidarnos entre todos**, con ayuda de las plantas medicinales, la comida sana, y el ejercicio continuado.
Leemos la lectura de la **Palabra de Dios de San Mateo 10, 5-10**

> *A los Doce apóstoles Jesús los envió a misionar, con estas instrucciones: «No vayan a tierras de paganos, ni entren en pueblos de samaritanos. Diríjanse más bien a las ovejas perdidas del pueblo de Israel. A lo largo del camino proclamen: ¡El Reino de los Cielos está ahora cerca! Sanen enfermos, resuciten muertos, limpien leprosos y echen los demonios. Ustedes lo recibieron sin pagar, denlo sin cobrar. No lleven oro, plata o monedas en el cinturón. Nada de provisiones para el viaje, o vestidos de repuesto; no lleven bastón ni sandalias, porque el que trabaja se merece el alimento.* ***Palabra de Dios***

Leemos varias veces la lectura de San Mateo.

A continuación, **dialogamos sobre la lectura**. Reflexionamos sobre lo que la Palabra de Dios nos dice a cada uno, compartiendo así lo que cada uno pensamos y sentimos al escuchar la Palabra de Dios.

Luego **conversamos sobre las distintas enfermedades**, y nombramos algunas que sean comunes en nuestro medio.

Y entre todos vamos **respondiendo** a estas preguntas:

- ¿**Por qué** nos enfermamos? ¿Cuáles son las razones y motivos para caer enfermos?
- Anterior, ¿qué hacían **nuestros ancestros** para prevenir la enfermedad? Y ¿qué hacían para curarse?
- Ahora, **nosotros** ¿qué hacemos para prevenirlas?
- Cuando nos enfermamos **¿qué hacemos para curarnos?**

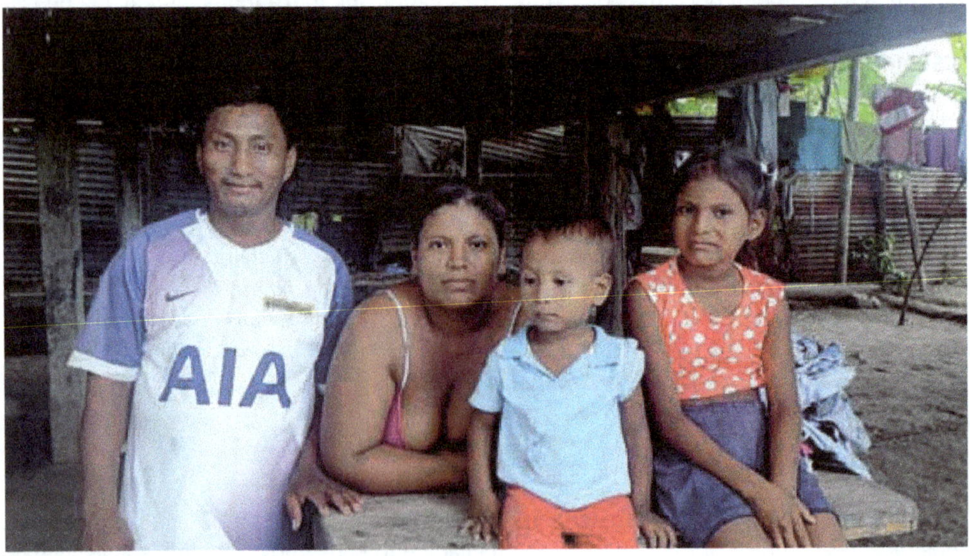

Yessenia Rodríguez, Boca de Piquigua. Nos ha dado información de hierbabuena y ruda. Cuidamos la familia; el amor a la tierra lo vamos trasmitiendo a las nuevas generaciones.

RESUMIENDO: **las plantas,** arbustos, bejucos y árboles pueden ayudarnos a tener **una buena salud**. Hay plantas como el ajo y el jengibre que, cuando las consumimos con frecuencia, mejoran nuestra propia inmunidad a las enfermedades. Otras plantas como zaragoza, verbena, tres puntas, nos ayudan en las fiebres, el paludismo, el covid. Consumir diariamente frutas y verduras nos hacen más fuertes ante las enfermedades, y llenamos nuestro cuerpo de vitaminas; si disminuimos la ingesta de arroz, tallarines y carbohidratos en general, tenemos más oportunidades de adelgazar y menos propensión a las enfermedades cardiovasculares. Si dejamos a un lado los refrescos azucarados, las salchipapas, las pizzas, las hamburguesas, y aumentamos el consumo de frutas y verduras, estamos cuidando nuestra salud.

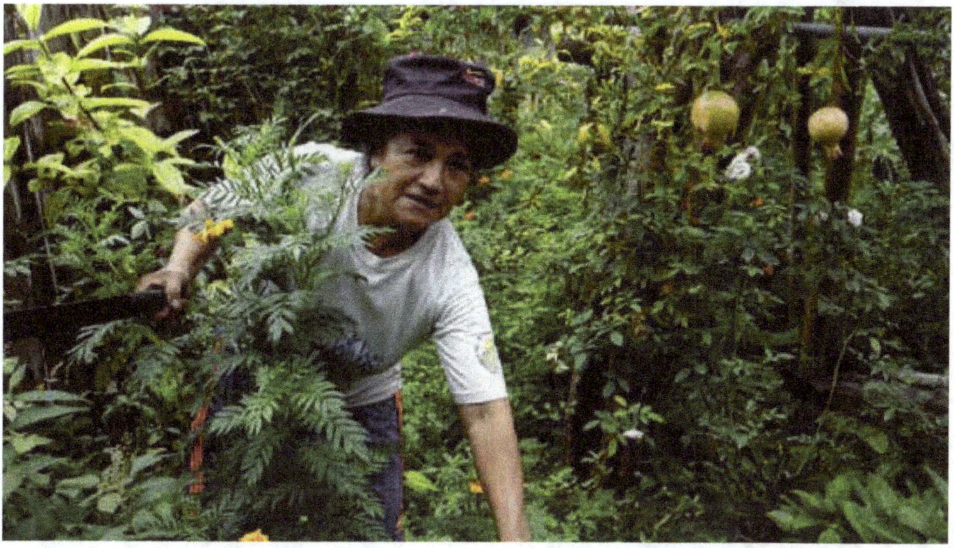

Nieves Solórzano, socia fundadora de la Fundación, fallecida. Te echamos de menos Nieves, en nuestras asambleas, pero sobre todo cuando hay que arrimar el hombro a cualquier trabajo, porque tú siempre nos diste ejemplo de ser la primera en ayudar en cualquier emprendimiento que hiciéramos en la Fundación; gracias, Nieves.

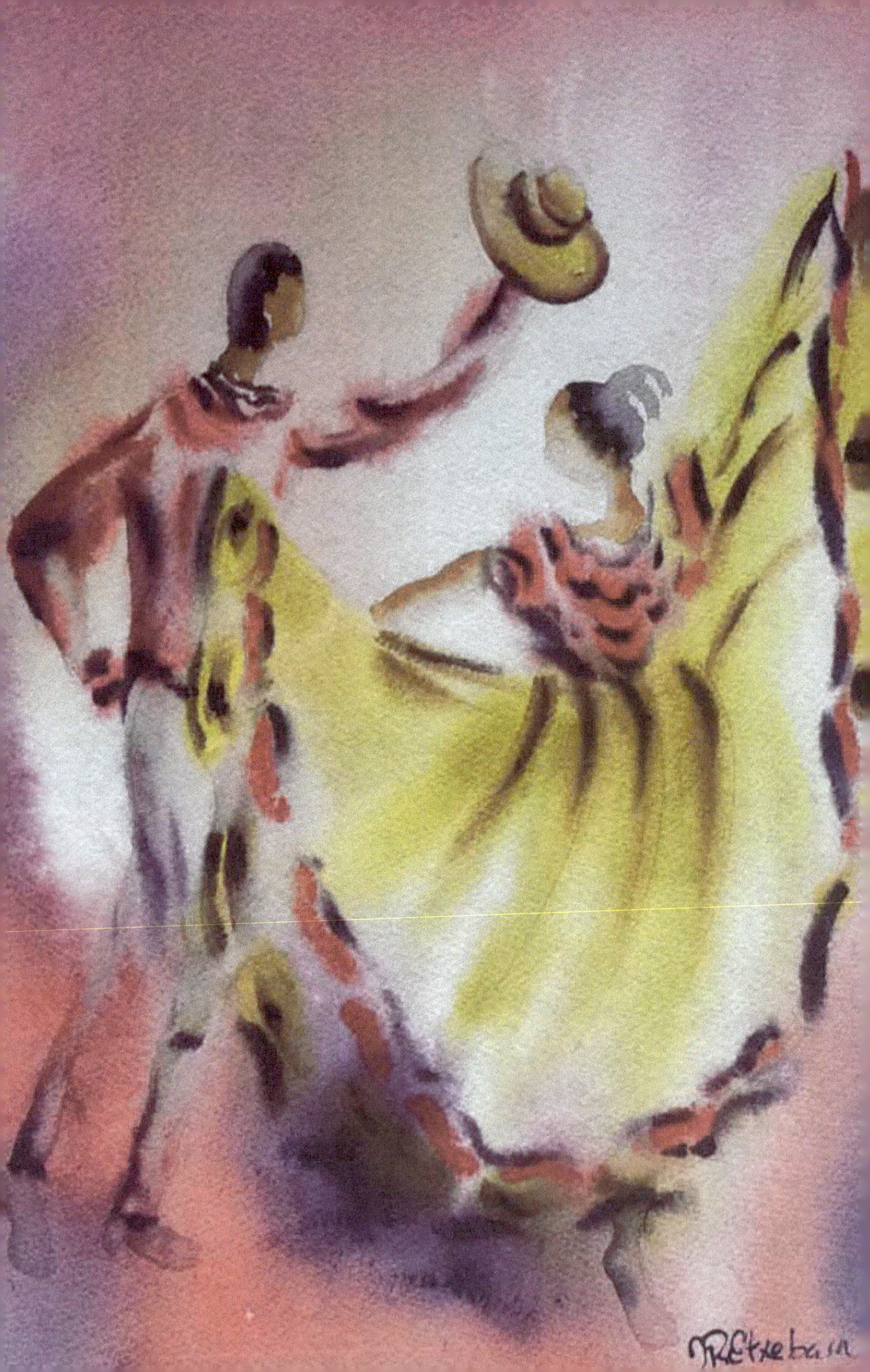

FICHA 8

ORDENA LAS LETRAS Y ENCUENTRA EL NOMBRE DE LA PLANTA

NALLMAZNIA: elimina gases, es relajante, mejora la digestión

ENRJIGEB: aumenta las defensas, mejora la circulación, previene el cáncer

AJNJOE: relajante muscular, alivia cólicos menstruales, elimina parásitos.

RATAISNAMA: alivia dolor de cabeza, dolor de garganta, cura infecciones

ARAMACLUD: cura infecciones, cura el cáncer, sana heridas.

Respuestas:

Manzanilla, jengibre, ajenjo, santamaría, dulcamara.

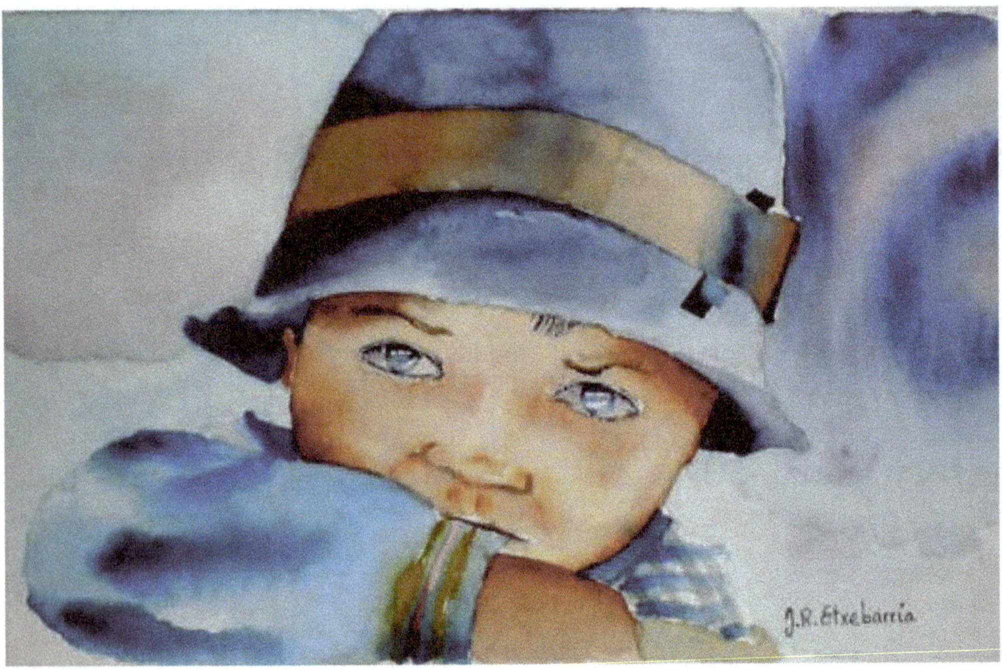
J.R. Etxebarria

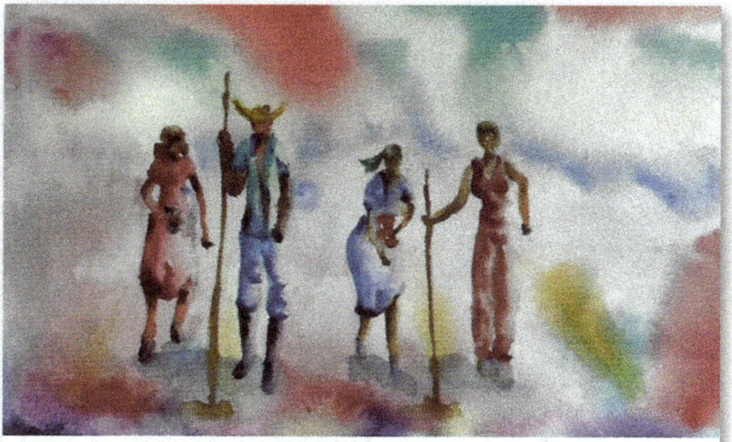

RAÍCES Y SUEÑOS DE SAN ISIDRO

El proyecto Raíces y Sueños de San Isidro se inició en noviembre de 2017. La Fundación Raíces y Sueños se constituyó el 27 de noviembre de 2019 y fue aprobada por el Ministerio de Cultura y Patrimonio el 30 de abril de 2020.

La Fundación desarrolla el proyecto dedicado a la investigación y a la promoción de la cultura montubia en San Isidro.

Ha entrevistado a más de seiscientas personas de cincuenta y ocho comunidades de San Isidro, recogiendo historias de vida de las personas mayores, historias de niños e historias de mujeres, recetas de gastronomía ancestral y de medicina natural, tradición oral como mitos, leyendas, cuentos, chigualos, amorfinos, canciones, vocabulario montubio, el mapa forestal ancestral.

Las personas mayores son los sabios y maestros del proyecto. Y los niños y jóvenes se empoderan del proyecto a través de las Escuelas de Arte (Danza, Teatro, Música, Pintura y Cine).

La Fundación ha creado el Museo de la Cultura Montubia y proyecta: el Museo arqueológico, la Cabaña de Gastronomía, un Anfiteatro, Casas de la Cultura, Rutas turísticas.

El proyecto Raíces y Sueños es una respuesta económica y social a la realidad de San Isidro. Busca alternativas y salidas laborales. Crea condiciones para detener la sangría de la emigración y para que los jóvenes se queden a vivir con ilusión en su pueblo.

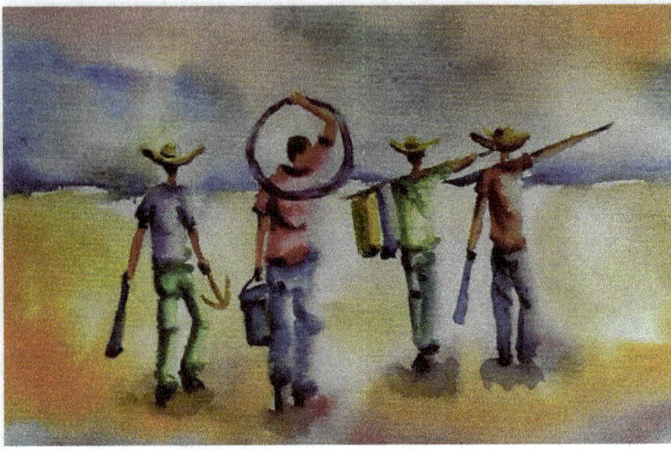

SAN ISIDRO, PARAÍSO ESCONDIDO EN MEDIO DE LA MONTAÑA

San Isidro es una parroquia del Norte de Manabí, de quince mil habitantes, formada por un centro de tres mil habitantes y sesenta y cinco comunidades rurales.

Es tierra única y fecunda, tanto productiva como humanamente, por sus condiciones climatológicas y ambientales, donde, desde hace seis mil años, se han asentado las culturas originarias de la Costa ecuatoriana.

Destaca su capacidad comunitaria y organizativa.

FUNDACIÓN
RAÍCES Y SUEÑOS
DE SAN ISIDRO

www.ingramcontent.com/pod-product-compliance
Lightning Source LLC
LaVergne TN
LVHW010922051026
849532LV00003B/810

* 9 7 8 8 4 0 9 5 4 6 0 8 4 *